体質別　冷えに効く！

体をあたためて 妊娠力アップ！

おめでた薬膳

薬膳料理 阪口珠未

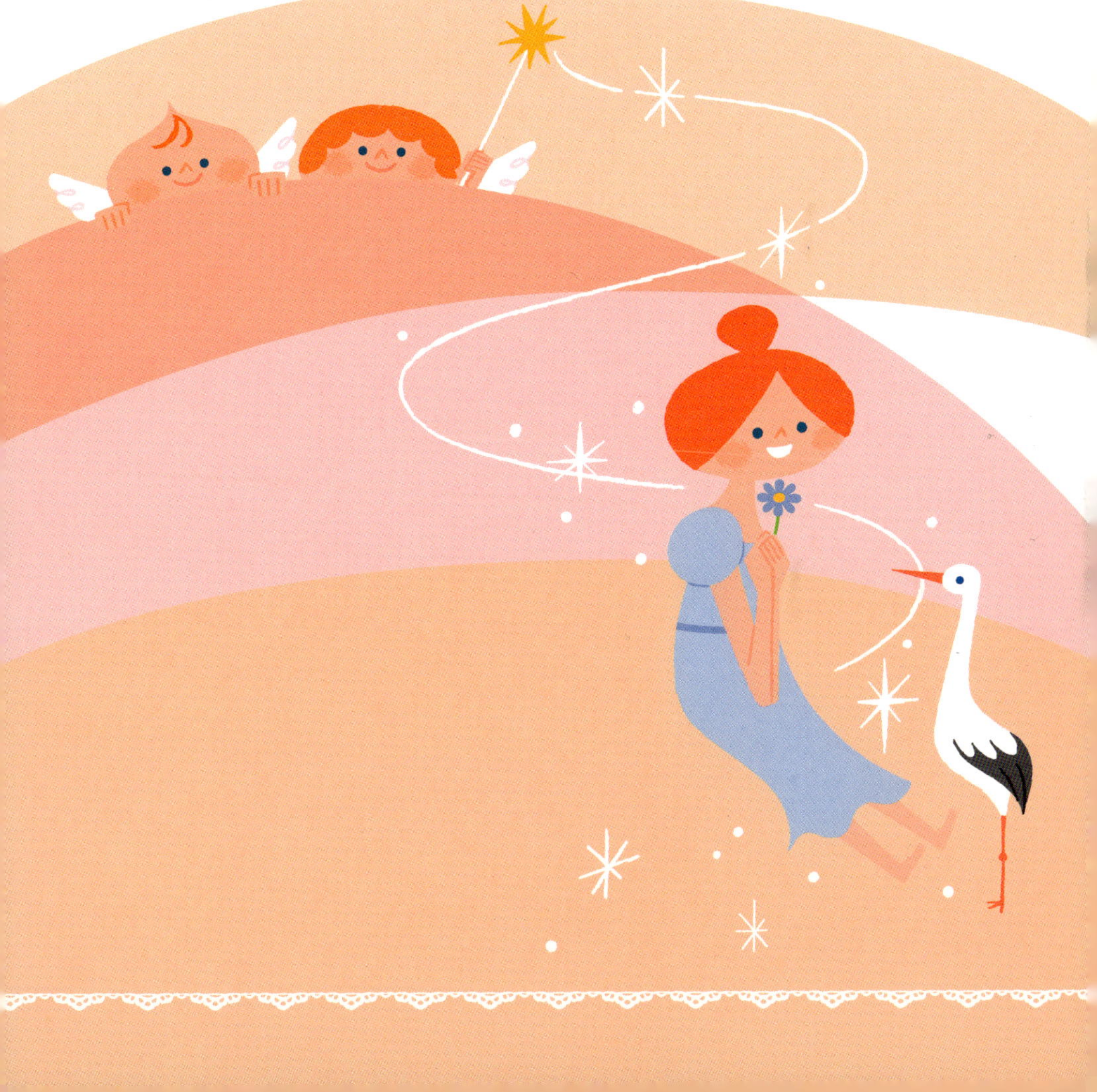

体質別冷えに効く！
体をあたためて妊娠力アップ！

おめでた薬膳

CONTENTS

目次

＊小さじ1は5ml、大さじ1は15ml、1カップは200mlです。
＊電子レンジの加熱時間、オーブンの温度や加熱時間はあくまでも目安です。
機種やメーカーや耐久年数などによって変わりますので、それぞれの環境に合わせてかげんしてください。
★ここで使用しているほとんどの食材は、普通のスーパーなどで手に入りますが、スペシャル食材として紹介している、
高麗にんじんや、なつめ、はすの実、バラのお茶、金針菜などの中国の食材は、
中華・韓国料理食材の専門店やネット通販などで手に入ります。

素材コラム

はじめに

薬膳は、体に副作用が少なく、効果が早く、自分でできる、「食べて治す」方法です

「薬膳」というと、長く続けないと効果が出ないのでは？　手間がかかる料理なのでは？と不安になる方もいらっしゃると思います。

けれども、ここで紹介する「薬膳」は、一部を除き、スーパーで手に入るような身近な食材が中心で、初めて挑戦する方にも、作りやすいお料理のレシピなので、けっして心配はいりません。

料理講習やカウンセリングを通して、「薬膳」をお伝えしてきましたが、なにより、私自身、驚くのはその効きめの早さです。

冷え性で、足が冷えてなかなか寝つけない女性が、薬膳料理教室で体をあたためる食事を食べた日は、体がポカポカして夜ぐっすり眠れたり、月経痛の強い人が、月経をととのえるための料理を何日か続けて食べたら、その後きた月経が、痛みが軽く、血の色がきれいだったりと、その効果がすぐ出るものが多いのです。

「医（薬）食同源」という言葉がさすように、薬膳では、食品にも薬効があると考えています。

中医学において食材や薬は、①上品《じょうほん》＝毒がなく長期に服用できるもの、②中品《ちゅうほん》＝人や状態によっては毒になるため、適宜用いるもの、③下品《げほん》＝毒を含むため、長期間には用いないもの、と3種類に分かれます。

薬膳に使われる食材は、上品に分類され、効きめがおだやかで、副作用の心配のないものがほとんどです。そして、食材の効果を組み合わせ、その人の体や状態に合わせた食事をとることで、本来持っている治癒力《ちゆりょく》を高め、体や心を癒《いや》すことを目的としたものです。

また、中国では古来、医師を食医、疾医（内科医）、瘍医（外科医）、獣医の4つの階級に分けていました。その中で、食医とは、食事によって病を予防し、治療する医師をさし、最もすぐれた医師とされ、すべての医師をまとめる高い位におかれていました。なぜなら、強い薬を使って治療を行えば、その効きめは早いとはいえ、体への副作用の心配があります。しかし、それよりも、上品の食材や薬を使った日々の食事で、おいしく、楽しく健康を維持することができれば、体にも心にも負担がかからないと考えられていたからです。

漢方や薬膳は、女性の体と相性がよいのです。冷えを改善することは、妊娠力を上げること

漢方や薬膳は、婦人科系と相性がよいといわれます。

その理由は、漢方薬や食材は、月経などの女性の体のリズムを無理やり変えたりせず、ホルモンの分泌を助けたり、もともと持っているリズムをととのえたりと、性質がおだやかなものが多いからです。また、中医学の婦人科の治療は、皇帝とその夫人たちが、元気で頭のよい世継ぎを産むための方法と深く結びついて、研究されてきた長い歴史があることもあげられます。

料理講習やカウンセリングをしていて気がつくのは、冷え性の方が多いということ。特に、

不妊で悩む方は、体の冷えをかかえているケースが目立ちます。冷えがある方は月経痛などの婦人科系トラブルをかかえやすいのです。

日本では、月経には、痛みがあったり、周期が少々乱れるのはあたりまえと思われていますが、中医学では「月経は、痛みがなく、決まった周期でくる」のが普通。

体の冷えを食事で少しずつでも改善することで、女性の基本のリズムといえる月経をととのえ、妊娠力のある体づくりをすることができます。

元気な赤ちゃんを産むためには、赤ちゃんが育つ母体の環境が健やかでなければなりません。不妊治療のために、通院されていたり、漢方薬を飲んだりされる場合も、その効果を上げるために、冷えを除き、薬膳で子宮環境をととのえておくことは、意味のあることです。

また、薬膳や漢方のよいところは、食事で、体だけでなく心の状態もよくなること。イライラしやすい、落ち込みやすいなどがなくなり、精神的にもバランスがよくなります。

タイプにより、症状はさまざま。あなたに合う食材、効果の高い食材があります

中国医学では西洋医学とはまったく違う、独特の手法で、体の状態を診断します。一つは、陰《いん》と陽《よう》の要素でとらえる見方です。陽が多すぎると熱の症状が強くなり、陰が強くなりすぎると冷えや、むくみの症状などが出ます。陰と陽のどちらに傾いているかを診断し、その偏りをなくすように治療を施していきます。

また、体を構成する要素を「気《き》・血《けつ》・水《すい》」という3つの要素に分けて考える見方もあります。

「気」は、精神的、肉体的なすべての活動のエネルギーをさします。「血」は現代医学の血液とだいたい同じ意味で使われ、細胞や器官に栄養とうるおいを与えています。「水」は血液以外の水分のことをさし、関節や器官、皮膚などに栄養とうるおいを与えています。

この気・血・水それぞれの要素の多い、少ない、流れ方がスムーズか滞っているかによって、体質は異なり、当然、その症状にも違いがあらわれます。

たとえば、冷えと一口でいっても、体質によって症状や原因はさまざま。「血」が不足して、細胞に栄養を与えることができないために冷えている方、「気」の巡りが滞っていることで冷えている方では、食べるとよい食材も違ってきます。体の状態が違えば、必要とする食材も違うので、万人が食べて効く食材というのはありません。体をあたためるからとしょうがを多食すれば、なかには合わないタイプの方もいるのです。

*

この本では、体のタイプを7つのタイプに分けて紹介していきます。

まずは自分の体と素直に向き合い、体質を知ることから始めてみましょう。そして、薬膳料理を毎日の暮らしに少しずつでもよいのでとり入れてみてください。妊娠には夫婦ふたりの要素が関係しています。だんなさまの健康も、薬膳を使った毎日の食事で、いっしょにととのえていくことができます。

この本が皆さまの健やかな体づくりのお役に立てば幸いです。

薬膳料理家　阪口《さかぐち》珠未《すみ》

この本に出てくる薬膳のことば・考え方

薬膳や漢方など、中医学では、現代医学と異なる世界観があり、またことばを使います。この本では、まったく初めての方にも簡単でわかりやすいよう、最小限の用語で解説していきます。ここでは、その薬膳のエッセンスというべき、考え方とことばを解説します。

この本の薬膳の世界観

物事にはすべて裏と表があるという「陰陽《いんよう》」の概念。
体の中には、「気《き》」「血《けつ》」「水《すい》」という
3つの要素が巡っています。

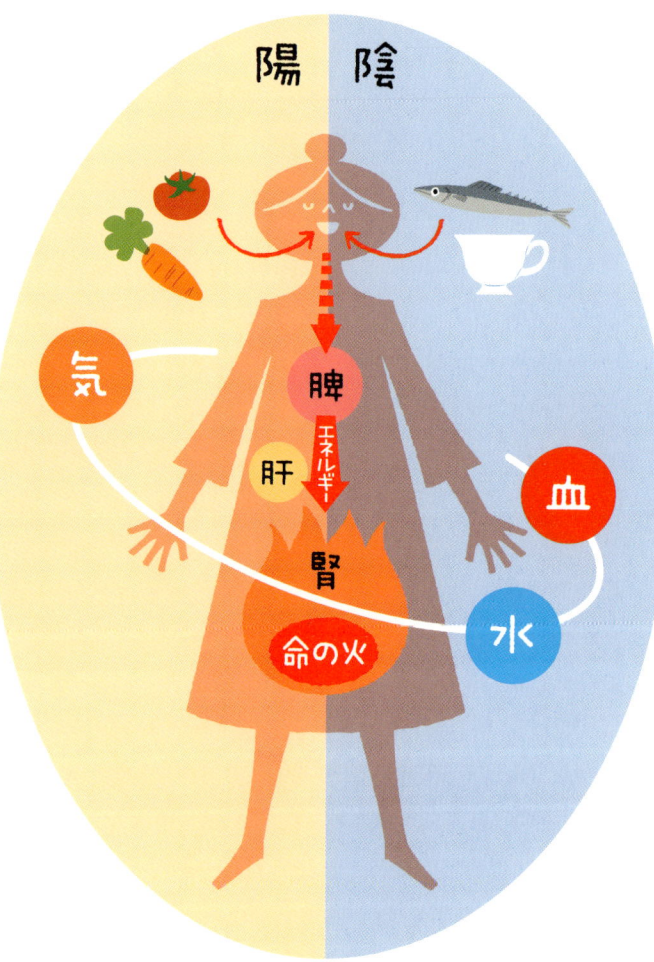

この本で使われる薬膳のことば

陰《いん》・陽《よう》

日なたがあれば日陰があるように、物事には裏と表があるという、中国の「陰陽論」。
一見むずかしくわかりづらい概念のようですが、今の感覚でいえば、「バランス」です。
何事も一つが過ぎれば、一つが引っ込むというぐあいで、
薬膳で食生活を改善するときの、大きな考え方のもとになります。

気・血・水

中医学でよく使われる体を巡り、構成する要素です。

気《き》

目には見えませんが、体の中を巡る「活動エネルギー」と「精神エネルギー」の両方をさします。元気の「気」も、気持ちの「気」もこのことをさしています。体を車にたとえれば、気は動力で、気には血や水を動かす作用があるため、気が不足したり流れが滞れば、血や水にも影響が出ます。気が乱れれば、精神的に不安定な状態になります。

血《けつ》

現代医学の血液とほぼ同じ意味です。体を車にたとえれば、血はガソリンです。体全体の細胞や臓器に栄養を送り、体温や呼吸を一定に保ちます。血が不足したり、流れが滞ったりすると、体の不調を招きます。婦人科系の場合はホルモンや月経などにも大きく影響を与えるため、妊娠力をアップする重要な要素になります。

水《すい》

「水」は血液以外の水分のことをさします。体外に排出される汗、鼻水、尿のほか、体内のリンパ液、組織液、唾液、目や口の粘膜液などを含みます。体を巡って皮膚や関節、内臓までうるおします。老廃物の排出や、免疫の調整も行います。流れが滞ったり過剰になるとむくみが起き、不足すれば肌の乾燥、ドライアイなど不調の原因になります。

この本で使われる薬膳のことば

腎・肝・脾

腎《じん》

この本では、臓器「腎」または「腎」で出てきますが、同じことです。現代医学でいうと、腎臓、膀胱《ぼうこう》系、生殖系、それに伴う神経系や脳の一部も含み、ある意味、概念的なもの。場所はへその裏側、ちょうど腰あたりと考えられています。腎は生育、成熟、老化や生殖のエネルギーを司っているとされ、この本では何度も出てくる重要なキーワードです。命や生殖にかかわるため、妊娠とも深いかかわりがあります。

肝《かん》

現代医学でいう肝臓とほぼ同じ意味ですが、中医学では、血液をためておく臓器であり、月経周期のある女性にとっては、非常に重要で密接です。また、「肝」は、ストレスを受け止めるなどメンタル面と深くかかわっていると考えられています。特に怒りの感情とつながっていて、肝にトラブルがあるとイライラ感などが強くなります。

脾《ひ》

現代医学でいう胃腸を意味します。薬膳にとって、「脾」はある意味、最も重要です。というのは、食べ物は胃で消化され、腸で吸収され、はじめて体に栄養としてとり込まれ、「気」「血」「水」となりうるからです。この本では何度となく、脾の大切さ、ケアについて出てきますので、ぜひ参考にしてください。

命の火（命門の火）

「腎」には体をあたためるもととなる「命の火」＝陽気が宿るとされています。おへその裏側にある「命門《めいもん》」という経絡《けいらく》のツボあたりがそれとされ、別名「命門の火」ともいわれます。この火の勢いが弱いと、体全体をあたためる力が極端に弱く、頑固な冷えの原因に。また、この火の勢いが「腎」のパワーにもつながるため、妊娠にも大きく関係します。生まれつき命の火が弱くても、薬膳などで食生活を工夫したり、脾（胃腸）からエネルギーを補給することで、炎を大きくすることができます。

1章

チェックシートで体質を知ろう!

体質タイプを知るために、まずは体を意識し、観察することが大切。
ふだんはなにげないこと、自分では普通だと思うことも、あらためてチェックしてみると、
症状のあらわれだったということもあります。
生活編、体質別とチェックして、自分を知るきっかけにして!

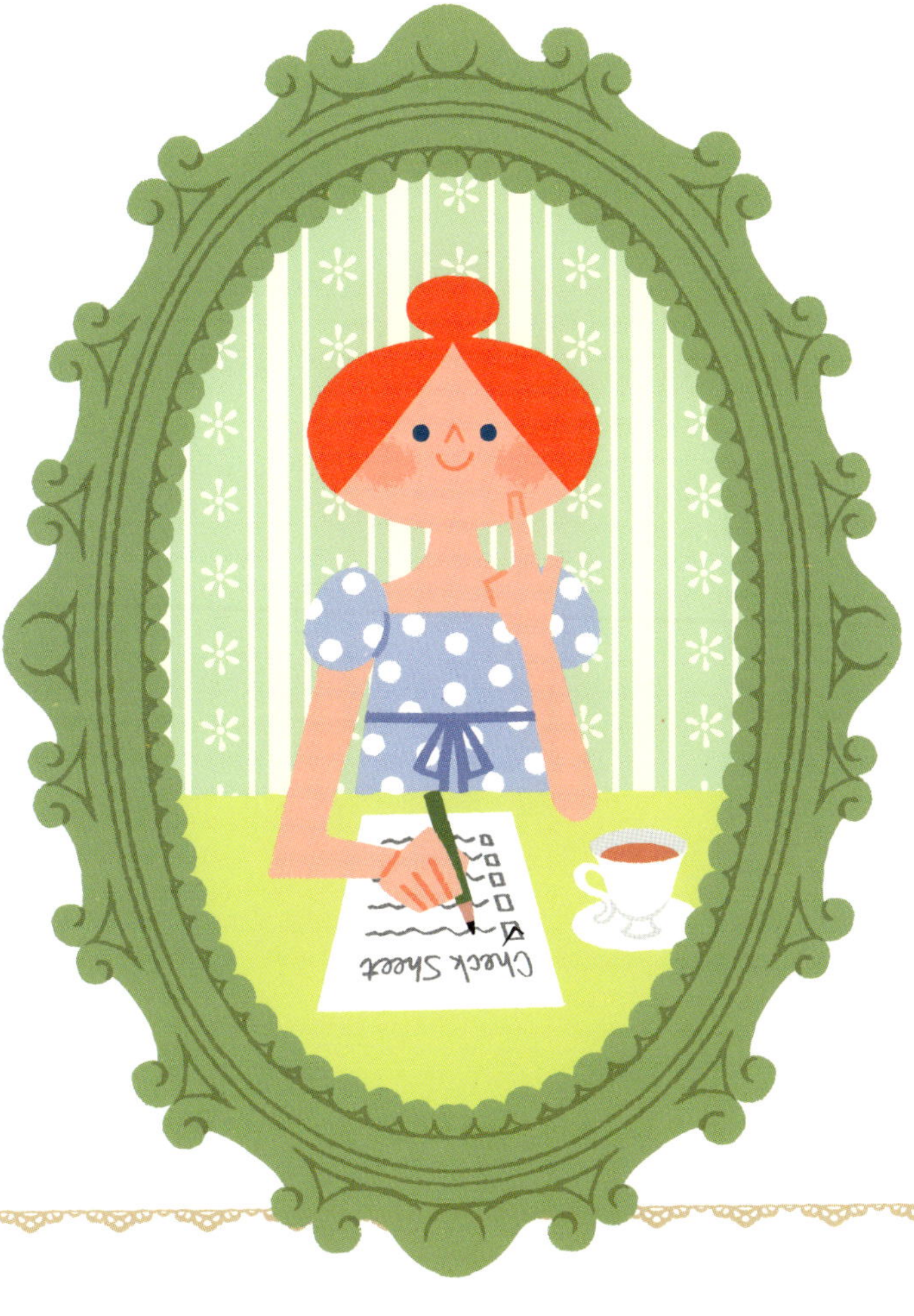

チェックシートで、まずあなたの**体を冷やす生活スタイル**をチェック！

一口に冷えといっても原因はさまざま。それによって薬膳の処方は異なります。
まずは、あなたの生活を見直してみましょう。
毎日のなにげない習慣やクセ、好みが冷えにつながっているかもしれません

してみましょう

こんな生活スタイルが、あなたの冷え症状を悪化させます！

1. **おなかを出したり**、ひざ下を出す服装が多い
2. 清涼飲料水やアイスカフェオレなど、冬でも**冷たい飲み物**をよく飲む
3. 運動が**週1回以下**である

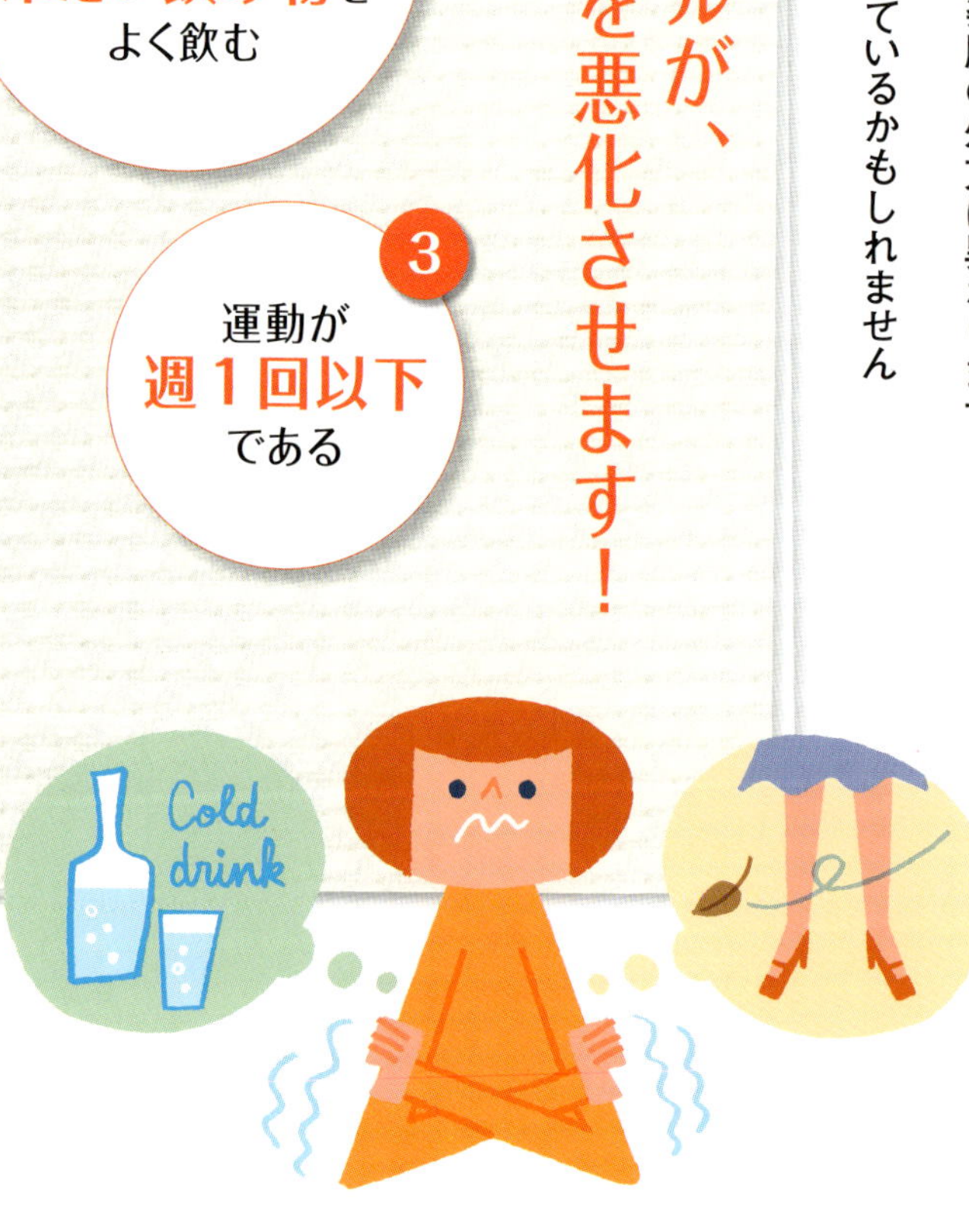

生活チェック診断を

4 食事は**おなかいっぱい**になるまで食べるほうだ

5 夏に**クーラー**を長時間使用する

6 スナック菓子や**甘い菓子**、チョコレートをよく食べる

7 しもやけができやすい。**足が冷える**ので靴下をはいて寝る

8 **乳製品**をほぼ毎日食べる

9 お風呂は湯ぶねにつかることが少なく、**シャワー**が多い

10 仕事や生活の**プレッシャー**が強い

チェックが**6個以上は赤信号**！ チェックが**3つ以上で黄色信号**です！
①、⑤番は体が外からの冷えにさらされています。
②、④、⑥、⑧番は、胃腸が冷える原因になったり、
胃腸の消化を妨げることで冷えにつながっている可能性が。
⑨、⑩番は、日々の疲れやストレスがたまることで、冷えにつながっているかも。
適度な運動は、気分をリフレッシュさせ、
気の巡りもよくして胃腸の運動も活発になります。

**次のページからのチェックシートで、
あなたの冷えの体質を見つけてください。**

あなたの冷えはどのタイプ？

冷えは一人一人、症状が違います。少々項目が多くてめんどうかもしれませんが、こまかくチェックすることで自分の体と向き合い、自分の体を知る。これが薬膳での食生活改善の第一歩です。

すべてのチェックシートをやってみましょう

質問を読んでチェックをして、それぞれのタイプで点数を出してみてください。
チェックの目安は、
●現在その症状や特徴を感じているなら→2
●よくわからない、ときどきあてはまるというときは→1
●自分にはまったくあてはまらない→0
顔色やつめの色などは、メイクやネイルを落とした状態で確認してみましょう。
質問はすべて、現在の状態で。過去にあっても今その症状がない場合は、あてはまりません。

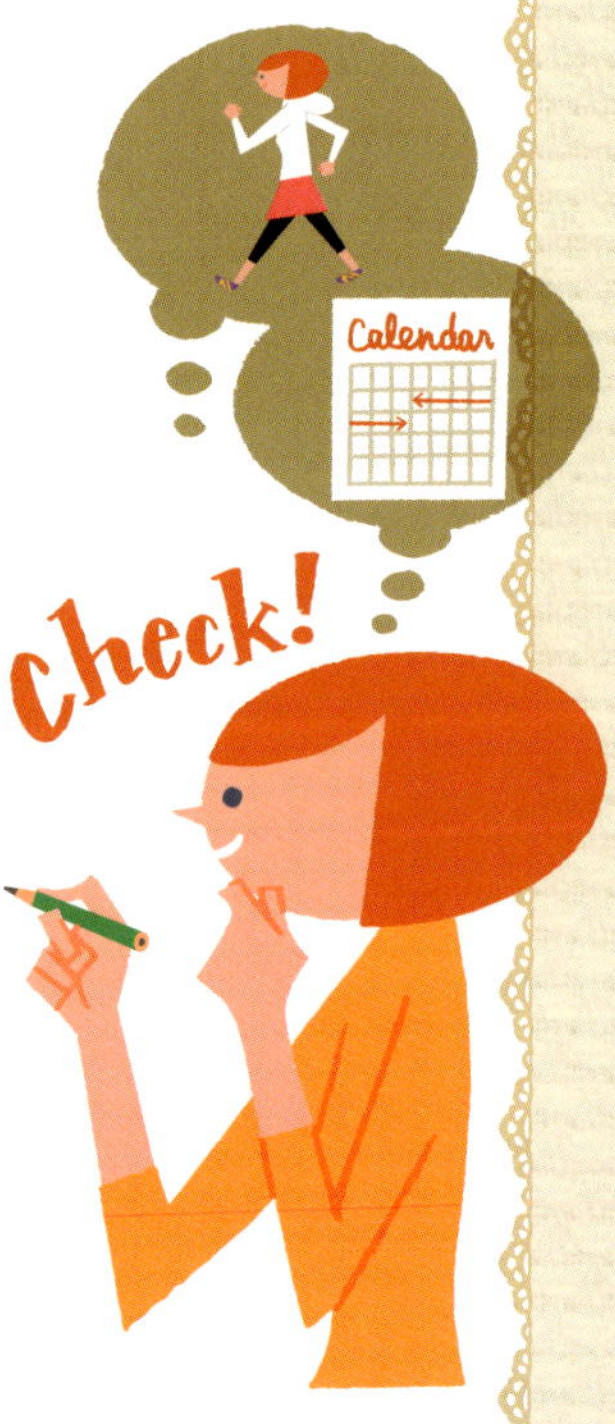

タイプ1 気虚《ききょ》

	←あてはまる		あてはまらない→
体の冷え、特に手足が冷たい	2	1	0
顔色が白っぽい、または黄色みがかっている	2	1	0
暑くなくても汗が出る、動くと汗が出やすい	2	1	0
疲れやすい、倦怠感・息切れのいずれかがある	2	1	0
カゼをひきやすい	2	1	0
舌が白っぽく、舌の周りに歯のあとがつく	2	1	0
食べると胃がもたれやすい、または食後眠くなる	2	1	0
胃下垂や子宮下垂などがある	2	1	0
おなかをこわしやすく、下痢や軟便になりやすい	2	1	0
物事をよく考え、デリケートなほうである	2	1	0
月経周期は早くなりやすい	2	1	0
月経中、または月経後に鈍い痛みがある	2	1	0
経血が少なく、色が淡く希薄	2	1	0
中間出血を起こしたり、月経の出血が長引くことがある	2	1	0
セックスがめんどうくさいと感じたり、妊娠できなければどうしようと不安感をかかえたりすることが多い	2	1	0

合計ポイント（　　）点

タイプ3

血虚《けっきょ》

	←あてはまる		あてはまらない→
唇やつめの色が薄く白っぽい	2	1	0
めまいや立ちくらみがある	2	1	0
かすみ目、ドライアイ、視力減退のいずれかがある	2	1	0
眠れない、寝つきが悪い、寝ると夢が多く疲れる	2	1	0
手足がしびれたり、筋肉のケイレン、こむら返りのどれかがある	2	1	0
年じゅう冷えを感じる	2	1	0
動悸がすることがある	2	1	0
物忘れがひどくなった気がする	2	1	0
不安感や焦燥感、イライラがある	2	1	0
肌が乾燥しやすい	2	1	0
月経血が少ない	2	1	0
経血の色は淡く、質は希薄	2	1	0
月経周期が遅れがち	2	1	0
月経前に悲観的になり、ぶつぶつとひとり言がふえる	2	1	0
月経が終わってからしばらくだるい	2	1	0

合計ポイント　　点

タイプ2

気滞《きたい》

	←あてはまる		あてはまらない→
のどに何かひっかかった感じになることがある	2	1	0
わき腹やみぞおちが張ったり、痛んだりする	2	1	0
イライラしやすかったり落ち込みやすい	2	1	0
首筋や肩に、こりやぐりぐりがある	2	1	0
便秘がちである	2	1	0
ため息やゲップ、あくびが多い	2	1	0
頭痛や偏頭痛、または頭が張った感じになる	2	1	0
香りのよいものをかぐとすっきりする	2	1	0
ストレスがかかると、手足は冷えるのにのぼせてカーッとなる	2	1	0
月経前にイライラや精神不安定になることがある	2	1	0
月経前に乳房が張ることがある	2	1	0
月経前に便がゆるくなったり、下痢をしたりする	2	1	0
月経の周期が早くなったり遅くなったり、ととのわない	2	1	0
月経前から月経中に下腹の張ったような痛みがある	2	1	0
経血は、出方がスムーズでなかったりする(少し出て、しばらく止まってというような)	2	1	0

合計ポイント　　点

タイプ 4
瘀血《おけつ》

	←あてはまる		あてはまらない→
唇やつめの色が紫がかっている	2	1	0
打った覚えがないのに、青あざができることがある	2	1	0
目の下にクマができやすい	2	1	0
シミができやすい	2	1	0
唇や歯ぐきの色が紫色っぽいことがある	2	1	0
動脈硬化や血栓《けっせん》があると言われた	2	1	0
腫瘍《しゅよう》や筋腫《きんしゅ》、子宮内膜症《ないまくしょう》がある	2	1	0
舌に紫色の部分がある。または、舌の裏の血管が浮き上がって、濃い紫色が見える	2	1	0
みみず状血管（胸・首・太もも・ひざ下などにみみずのような、細小血管が蛇行して見える）がある	2	1	0
月経が遅れがちである。または血のかたまりが多い	2	1	0
痔がある（男性）	2	1	0
月経前から月経中に下腹部に強い痛みがある	2	1	0
月経中に、膣が下に引っぱられるような墜落感がある	2	1	0
経血に、暗い色の血のかたまりがまじる	2	1	0
月経前にイライラが強い	2	1	0
月経周期が遅れがち	2	1	0

合計ポイント　　点

タイプ 5
陽虚《ようきょ》

	←あてはまる		あてはまらない→
とにかく寒がりであたためずにはいられない	2	1	0
手足、特に腰、腹部に冷え感がある	2	1	0
腰やひざがだるくなる	2	1	0
冷えるとおなかや腰が痛くなる	2	1	0
体がむくみやすい	2	1	0
汗をかきにくい	2	1	0
しょうが、とうがらしなど辛いものが好きである	2	1	0
不安感が強い、またはささいなことで驚きやすい	2	1	0
便秘がち、または下痢で未消化物が便にまじる	2	1	0
家系的に腎臓が弱い	2	1	0
月経中から月経後の鈍い痛み、下腹部から腰まで冷えて痛む	2	1	0
月経周期は遅れがち	2	1	0
経血量は少ない、色は淡く希薄または暗い紫で、血のかたまりがまじることもある	2	1	0
おりものが多く、質はさらっとしている	2	1	0
セックスに対して意欲がわかない、セックスで感じない	2	1	0

合計ポイント　　点

タイプ7 湿《しつ》

	あてはまる		あてはまらない
手や足がむくむ、または顔がはれぼったくなることがある	2	1	0
どちらかというと、体がぽっちゃりしているほうだ	2	1	0
水分をとっても、あまりトイレに行かない	2	1	0
ふだんからあまり汗をかかないほうだ	2	1	0
あまり水分をとらないほうだ	2	1	0
舌がはれぼったかったり、舌の周りに歯のあとがついていることがある	2	1	0
雨や曇天の日は体がだるい	2	1	0
おなかがポチャポチャと音がすることがある	2	1	0
太陽がまぶしく感じることがある。またはめまいがして、気持ち悪くなることがある	2	1	0
梅雨ごろや夏に湿疹が出ることが多い	2	1	0
冷えると、軟便や泥状の便になりやすい	2	1	0
月経が遅れがち。または月経が途中で止まってしまうことがある	2	1	0
月経痛は月経前から月経中で、下腹部が冷えて痛む。激痛のこともある	2	1	0
月経血にねばっとした粘液がまじったり、血のかたまりがまじったりすることがある	2	1	0
おりものが多く、粘りが強い、生ぐさいにおいがすることがある	2	1	0

合計ポイント　　　点

タイプ6 陰虚《いんきょ》

	あてはまる		あてはまらない
睡眠時間が短い、または夜ふかしが多い	2	1	0
顔または手足がほてることがある	2	1	0
寝ていると足の裏が熱くなることがある	2	1	0
口やのどがよく渇く	2	1	0
皮膚が乾燥する	2	1	0
午後、微熱が出たり、だるくなることがある	2	1	0
暑くなくても寝汗をかくことがある	2	1	0
めまい、または耳鳴りがある	2	1	0
お酒をよく飲む	2	1	0
イライラしやすく、怒りっぽい	2	1	0
体がやせていたり、顔がやつれた感じに見られる	2	1	0
月経周期が長くなったり、短くなるなど乱れやすい	2	1	0
経血量は少ない。色は淡く、煮詰まったしょうゆのようなカスが出ることがある	2	1	0
月経痛は月経中から月経後に鈍痛。腰から尾てい骨までのだるさを伴う	2	1	0
月経前に情緒不安定になりイライラ、怒りやすい。のぼせたりする	2	1	0

合計ポイント　　　点

体質チェックシートの診断方法

点数の見方

15点以上 ➡	そのタイプにあてはまるということになります（男性は10点以上）。
10点～14点 ➡	そのタイプの要素を持っているということになります（男性は6～9点）。
どのチェックシートも同じくらいで、点数が高い場合 ➡	そのタイプの要素をすべて持っているということになります。
どのチェックシートも同じくらいで、点数が10点以下の場合 ➡	すべてのチェックシートの中で比較して、ほかよりもポイント数が高いものが、あなたの体の体質的要素と考えてください（男性は6点以下）。
ポイントが、全体的に低い場合 ➡	自分の体の状態をあまり意識していない可能性があります。月経の状態などを観察する習慣を持ち、しばらくしてから、もう一度チェックしてみましょう

タイプの見きわめ方

薬膳の体質は、必ずしも一人に1つではありません。
むしろ、体質が1つだけという方は珍しく、気虚 血虚 陰虚というように、
2つ、3つとあわせ持っていることが普通です。

体質タイプがわかったら

19ページからのくわしい解説で、自分にあてはまるタイプのアドバイスを読んでみてください。

きっと思い当たることがあるはずです。

自分の体のサインを素直に受け止めることが大切です。

アドバイスでは、冷えの原因、妊娠力アップのポイント、
おすすめ食材や生活スタイルなど、多方面からご紹介しています。参考にしてみてください。

薬膳メニューの選び方

49ページからは実際のメニューをご紹介しています。
料理名の上に、タイプ別のアイコンを記載していますので、
タイプに合わせたメニュー選びができるようになっています。
また、素材についても解説メモを記載してありますので、
あわせて読んでいただくと、
簡単な効能などの参考になると思います。

あなたのタイプに合う、メニューを選んで

おすすめの食材を、積極的にとり入れて

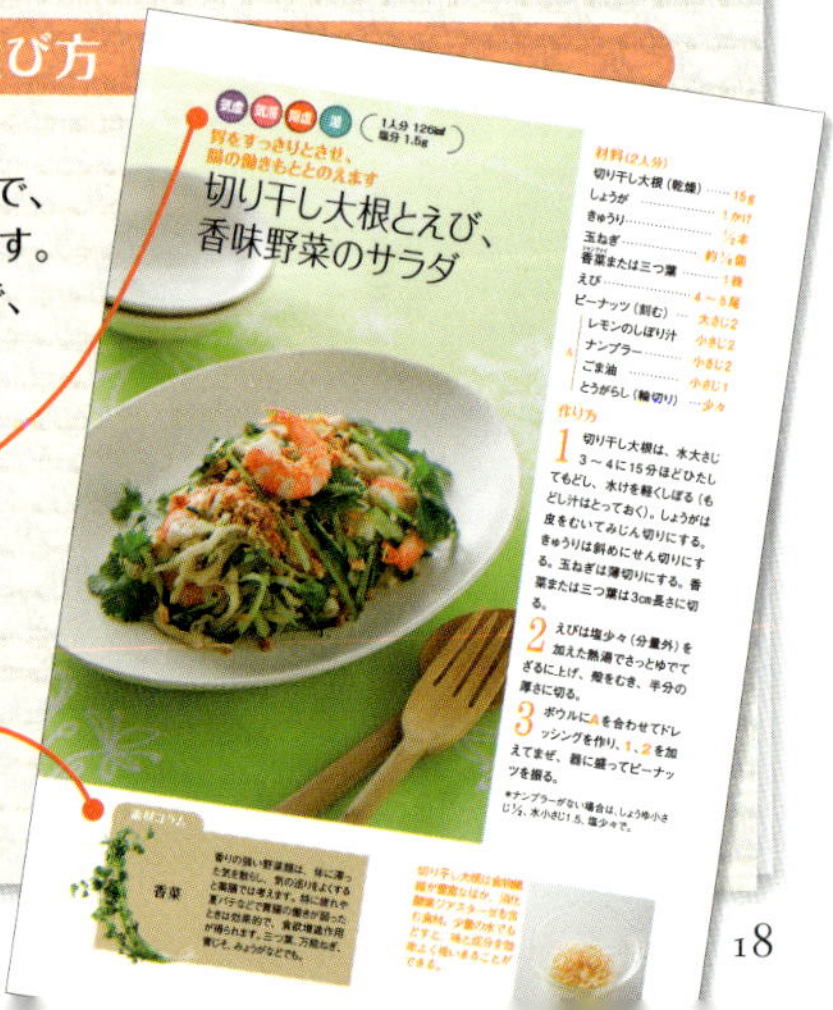

2章

体質別の説明・おすすめ食材

自分の体質タイプがわかったら、あてはまるタイプの解説、
アドバイスを読んでみましょう。さらによく自分のことが理解でき、
不調などの悩み解決の糸口になるかもしれません。
薬膳料理を作るときに役立つよう、食材は具体的に紹介してあります。

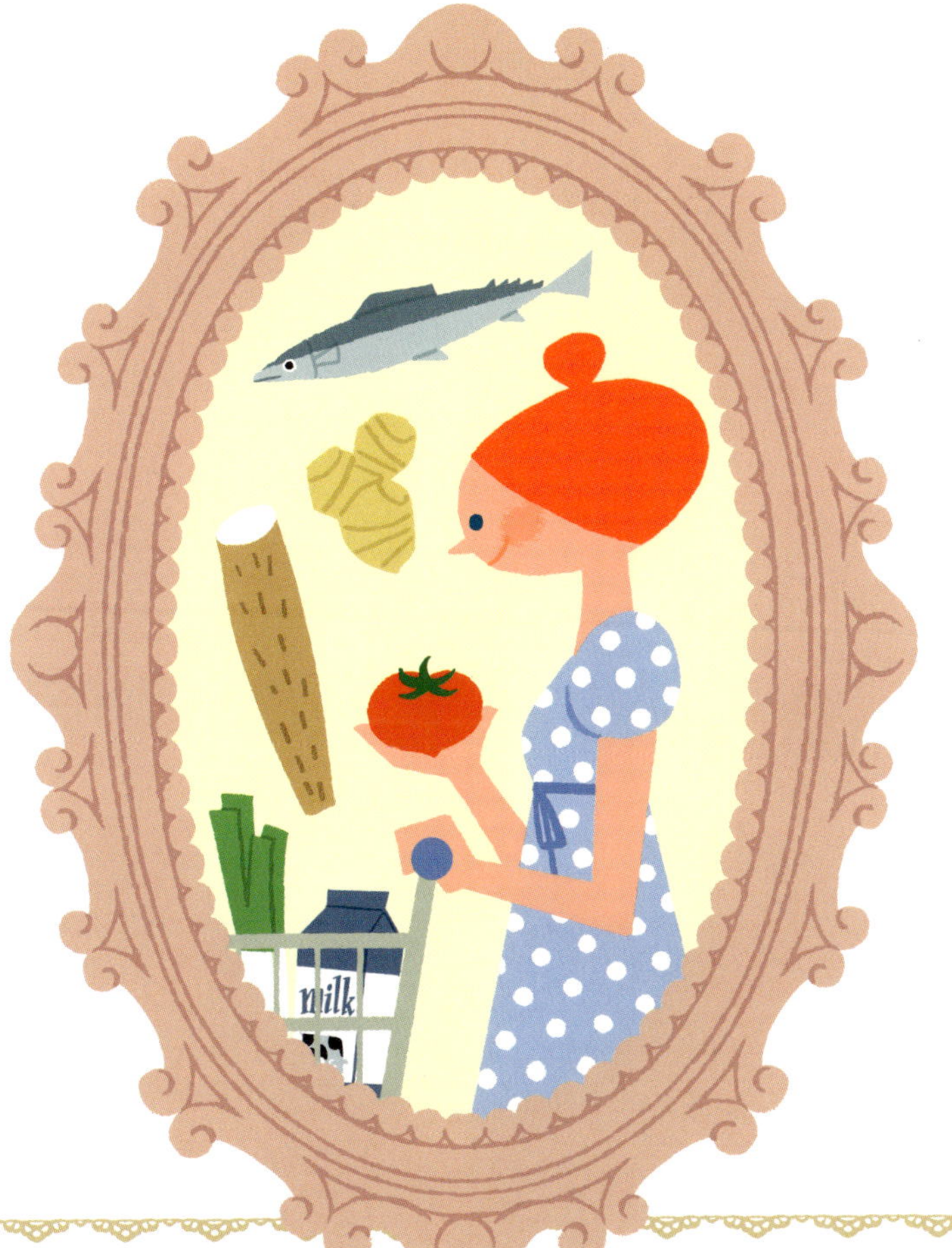

気虚《ききょ》

体の動力である「気」が不足した状態。特に、胃腸の弱い方に多くみられる体質です

体質の特徴は？

中医学で考える「気《き》・血《けつ》・水《すい》」の「気」が不足した状態が「気虚」です。体を車にたとえると、気はエンジンの動力。目には見えませんが、生命活動を維持する精神的、肉体的エネルギーをさします。体全体を巡って動かすエネルギーが不足することで、栄養や酸素などの巡りが悪化。結果として、手足が冷える、寒がるなどの冷えがみられます。

　このタイプの大きな特徴は、特に胃腸の弱い方に多くみられることです。胃がもたれやすい、おなかをこわしやすく下痢しやすいなどが思い当たる方はこのタイプにあてはまります。日本人は欧米人よりも胃腸が弱い民族なので、このタイプの方は多いといえます。

　体調面では、疲れやすく、倦怠感があります。気は体表をバリアのようにおおって守る働きも担っているので、免疫力の低下からカゼをひきやすくなったり、長期化する傾向がみられます。婦人科系では、気が足りなくなると臓器を支える力も弱まり、月経周期が早くなりやすくなります。また、月経は「気」と「血」を消耗するため、だるくなり、月経後に鈍痛が出る症状も。メンタル面では、ひどくなるとコミュニケーションをとるのもめんどうという無気力状態になることも。セックスがめんどうくさいと感じたりする場合もあります。

　エネルギー不足なので、特に過労には注意。疲れから精神的にも気を消耗して、気持ちもネガティブになりがちです。疲れやすいので「こまめに休む」を心得て、十分な睡眠をとる工夫をしましょう。

気虚の特徴

【体質】
- 疲れやすい、倦怠感、気力が出ない、息切れ
- 食欲が出ない、小食、食べると眠くなる
- 胃がもたれやすい、下痢をしやすい
- カゼをひきやすい
- 少し動いただけで汗が出る
- 体の冷え（特に手足が冷える、冷たい）

【婦人科系】
- 月経周期が早くなる（前倒しになる）
- 月経中・後に鈍い痛みがある
- 月経の出血が長引くことがある
- セックスがめんどうくさいと感じる

【メンタル面】
- 落ち込みやすい、くよくよしやすい
- ささいなことが気になり、いろいろと考えたりしやすい

気虚タイプの方は、とにかく胃腸のケアが大切。「消化力」をつけることで、妊娠力もアップします

妊娠力アップには？

妊娠を望む方にとって中医学で大切とされるのが、生命や生殖エネルギーをつかさどる臓器「腎《じん》」です。そして、この腎に気を補っているのが「脾《ひ》（消化器官）」からのエネルギー。妊娠しやすい体、子宮の環境をととのえるために、一見遠回りのようですが、胃腸の働きをととのえることは実は重要課題の一つ。

食べ物は、胃腸で消化され、吸収されてはじめて血となり肉となります。胃腸の働きをよい状態に保つことは、すべての体質の方に共通する薬膳の根本理論ですが、気虚タイプの方は、ほとんどといっていいくらい胃腸の弱い方が多いため、特に胃腸のケアが薬膳の中心になると考えています。

何を食べるかも重要ですが、このタイプの方はどう食べるかもポイント。量は腹八分目にして食べすぎは禁物です。また、夏バテは胃腸の働きが落ちるので、焼き肉やうなぎはかえって逆効果になることも。胃を酷使しないように。

おなかをあたためると胃の働きが活発に。散歩や呼吸法も◯

寝るときや休憩のときに腹部にホットパック（電子レンジであたためるタイプのものなど）を置いてあげると、胃の働きにもよく、気持ちもリラックスします。

もともと体力がないタイプなので、過労にならないように注意して生活しましょう。適度な運動はいいですが、汗をかきすぎるような激しい運動は、極度に気を減退させます。ウオーキングなどの軽い有酸素運動や、ヨガなどの呼吸法をとり入れた運動がおすすめ。気をふやす助けになります。体をあたためるとリラックスできるので、入浴は必ず湯ぶねに入って。温度の高いサウナは気・血ともに消耗するので控えたほうが無難です。

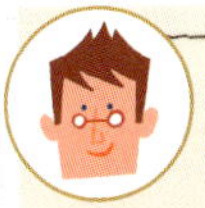

このタイプの男性へアドバイス

気虚タイプの男性は、体もメンタル的にもデリケートな方が多くみられます。栄養をつけさせようと、揚げ物や肉料理など脂っこいもの、栄養価の高いものを食べさせるのは逆効果。また、精神的に追い詰めないことも大切です。

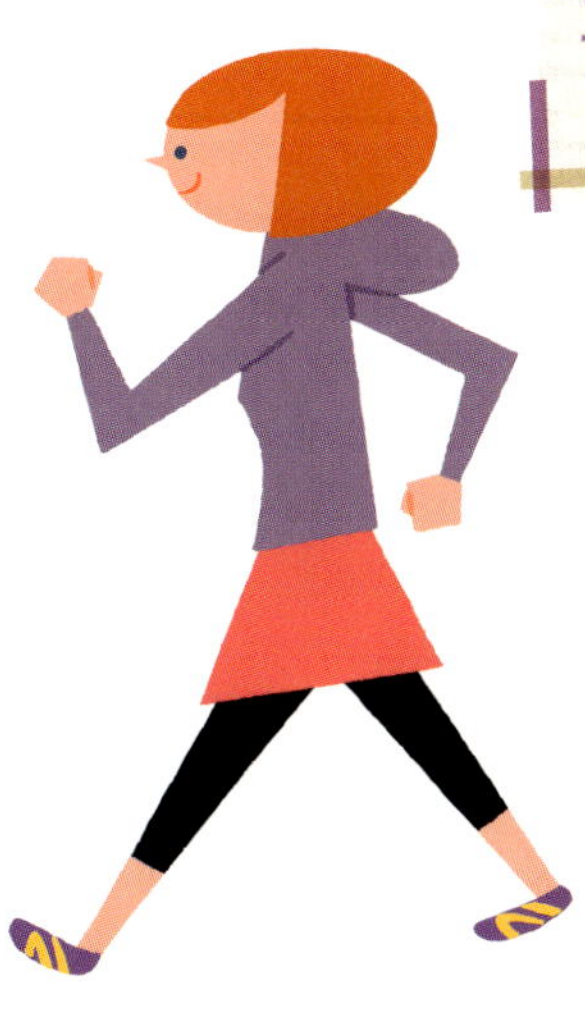

胃腸を守りながら、おだやかに「気」をふやすには、特にねばねば系のいも類がおすすめです

何を食べる？

消化がよく、すぐにエネルギーとなる炭水化物は欠かせません。米やじゃがいものほか、特におすすめなのは、山いも、里いもなどの粘りけのあるいも類です。ねばねばの成分は、栄養学的には食物繊維とタンパク質が結合した物質のムチン。特に胃の粘膜保護にすぐれていて、薬膳でも昔から経験的に胃腸を守り、消化を助けると使われてきました。薬膳では特に「体に粘りをつける」＝「体力をつける」と考えられ、滋養や虚弱体質改善には欠かせない食材です。

脂が少なく消化のよい鶏肉や、かつお、鮭、たいなどの魚類、消化のよいとうふなどの大豆製品も、体力をつける食材です。また、料理には、消化を助ける香味野菜やハーブ類をいっしょに使ってみましょう。胃腸の働きが活発になり、胃もたれも防ぐため、おすすめです。

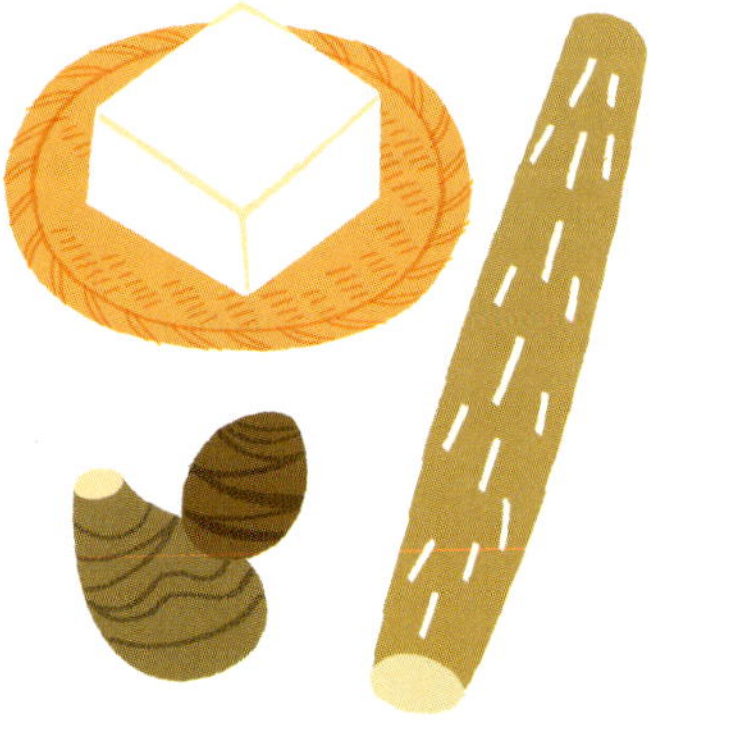

気虚におすすめの食材

- **穀類**
  米、もち米、粟、大麦
- **いも類**
  山いも（長いも、やまといも）、里いも、じゃがいも、さつまいも
- **豆類**
  えんどう豆、ささげ、大豆、とうふ
- **木の実類**
  くるみ、アーモンド、栗など
- **植物性の発酵食品**
  納豆、みそ、甘酒、酒かす
- **野菜類**
  かぼちゃ、にんじん、キャベツ、きのこ類
- **消化のよい肉や魚**
  鶏肉、さば、かつお、鮭、たい、いわし、ひらめなど
- **香味野菜やハーブ**
  しょうが、香菜、しそ、ミント、タイムなど

妊娠力アップのスペシャル食材

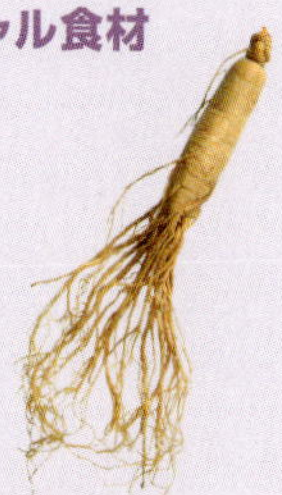

高麗にんじん（おたねにんじん）
気を直接的にふやして高める特効薬的食材。

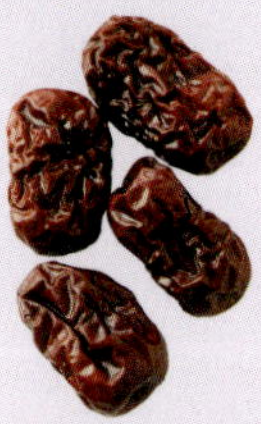

なつめ
気と血をふやし、体をあたためる。

控えたほうがよい食材

消化の悪いもの、牛乳や糖分のとりすぎ、冷たいもの、辛すぎるもの、生の大根の食べすぎ（生の大根は「下におろす」という作用があるため、下痢をしやすく、気を消耗する原因に）

毎日飲むことで効果が出る
簡単・薬膳ドリンク

胃腸の働きをよくするお茶。
胃もたれにも◎

しょうがミント茶

材料（2人分）

しょうが……… 約3㎝角（10g）
ミント……　ひとつかみ（約5g）

作り方

1 しょうがは洗って皮ごと薄切りにする。ミントは洗う。

2 ティーポットに1を入れ、熱湯300〜400mlを注いで2〜3分蒸らしてからカップに注ぐ。多めに作って冷やして飲んでもおいしい。

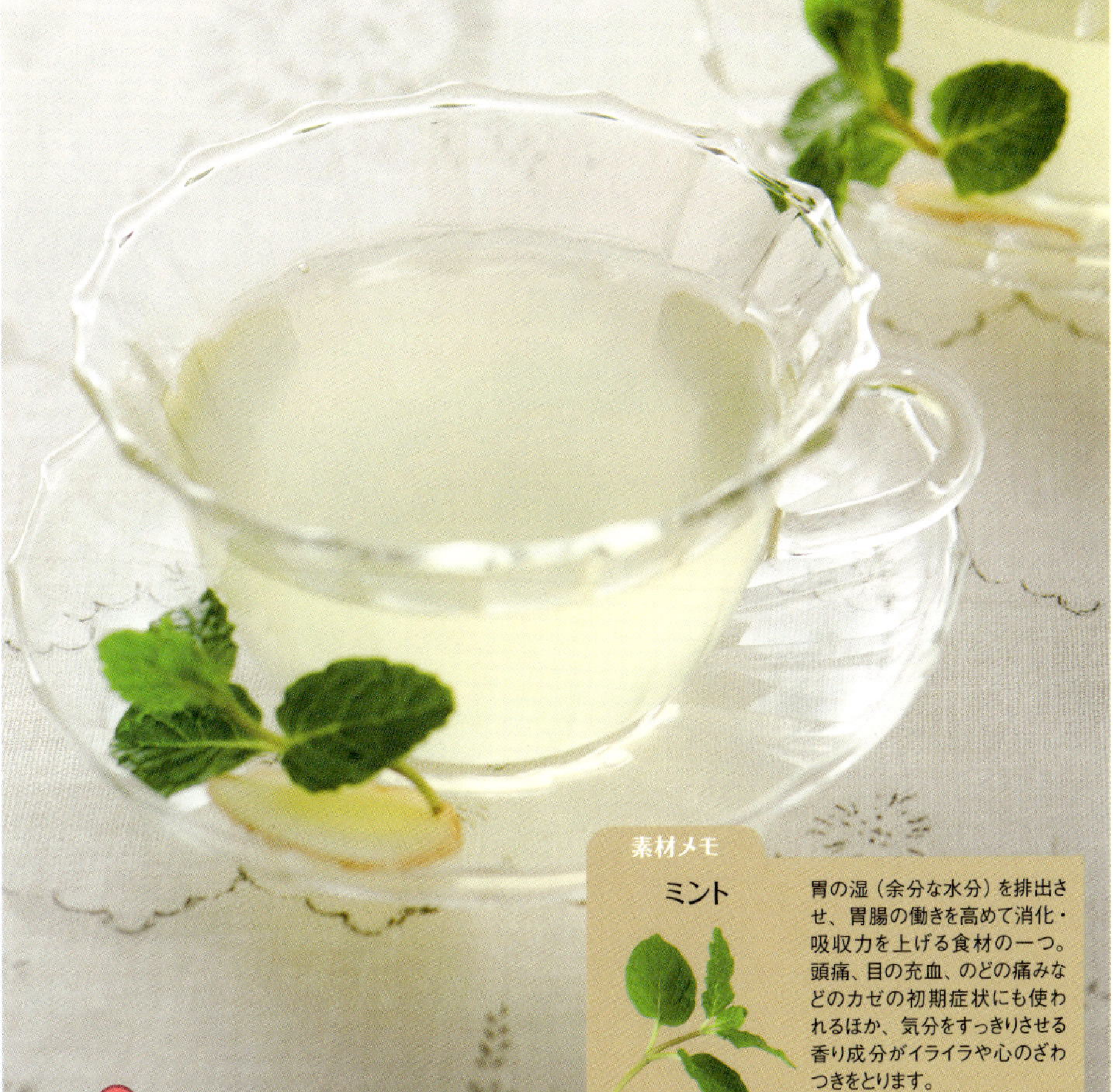

素材メモ

ミント

胃の湿（余分な水分）を排出させ、胃腸の働きを高めて消化・吸収力を上げる食材の一つ。頭痛、目の充血、のどの痛みなどのカゼの初期症状にも使われるほか、気分をすっきりさせる香り成分がイライラや心のざわつきをとります。

ほかに 気滞 タイプにも合う

気滞《きたい》

「気」の流れが滞って スムーズにいかなくなった状態。ストレスによって引き起こされます

体質の特徴は？

気滞とは、中医学で考える「気・血・水」の「気」の流れが妨げられ、巡りが悪くなった状態をいいます。気は車にたとえると動力なので、エネルギーの流れが滞ることで、つかえや閉塞《へいそく》感、痛みなどがあらわれます。気滞は特に、首から上に顕著にあらわれるため、体調面では、肩こりや頭痛、胸の息苦しさやつかえ、ため息やゲップなどがみられます。またこのタイプの冷えは、頭はのぼせているのに下半身が冷えるという症状が多いようです。メンタル面では、自律神経のコントロールがうまくいかず、イライラやモヤモヤ感、気分の落ち込み、不眠などの症状があらわれやすくなります。

婦人科系で特徴的なのは、PMS（月経前症候群）です。排卵から月経開始までの間に、怒りっぽくなる、理由もないのに悲しくなるなどの精神不安のほか、下腹部の張りや痛み、乳房が張るなどの症状を訴える人も多いようです。

気滞の主な原因は、精神的なストレスです。特にこのタイプの方は、まじめでストレスを受けやすい傾向がみられますので、とにかくストレスをため込まないことが肝心。心配事があっても気分を切りかえて、リラックスできる時間を持つようにしましょう。

また、ストレスやプレッシャーを感じると、体質のタイプにかかわらず、どんな人でも一瞬にして気の巡りが悪くなり、気滞の状態になって症状があらわれる場合があります。ストレスは、中医学では不調の大きな要因の一つ。じょうずに発散するために、薬膳の食生活や、気の巡りがよくなる食材などを覚えておくと役立ちます。

気滞の特徴

【体質】

- 首筋や肩にこりがある
- ため息、ゲップが多い
- 片頭痛がある
- 脇腹やみぞおちが張ったり、痛む

【婦人科系】

- 月経前にイライラする、精神不安がある
- 月経前に乳房が張る
- 月経前から月経中の下腹部に張ったような痛みがある
- 月経前後に便がゆるくなる、下痢をする
- 経血が少なかったり、多くなったりムラがある

【メンタル面】

- ふだんからイライラしやすい、怒りっぽい
- 不眠、熟睡できない
- 不安感がある

体と心をケアして、妊娠しやすいおだやかな状態に。薬膳でストレスに負けない生活スタイルを身につけて

妊娠力アップには？

中医学の不妊治療では、体のストレスを除き、おだやかで安らかな精神状態が必要と考えます。気を全身に巡らせ、血液や体液の流れを助け、妊娠しやすい体をつくるという考え方です。この働きを担う臓器が、「肝《かん》（肝臓）」です。肝は中医学ではストレスを受け止める臓器といわれ、感情とも深くつながっていると考えられています。不妊で相談に見える方は、ストレスやプレッシャーをかかえていることが多く、薬膳で「肝」をととのえることは、体はもちろん心のケアにも通じるのです。

また、春先など季節の変わり目はイライラ、涙もろいなど、精神のバランスがくずれやすい時期。これは暖かな春になることで、冬にためたエネルギーを外に向けて発散しようと「肝」が働いて起こる解毒《げどく》症状の一つと、薬膳では考えます。花粉症などのアレルギー症状が出るのも解毒症状のあらわれです。「肝」をリラックスさせるには、フルーツや香りの野菜がおすすめです。

ストレス対策が最優先。趣味を見つけて気分転換を

気滞タイプの方は、気持ちの切りかえが大切。好きな音楽を聴く、旅行に行く、山登りやスポーツなど、趣味を見つけて積極的に楽しみましょう。また、香りのよいお茶を飲んだり、アロマオイルを入れたお風呂にゆっくりつかったりと、日常の短い時間でも、一人で楽しめる時間と空間を確保することも大切です。

また、気の巡りを悪くするので、体を締めつける服装は避けて。ガードルやきつめのジーンズなどは下半身の冷えを悪化させます。また、タートルネックも首回りの気の流れを阻害する場合があります。ゆったりした服にしてみましょう。

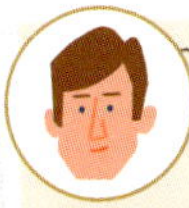

このタイプの男性へアドバイス

気滞タイプの男性は、気になることがあると没頭しやすいなど、一人では気持ちの切りかえが苦手な方が多いようです。ストレスも体にあらわれやすいので、パートナーからも誘って外に連れ出す、趣味を共有するなど、夫婦で協力してリラックスした時間を持ちましょう。

気の巡りをよくする「香りの強い食材」が薬膳効果が大。フルーツ、香味野菜、ハーブなどを積極的にとって

何を食べる？

アロマテラピーと同様に、香りを食生活にとり入れるのが、このタイプの薬膳の考え方です。首から上の気の詰まりを散らし、気の巡りをよくするとされるのが、フルーツや香りの強い野菜です。臓器「肝」の熱をとり、気分のモヤモヤやイライラを解消、リフレッシュさせる効果があるとされます。また同時に、含まれる酸味や苦みの成分は、消化液を出させ、胃腸の働きを活発にする作用もあり、一石二鳥。

春に芽吹く新芽には、冬の間にためたエネルギーを外に向かって発散する強い力があると中医学では考え、山菜もよく使われます。冬の間は根菜類など、エネルギーをため込む根のものを食べることが多いので、春に山菜を食べることは、気のエネルギーを全身に巡らせる助けとなってくれます。

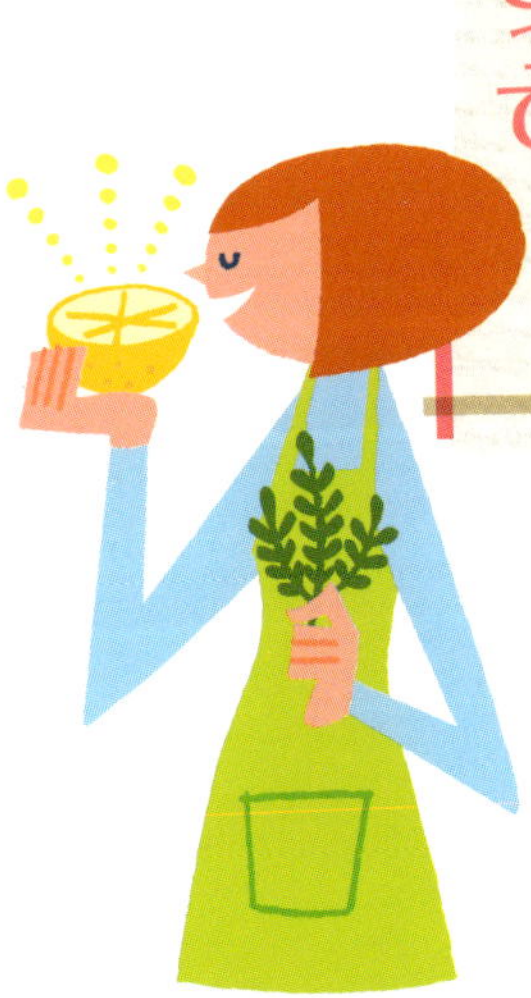

気滞におすすめの食材

- **香りの強い野菜**
  セロリ、春菊、三つ葉、にら、玉ねぎ、長ねぎなど
- **香味野菜**
  しょうが、にんにく、香菜《シャンツァイ》、青じそ、みょうがなど
- **野菜類全般**
  にんじん、大根、ほうれんそうなど
- **フルーツ（特に柑橘系）**
  オレンジ、グレープフルーツ、ゆず、みかん、レモンなど
- **ハーブ類、香辛料**
  フェンネル、ローズマリー、タイム、八角など

妊娠力アップのスペシャル食材

菊花

オーバーヒートした心と体の熱を発散。頭痛、目の充血、のぼせに効果があるとされる。おひたしなどに。

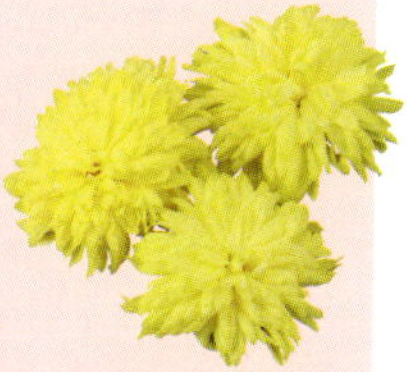

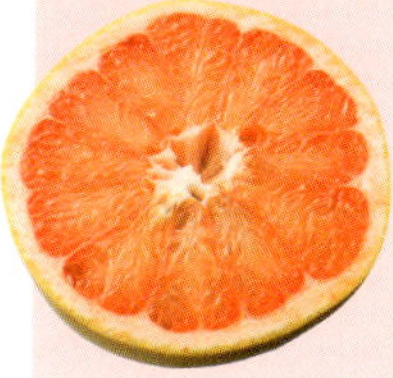

柑橘類

気の巡りをよくし、胃の働きも活発にする。特にみかんの皮は「陳《ちん》皮《ぴ》」という漢方生薬の一つ。

控えたほうがよい食材

脂っこいものや糖分のとりすぎは、消化に負担をかけ、胃もたれの原因になり、気の巡りを悪化させます。

毎日飲むことで
効果が出る
**簡単・
薬膳ドリンク**

うつうつとした気持ちを
すっきりリラックス

自家製ゆず茶

材料（作りやすい分量）

ゆず……………………… 300g
はちみつ ……… 400 ～ 450g

＊めんどうな場合は、ゆず茶のもと（市販品）を好みの量で湯にとかして代用しても。

作り方

1 ゆずはよく洗って半分に割って種をとり、薄く刻む。

2 きれいに洗って煮沸滅菌したびんに、1を入れ、はちみつを注ぐ。ときどき上下をひっくり返しながら2週間ほど漬ける。

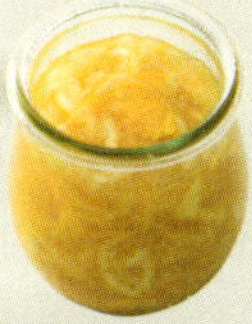

3 好みの量を湯にとかして飲む。

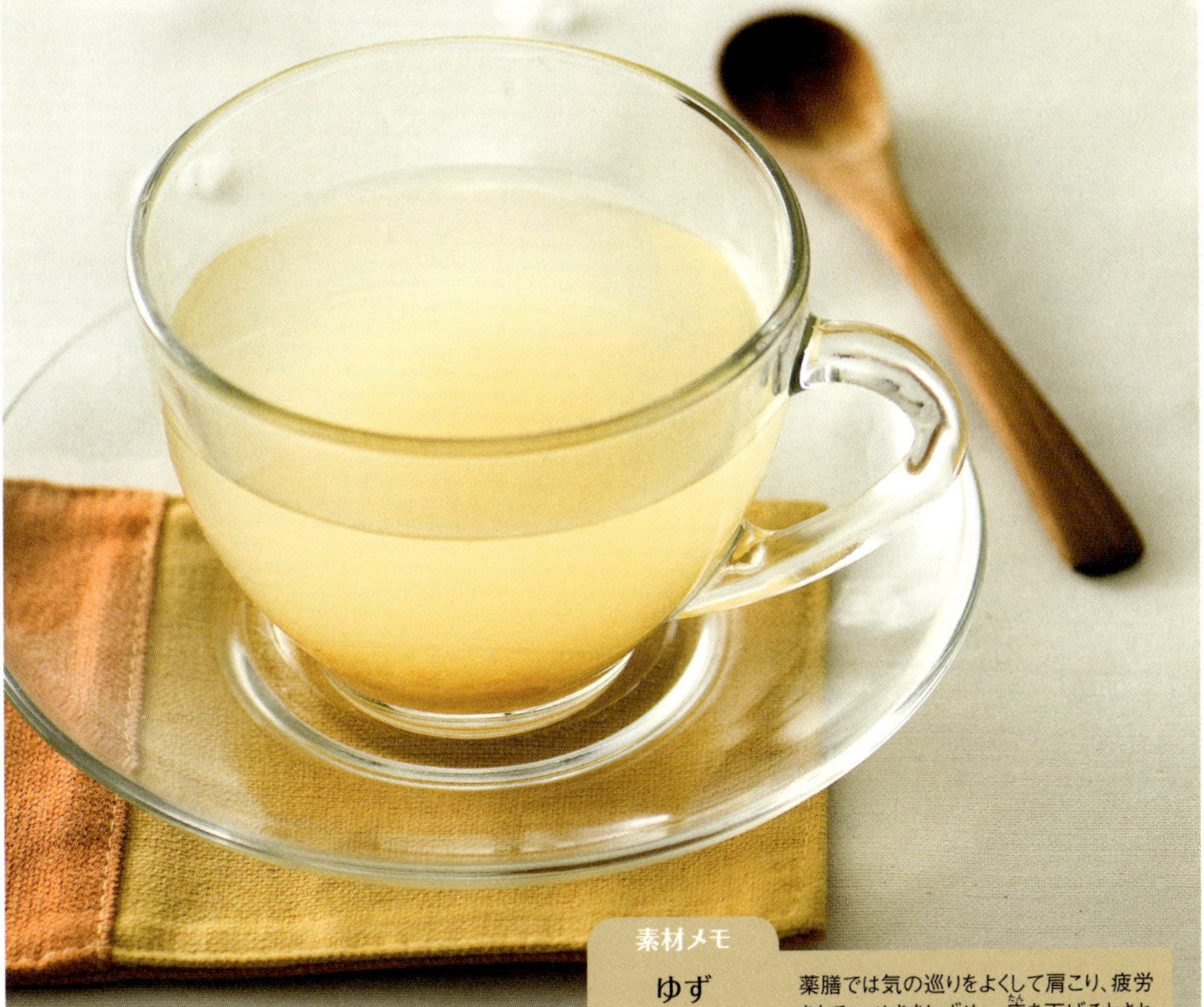

素材メモ

ゆず

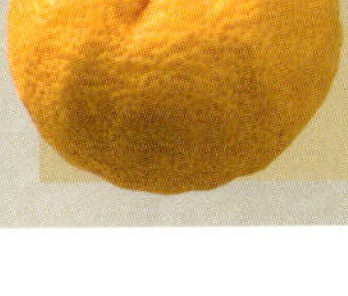

薬膳では気の巡りをよくして肩こり、疲労をとる、せきをしずめ、痰《たん》を下げるとされる。中国の易では、冬至を境に暦が陰《いん》から陽《よう》に転じるため、ゆず湯は衰弱から再生を願うみそぎの名残りだといわれています。栄養学的には、柑橘系に含まれる香り成分には、新陳代謝を上げ、リフレッシュさせる効果があります。

ほかに 気虚 タイプにも合う

血虚《けっきょ》

偏食や睡眠不足などで血を消耗。栄養不足の状態です。食生活の改善と規則正しい生活を

体質の特徴は？

中医学で考える「気・血・水」の「血」が不足した状態が「血虚」です。「血」は、現代医学でいう血液とほぼ同じものをさし、全身に栄養を与える働きをしています。

血虚の原因は、無理なダイエットや偏食のほか、睡眠不足や過労などの血を消耗する生活が続くことで起こります。栄養が全身に行き届かないため、しびれるようなひどい冷えに悩まされる方も多く、立ちくらみ、目の疲れなどの不調があらわれることも。

血虚の症状は、主に美容面と婦人科系にあらわれます。これは、血が不足すると、生命を維持するための内臓に栄養が回され、命に直接かかわらない部分がカットされるためです。このタイプの方は、顔色がすぐれず、肌の乾燥、髪につやがなく、つめが白く割れやすいなどの美容上のトラブルが目立ちます。婦人科系では、月経量が少ない、月経周期が長い（なかなか月経がこない）などの症状がみられます。また、メンタル面では、不安感が強く、夜の寝つきが悪く、不眠に悩まされる方も少なくありません。

「血」は食べ物を胃腸で消化・吸収することでつくられます。このタイプには、胃腸が弱く、消化・吸収の低下から栄養不足になっているケースがみられます。

20ページの「気虚」のアドバイスもとり入れ、血をふやす作用のある、赤や黒色の食品を食生活に積極的にとり入れるようにしてください。

血虚の特徴

【体質】
- 顔色が白っぽい、またはくすむ
- 肌が乾燥する
- つめの色が薄く、割れやすい
- かすみ目、ドライアイ、視力の減退
- 年じゅう冷えを感じる
- めまいや立ちくらみがある

【婦人科系】
- 月経血が少ない、色が淡い
- 月経がなかなかこない
- 月経中・後に腹痛がある

【メンタル面】
- 夜ふかしが多い、睡眠不足
- 寝つきが悪い、夢が多い
- 忘れっぽい
- 気持ちのざわつき、不安感がある

血を補う食材を毎日コンスタントにとることで、妊娠・着床しやすい子宮環境をつくりましょう

妊娠力アップには？

女性は、月経、出産を通して「血」を消耗する機会が多いため、中医学では、「女性は血なり」といわれています。血が不足すると、子宮や卵巣が栄養不足の状態になり、月経不順や月経痛などのトラブルの原因になります。卵子が受精・着床し子宮内で育っていくには、栄養のある血液が大量に必要です。妊娠にとって、血を常に補うこと、血の巡りをよくすることは重要項目だといえるでしょう。

血は主に食べ物からつくられます。30ページから紹介する、血を補う食材を積極的に食べるくらいでちょうどいいと考え、毎日とる努力を。無理なダイエットは禁物。特にエネルギーと栄養を体にため込む秋から冬にかけては、ダイエットは避けたほうがよいでしょう。

眠れないといって夜ふかしはダメ！目の使いすぎにも注意

血虚タイプの方は、寝つきが悪い方も多く、ついつい夜ふかししがちです。しかし夜ふかしすると血を消耗し、ますます症状が進む原因に。夜はできるだけ早く就寝を。十分な睡眠をとることが血をつくることにつながります。

目の使いすぎは、血を消耗します。不眠で悩む方は、寝る前のパソコン作業や長時間の読書は避けましょう。また、夜遅い食事も胃が張って寝にくいのでNGですが、なかなか寝つけない方は、31ページでご紹介する「黒ごまと黒豆きな粉のココア風」や、なつめのお茶などのあたたかいドリンクを少量飲むとよいでしょう。運動は、規則的な呼吸ができる水泳やウオーキングなどがおすすめです。

このタイプの男性へアドバイス

生活のリズムをととのえてあげましょう。夜遅く食事をする方も多いので、そんなときは体をあたため、消化がよく、満足感のある具だくさんスープや雑炊などを。パソコンなどで目を酷使している方は、血を補う赤や黒の食材を意識して食べて。

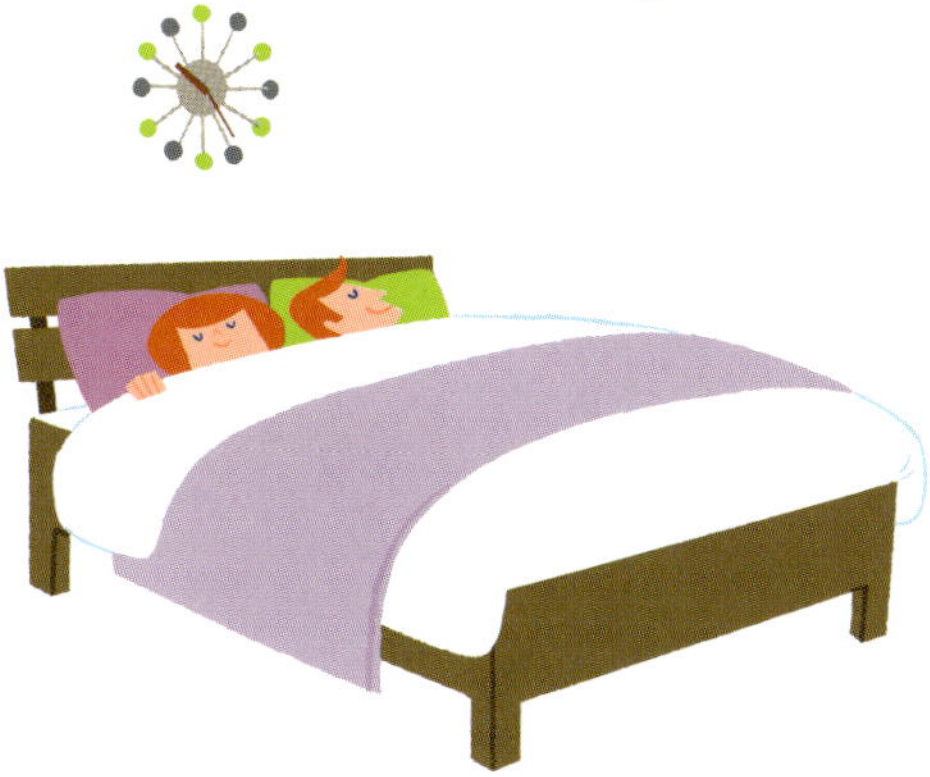

血をふやすには、赤い食材&黒い食材を。胃腸のケアと併用するとさらに効果アップ

何を食べる？

薬膳では「類《たぐい》のものをもってそれを補う」という考え方があり、黒や赤色は「血」と同じ色とされ、食材は補血効果があるとされます。黒ごまは、血液や体液をふやし、髪の毛を黒くするといわれます。黒米は薬膳では、産後など出血のあとに血を補うためにおかゆにして食べたりします。栄養学的にいうと、赤や黒にはアントシアニン、リコピンなど血液サラサラ効果の高い栄養成分が認められています。また、レバーやかつおなどの赤身の魚には、造血作用のある鉄分が豊富です。

日本人には「気血両虚」タイプといって、胃腸が弱いことが原因で、栄養不足になっている、気虚と血虚をあわせて持つ方が少なくありません。食べすぎない、消化を助ける食材もいっしょに食べるなど、胃腸のケアも忘れずに。

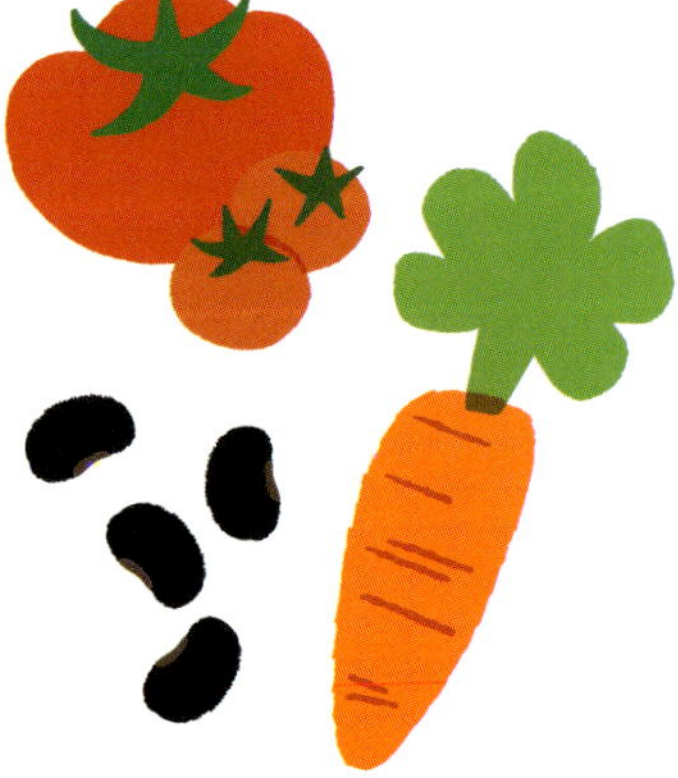

血虚におすすめの食材

- **赤い色の食材**
  なつめ、小豆、トマト、パプリカ、クコの実、にんじん、レバー、赤ワイン、鴨肉、かつお
- **黒い色の食材**
  黒米、黒ごま、黒豆、レーズン、プルーン、黒きくらげ、黒酢など
- **魚介類**
  ほたて、いか、カキ、なまこ、ふかひれなど
- **木の実類**
  くるみ、アーモンド、松の実など
- **野菜類**
  ほうれんそう、金針菜、ゆり根、れんこん

妊娠力アップのスペシャル食材

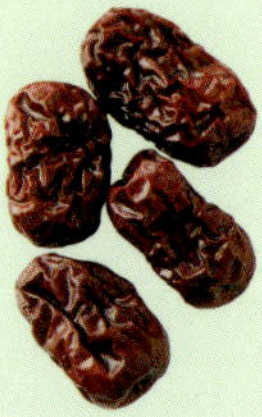

なつめ
気と血をふやし、体をあたためる。

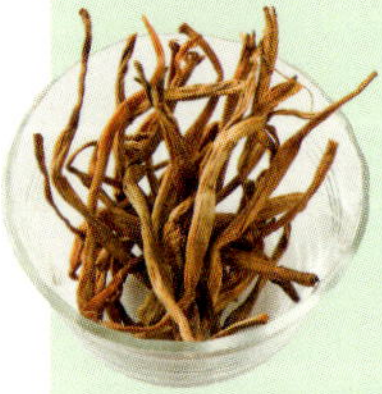

金針菜
血液をきれいにするとともに、鉄分が豊富なため造血作用も。

控えたほうがよい食材

消化の悪いもの、
辛すぎるもの、
動物性脂肪の多い食事

毎日飲むことで
効果が出る
簡単・
薬膳ドリンク

「血」を補う効果の高い
「黒い食材」をまぜて作る

黒ごまと黒豆きな粉のココア風

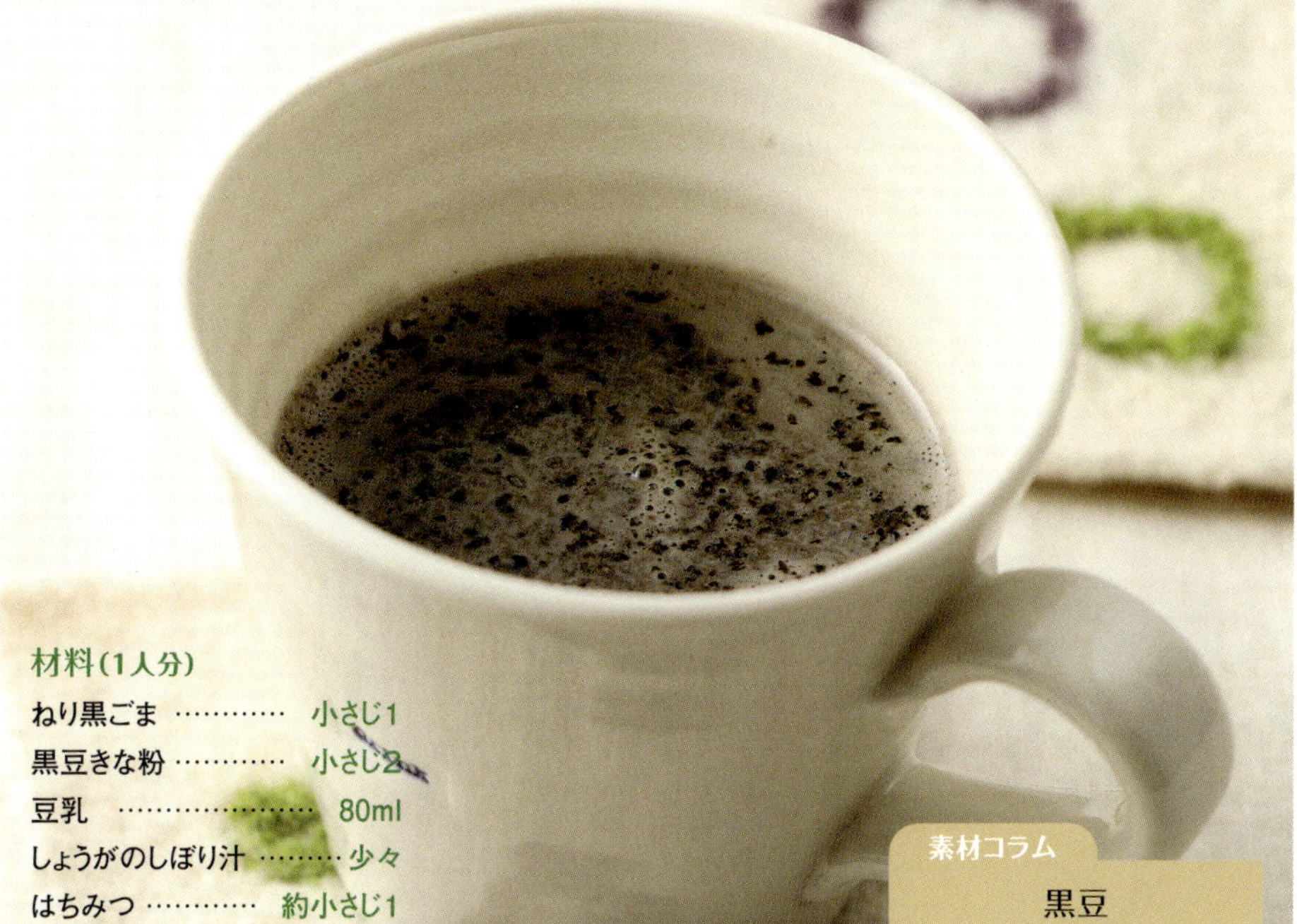

材料（1人分）

- ねり黒ごま ………… 小さじ1
- 黒豆きな粉 ………… 小さじ2
- 豆乳 ………………… 80ml
- しょうがのしぼり汁 ……… 少々
- はちみつ ………… 約小さじ1

作り方

ねり黒ごまと黒豆きな粉をなべに入れ、水80mlを注いで弱火にかけ、スプーンの背でつぶしながらとかす。豆乳、しょうがのしぼり汁、はちみつを加え、沸騰寸前で火からおろす。好みですり黒ごま、シナモンを振る。

*黒豆きな粉がなければ普通のきなこでも。

ほかに 気虚 陽虚 陰虚 タイプにも合う

素材コラム

黒豆

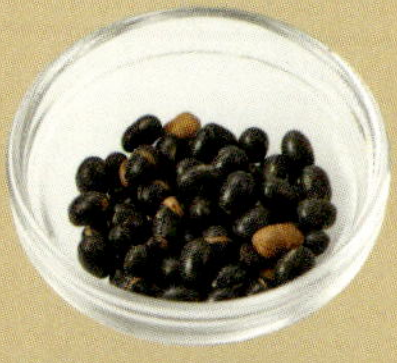

黒大豆のこと。畑の肉といわれる大豆と同等の成分が含まれ、さらに皮の黒の色素にアントシアニンなど抗酸化作用が認められ、血液サラサラ効果、生活習慣病予防などの効果が期待できます。薬膳では、水分代謝をよくしてむくみをとる、血行循環を改善する効果が。写真は黒豆茶用。お茶にも料理にも使えて便利です。

瘀血《おけつ》

血行不良の状態です。冷えとストレスは大敵。食生活ももう一度見直してみましょう

体質の特徴は？

中医学で考える「気・血・水」の「血」=血液の循環が悪くなって、スムーズに流れない状態。そのため、古い血液（瘀血）が体内にたまることで血行が悪化、栄養が行き届かず、代謝が低下して老廃物がたまりやすくなります。現代栄養学でいう、血液ドロドロの状態といえばわかりやすいかもしれません。

瘀血のサインは、主に肌と婦人科系にあらわれます。たとえば、顔色や唇、つめの色が紫がかっている、目の下のクマ、シミができやすい。血行不良のため、頑固な肩こりや月経痛などの痛みの症状が起こりやすいのも特徴です。

また、血が滞っていることでしこりができやすく、子宮内《ない》膜症《まくしょう》や子宮筋腫《きんしゅ》などの婦人科系疾患は瘀血と深いかかわりがあるといわれています。

瘀血の主な要因は、冷えとストレスです。夏でも冷房に長時間さらされているなどの生活が続いている、仕事で責任やプレッシャーなどのストレスのかかる状況におかれている……。瘀血は長い時間をかけてつくられる体質なので、女性の場合、若い時期に無理をした、特にキャリア型の方に多く見受けられます。

冷えに関しては下半身や体の末端が冷える場合が多いので、体を冷やさない服装にする、入浴で体をあたためる、マッサージや運動で血行を促進するなど、物理的手段も有効です。薬膳としては、冷えを招く冷たい飲み物は避け、34ページで紹介する血流の流れをよくする食材をとりつつ、補血効果のある赤や黒の食材を食べてください。

瘀血の特徴

【体質】
- クマができやすい
- シミができやすい
- 手や足の毛細血管が浮き出ている
- 顔色、唇などが紫がかっている
- 肩こり、頭痛がある

【婦人科系】
- 月経の始まりごろの、月経痛がかなりつらい
- 経血に暗い色の血のかたまりがまじる
- 経血の出方がスムーズでなく、出るとすっきりする
- 月経周期が遅れがち
- 子宮筋腫や子宮内膜症がある

【メンタル面】
- 月経前のイライラが強い

月経困難症、卵巣嚢腫、子宮筋腫などの婦人科系の不調は、瘀血がからんでいることが多いのです

妊娠力アップには？

中医学では、「通らなければ痛む」という原則があり、瘀血タイプの月経痛は激痛の場合も多くみられます。また、月経困難症、卵巣嚢腫《のうしゅ》、子宮筋腫などの婦人科系の不調は瘀血がからんでいる場合が多いので、中医学の不妊治療の大きな柱は瘀血の改善といってよいでしょう。

瘀血は気虚（気のエネルギーが不足p20）、気滞（気の流れが滞るp24）、血虚（血の栄養不足p28）などの小さな症状が積み重なって起こるとされます。いわばストレスや食生活など、体のメンテナンス不足の結果なのです。

瘀血の治療に有効なのが食生活の改善。現代栄養学でいう、血液サラサラのための食生活をとり入れましょう。たとえば、悪玉コレステロールを減らす不飽和脂肪酸を豊富に含む青魚やナッツ類、腸をきれいにする食物繊維を含む食材などを積極的に。薬膳でも昔から瘀血の治療のために使われてきた素材です。

充実のバスタイムで体を解放。ストレスをとり除いて

瘀血の大敵である冷えとストレスの改善には、入浴が効果的です。毛細血管の血流は緊張状態が続くと悪化します。お風呂にゆっくりつかり、手足の指一本一本をていねいにもむと、緊張がほぐれるうえ、血流もよくなります。

お気に入りの入浴剤を利用するのもよいでしょう。体をあたため、婦人科系に効果が高いのは、よもぎ湯です。よもぎの葉を乾燥させ、お茶パックなどに入れて浴槽に入れます。最近はインターネットなどでも、よもぎの入浴パックを購入することができますので、さがしてみるのも一案。また、韓国式のよもぎ蒸しは、子宮から体全体をあたためるので非常におすすめです。

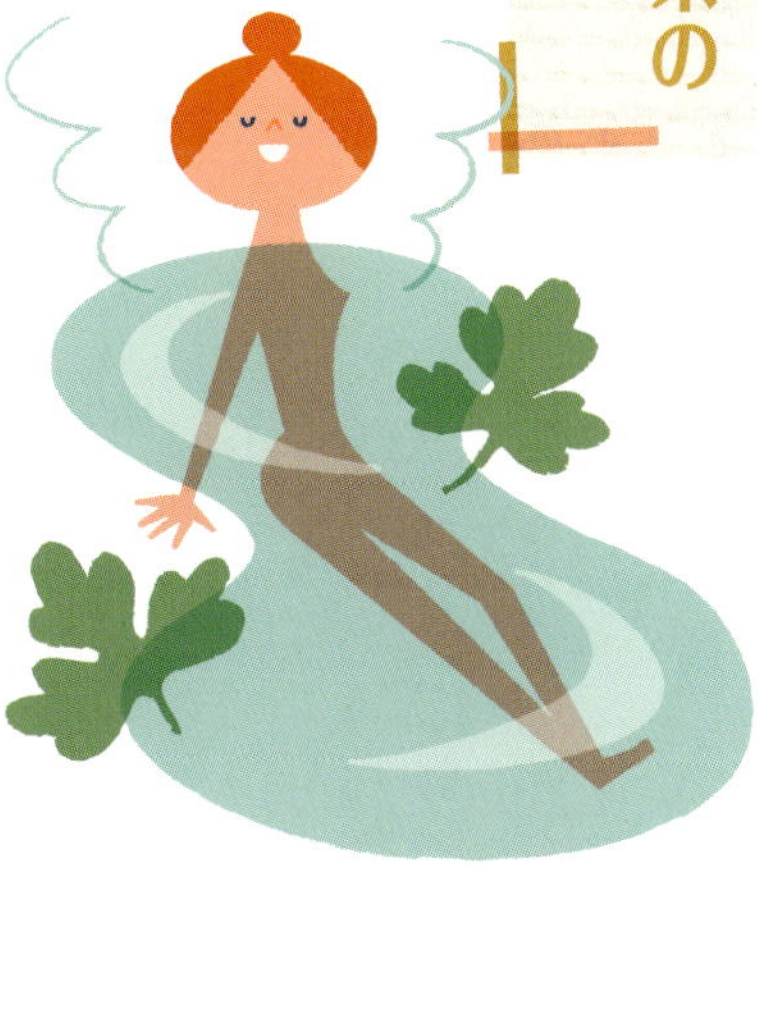

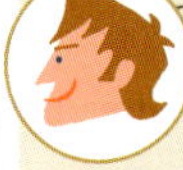

このタイプの男性へアドバイス

瘀血タイプの男性は、肉などの動物性タンパク質や、揚げ物などのカロリーの高いものが好きで、野菜が苦手という方に多くみられます。この場合は、食生活や食習慣の改善あるのみ！　毎日少しずつでもよいので、野菜の量をふやすことによって、体は確実に変わります。

食物繊維の多い食材、青魚やナッツ、赤と黒色の食材。3つの効果で血液サラサラに

何を食べる？

腸内の余分な脂肪やコレステロールを包み込んで体外へ排出し、血管や血液をきれいにするのが食物繊維です。ごぼうやにんじんなどの根野菜も有効ですが、白菜やキャベツもおすすめ。薬膳では「ぬれたふきんで体の中を掃除する」といわれています。また海藻類やねばねばの野菜には、水溶性食物繊維が豊富。どちらもデトックス効果がおだやかなので、胃腸の弱い方にも向いています。

また、n-3系脂肪酸を含む青魚やナッツ類は、血中の悪玉コレステロールを下げる働きがあります。薬膳では血の汚れをとかし、巡りをよくする食材とされています。さらに、血行を改善して血液をふやすとされる、赤や黒色の食材も積極的に。食材に含まれる色素成分には、強い抗酸化作用が認められ、現代栄養学でも注目されています。

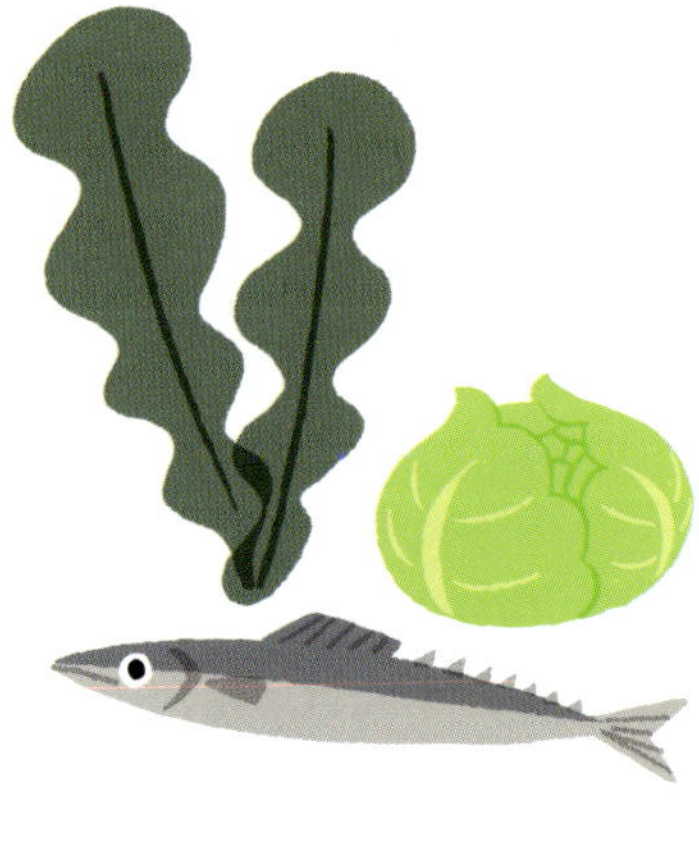

瘀血におすすめの食材

- **青魚**
  さば、いわし、あじ、鮭など
- **繊維質の多い食材**
  海藻類、根菜類、豆類、雑穀、きのこ、白菜、キャベツなど
- **ねばねばの野菜**
  モロヘイヤ、つるむらさき、オクラ、れんこん
- **赤い色の花やフルーツ**
  サフラン、紅花、ローズ、クランベリー、さんざし、ブルーベリー、桃
- **ナッツ類**
  くるみ、アーモンド
- **植物性の発酵食品**
  納豆、みそ、甘酒、酒かす
- **体をあたためる野菜類**
  にら、玉ねぎ、クレソン、しょうがなど
- **黒い色の食材**
  黒豆、黒米、なす、ひじき、黒きくらげ

妊娠力アップのスペシャル食材

サフラン

漢方では「蕃《ばん》紅《こう》花《か》」といわれ、生薬の一つ。「婦人の血の道を通す」とされ、月経困難、更年期障害に使われる。

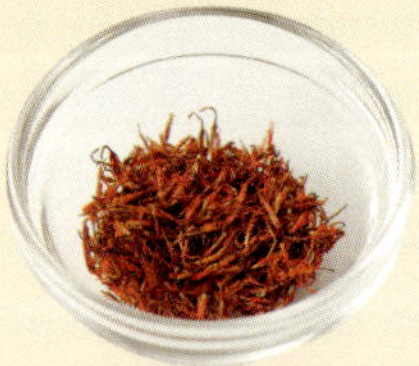

控えたほうがよい食材

酒の飲みすぎ、
脂っこいもの、
脂身の多い肉類、
スナック菓子やチョコレートの
食べすぎ

毎日飲むことで効果が出る
簡単・薬膳ドリンク

香りがよく、ほんのり甘い。
気と血の流れをスムーズに

ローズとクランベリーのお茶

材料（1人分）

ローズ（ハーブティー用）………　小さじ1
ドライクランベリー……　小さじ2（約10g）

作り方

1 ティーポットにローズとドライクランベリーを入れ、熱湯250mlを注ぐ。3分ほど待って、ティーカップに入れる。2回程度飲める。

2 持ち歩く場合は、なべかやかんに500mlの水と材料を入れて火にかけ、沸騰したら弱火で2分ほど煮出す。保温ポットに移す。

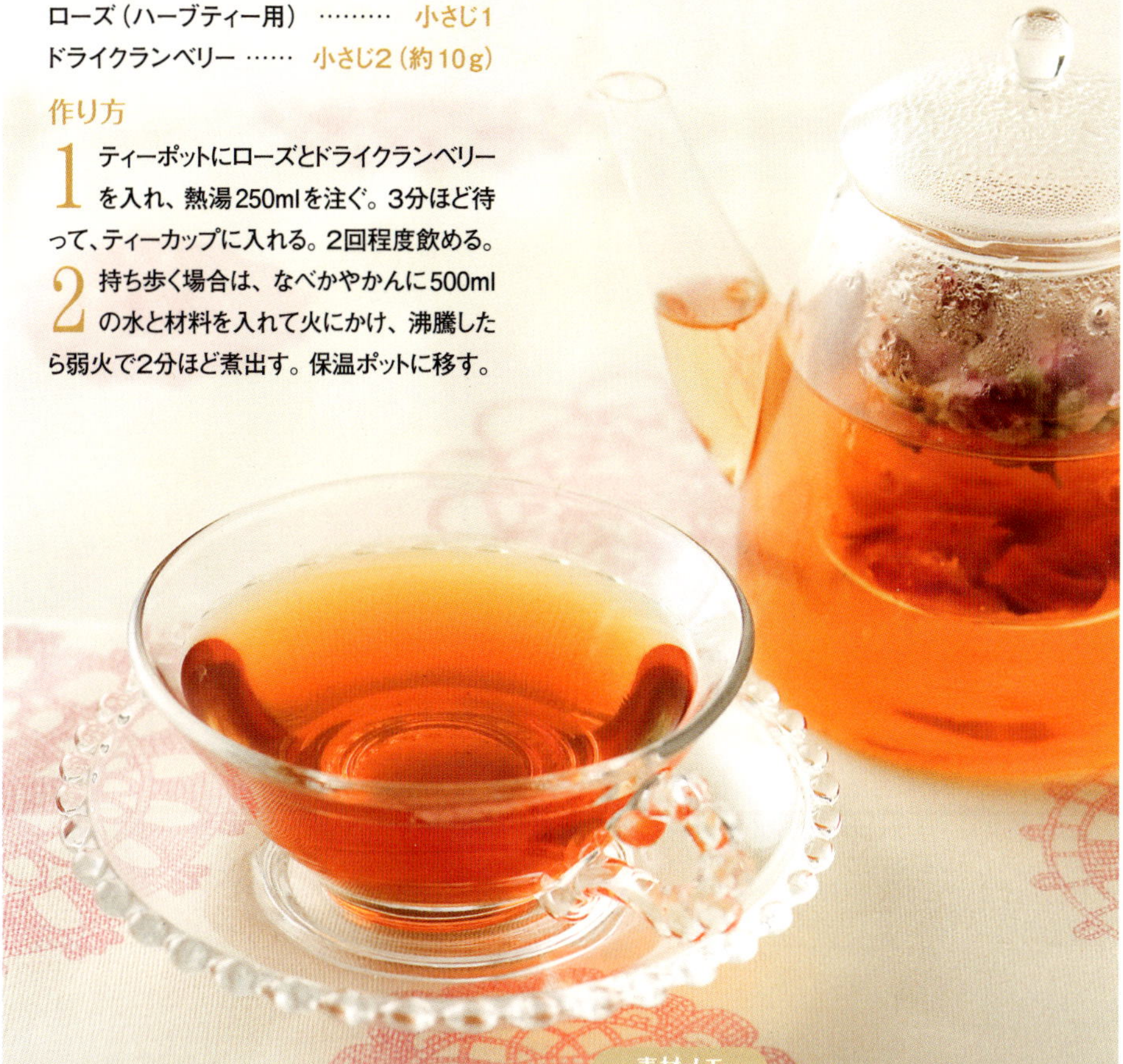

素材メモ

ローズ

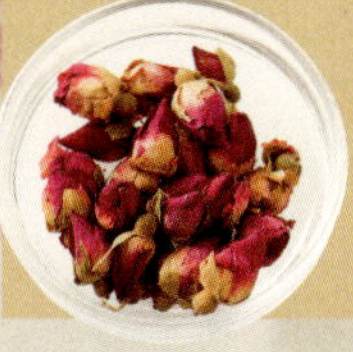

気の流れをスムーズにして、イライラや気のふさぎをとります。また、血流を改善し、瘀血をとりさる働きが。月経不順、月経困難症などにも効果があります。特に漢方薬店で売られる玫《まい》塊《かい》花《か》、月《げっ》季《き》花《か》と呼ばれるものは効果が高い。

ほかに 血虚 タイプにも合う

陽虚《ようきょ》

体をあたためる力そのものが弱っている状態。薬膳で頑固な冷えを克服しましょう

体質の特徴は？

中国医学では、体内を「気（エネルギー）」「血（血液）」「水（体液）」が巡り、「命の火（陽気）」が体全体をあたため、はぐくんでいると考えられています。命の火は臓器「腎」に宿るとされます。「腎」は現代医学ではなかなか説明がつけられないのですが、腎臓、膀胱《ぼうこう》、生殖器系、神経系、脳の一部と考えてください。中国では昔から、おへその裏側にある「命門《めいもん》」という経絡《けいらく》のツボあたりがそれとされています。

命の火が宿る臓器「腎」のパワーはまさしく生きる源で、体の成長、発育、生殖、老化をコントロールしていると考えられています。

陽虚とは「命の火」が虚する＝腎のパワー不足で命の炎の勢いが弱い状態をさします。たとえば、かまどに水の入ったなべがかかっているのを思い浮かべてください。炎が弱ければ水はなかなかあたたまりません。陽虚はそれと同じイメージです。

原因は、もともと生まれ持った体質、加齢による老化、長期にわたる体を冷やす生活など。このタイプは、とにかく寒がり。足や腰に冷え感があり、冷えると痛む、むくむなど、頑固な冷え性に悩んでいる方が少なくありません。

陽虚タイプは、しょうがなどの体をあたためる食材を食べるだけでは追いつきません。腎の力を補い、命の炎を大きくするための食生活が薬膳の中心になります。ストレスや疲労などで無理をすると症状が悪化します。腎のパワーは眠っている間に蓄えられますので、休養と睡眠は十分に確保して。

陽虚の特徴

【体質】
- 寒がりであたためるのが好き
- 足や腰に冷え感がある
- 冷えると腹部や腰が痛む
- 汗をかきにくい
- むくみやすい

【婦人科系】
- 月経中・後の腰から尾てい骨の鈍い痛み
- 月経周期が長くなりがち
- 経血は少なく色がくすんでいる、または、くすんだ紫で血塊がまじることがある
- おりものが多く、さらっとしている

【メンタル面】
- 物事に熱くなれない
- 興奮することがあまりない

生殖機能と深いかかわりのある臓器「腎」を強化する食材を食べることで、妊娠力がつきます

妊娠力アップには？

「命の火」は、生命エネルギーにかかわるだけに、生殖機能にも直接影響が出やすいのがこのタイプです。なかにはセックスに興味がない、感じない、男性はED（勃起《ぼっき》障害）という場合もあります。

　火の勢いを強くするには、薪をくべ、風を送ります。考え方はこれと同じで、「命の火」を大きくするには、燃料となる腎を強化する食材を積極的に食べ、風となる「気」のエネルギーを送り込みましょう。「気」は食べ物が消化・吸収されることでつくられるので、胃腸のケアは重要となります。20ページの「気虚」タイプの薬膳アドバイスを、ぜひあわせてとり入れてください。

　腎を強化する食材の一つが、木の実やナッツ類です。小さな種子には、大木に生長する強い生命のエネルギーを宿すと中国では考えられています。

とにかく冷やさない。体を外から内からあたためて

体をあたためる生活を心がけましょう。腎の位置（おへその裏側あたり）に使い捨てカイロを貼ったりなど、外側からもあたためましょう。

　また、腎の経路はかかとを通っています。靴下をはいた上からレッグウォーマーの端をかかとにひっかけて腎の経路を守ります。足先が出た状態ですが、あたためつつ血行を妨げないのでおすすめです。冷えるからと靴下の重ねばきは血流を悪くするので逆効果です。

　よもぎの葉をお茶パックに入れてお風呂に入れ、半身浴もおすすめです。韓国のよもぎ蒸しは、子宮から体全体をあたためるので、定期的に行うと効果が出ます。また、腎のエネルギーをふやすので、気功やヨガはおすすめです。

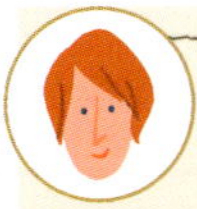

このタイプの男性へアドバイス

いわゆる草食系といわれるタイプで、色が白く、性格はおとなしい方が多いようです。腎のエネルギーが消耗するので、過度のセックスは避けます。妊娠には排卵日のことを考えて計画的に。

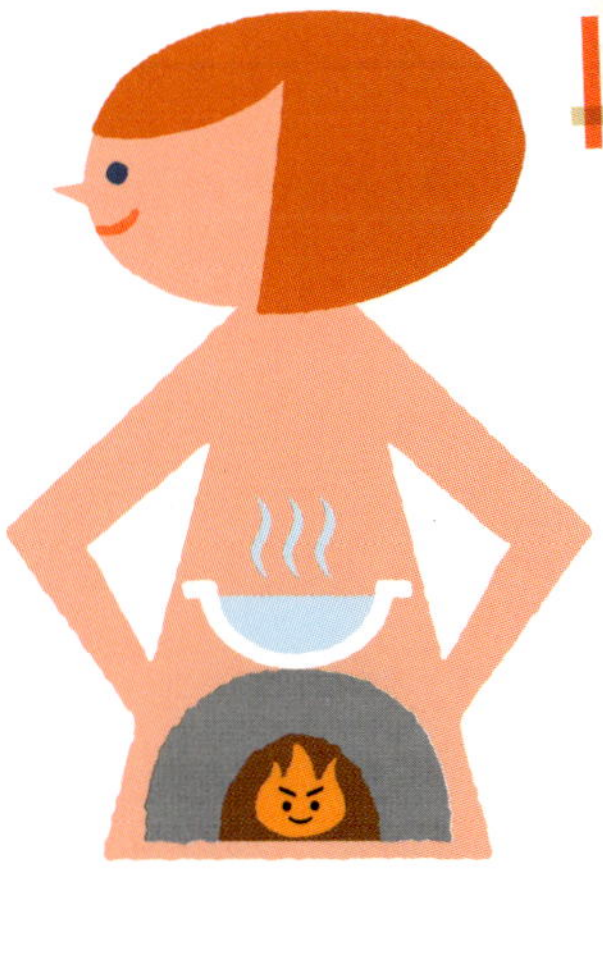

「腎」を強化するのは、ナッツやタンパク質、山いもなど。毎日コンスタントに食べましょう

何を食べる？

命の火（陽気）を宿す「腎」の力を強化する食品として、ぜひ毎日食べてほしいのがくるみ、アーモンドなどナッツ類。塩味のついていないものを選び、いろいろとりまぜて、渋皮ごと手のひら1杯を食べましょう。

赤身の肉やえび、うなぎなどは、体をつくり、基礎体力を上げます。動物性のタンパク質は食べすぎると胃腸の負担になるので、少しずつ毎日食べるのが効果的。特にラムは内臓から体をあたためるのでおすすめです。酒かす、納豆、みそなどの発酵食品も体をあたためる作用があります。消化のよい植物性由来のものがおすすめ。山いもやはすの実は腎を強化する食材です。山いもは胃腸を守って消化を助ける食材でもあるので、続けて食べることで滋養と体力がつきます。

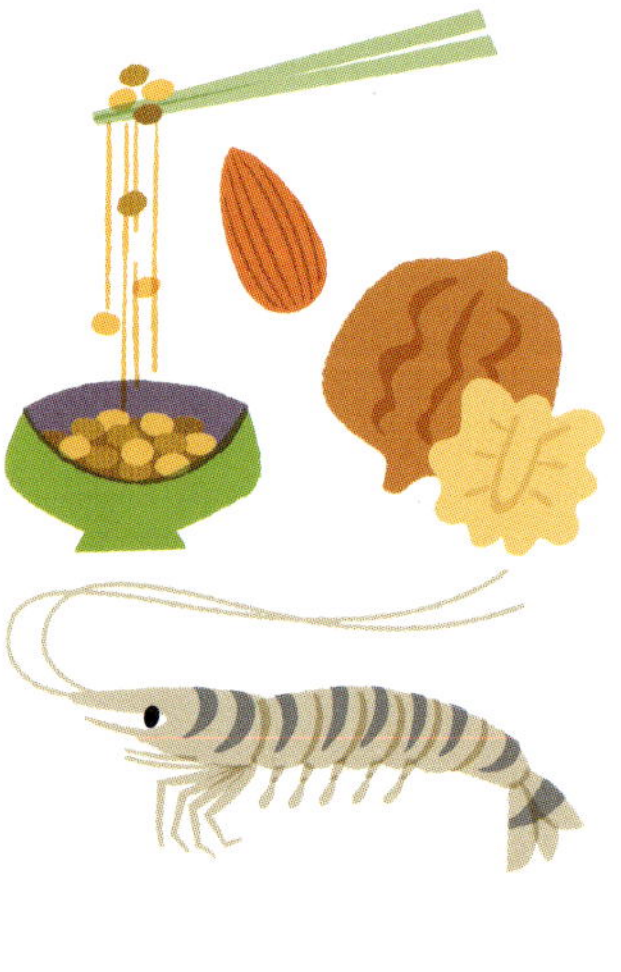

陽虚におすすめの食材

- **木の実類**
  くるみ、栗、松の実、
  アーモンド、クコの実、
  なつめなど
- **豆類**
  大豆、黒豆、ささげなど
- **香りの強い野菜**
  にら、にんにく、玉ねぎ、
  しょうが、ねぎ
- **ハーブやスパイス**
  ういきょう、シナモン、
  花椒《かしょう》、クローブ
- **動物性タンパク質**
  ラム肉、えび、うなぎ、鹿肉
- **その他**
  山いも、はすの実、よもぎ

妊娠力アップのスペシャル食材

よもぎ

体をあたためる効果が高く、婦人科系の不調に高い効果が。

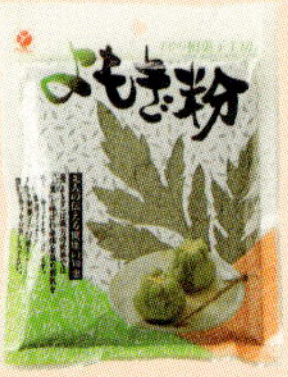

はすの実

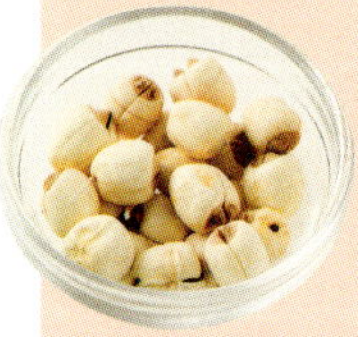

れんこんの地上に出ている花の実。腎を強化して滋養をつけ、精神安定効果も。

控えたほうがよい食材

水分のとりすぎ、
塩けの強いもの、
冷たい食べ物、
牛乳や白砂糖のとりすぎ

毎日飲むことで効果が出る
簡単・薬膳ドリンク

スパイスとなつめのパワーで、
体を芯からあたためる

なつめのチャイ

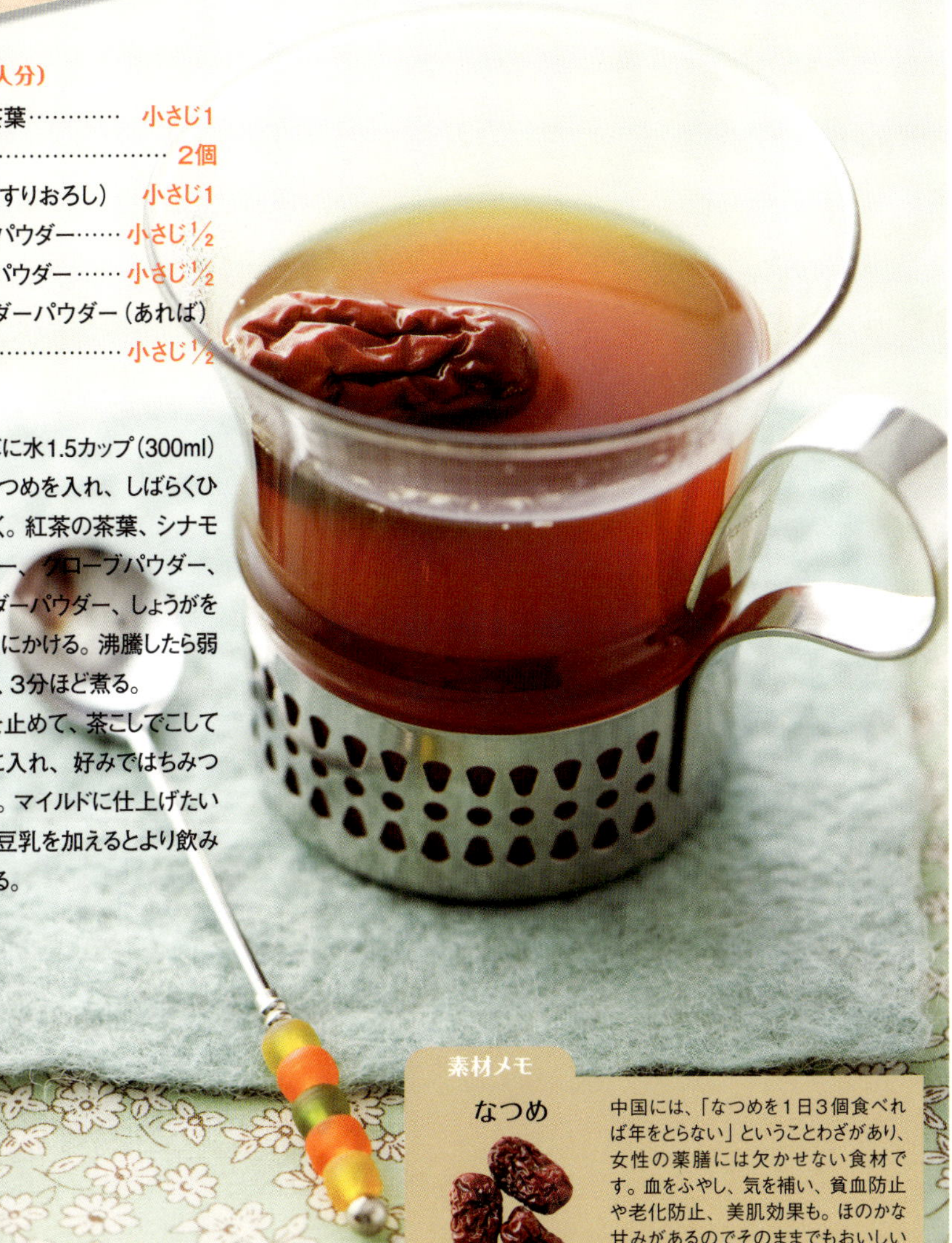

材料（2人分）

紅茶の茶葉…………　小さじ1
なつめ……………………　2個
しょうが（すりおろし）　小さじ1
シナモンパウダー……　小さじ½
クローブパウダー……　小さじ½
コリアンダーパウダー（あれば）
……………………　小さじ½

作り方

1 なべに水1.5カップ（300ml）となつめを入れ、しばらくひたしておく。紅茶の茶葉、シナモンパウダー、クローブパウダー、コリアンダーパウダー、しょうがを入れて火にかける。沸騰したら弱火にして、3分ほど煮る。

2 火を止めて、茶こしでこして器に入れ、好みではちみつを入れる。マイルドに仕上げたいときは、豆乳を加えるとより飲みやすくなる。

ほかに 気虚 血虚 タイプにも合う

素材メモ

なつめ

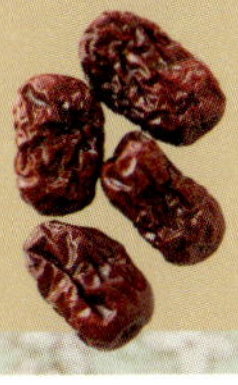

中国には、「なつめを1日3個食べれば年をとらない」ということわざがあり、女性の薬膳には欠かせない食材です。血をふやし、気を補い、貧血防止や老化防止、美肌効果も。ほのかな甘みがあるのでそのままでもおいしいです。選ぶときは、砂糖漬けなどの甘みが添加されていないものを。

陰虚《いんきょ》

体の「水」が少ない、うるおい不足の状態です。細胞をパックする保湿効果の高い食材が効果的

体質の特徴は？

中医学で考える「気・血・水」の「水」とは、唾液、汗、尿、粘膜液、胃液などまで、血液以外の正常な水分＝体液をさします。体液は、体内を循環して組織に栄養を与え、うるおす働きをしています。陰虚とはこの体液が足りなくて、うるおい不足の状態のこと。中医学では体液を陰液と呼ぶため、陰液が不足する＝陰虚と呼びます。

このタイプの人は、「かまどにかかったなべの中の水が少ない状態」にたとえられます（36ページ）。体というなべの水が少なくなっているため、半ばから炊き状態になっているのです。

症状は、のぼせ、ほてり。暑くもないのに寝汗をかく。突然、体が熱くなって顔に大量の汗をかく、いわゆるホットフラッシュになる方も。また、口やのどが渇く、肌が乾燥するなどの症状も。熱が上に上がりやすいので、のぼせているのに、手足や腹部は冷たかったりと、陰虚の冷えはアンバランス。メンタル面でも、イライラしやすく、怒りっぽくなり、全体的に更年期の症状とよく似ています。

原因は、睡眠不足、飲食による不摂生、ストレス、老化のほか、気持ちが先走って何事もがんばりすぎ、症状を悪化させている方も少なくありません。

陰虚タイプは、「なべの中の水をふやす」ことで元気になれますが、単純に水を大量に飲んでも陰液はふえません。乾いた細胞には、美容液でパックをする感じと覚えてください。とろみや保湿効果のある食材が効果的です。

陰虚の特徴

【体質】
- 睡眠時間が少ない
- ほてり、のぼせがある（特に顔）
- 口やのどがよく渇く
- 肌が乾燥しやすい
- 暑くないのに寝汗をかく
- 午後、微熱が出ることがある
- めまい、耳鳴りがする

【婦人科系】
- 月経周期が長かったり、短かったりと乱れる
- 経血は少なく、粘りがある
- 月経中・後に鈍痛がある

【メンタル面】
- イライラしやすい
- 怒りっぽい

陰虚は女性だけでなく男性不妊の原因にも。ストレスや過労は大敵です

妊娠力アップには？

体液は、すべての細胞や臓器にうるおいを運び、保護する働きがあり、不足すれば、子宮もうるおい不足で、妊娠力も落ちることに。体液をふやし、うるおいを与える食材を食べましょう。なかでも、貝類やいか、すっぽんなどの海洋性コラーゲンが豊富な食材はおすすめです。

陰虚は、特に男性不妊の原因の一つです。体液が不足することで、状態のよい精液をつくることができなくなるからです。ストレス、過労、パソコンでの目の使いすぎ、また、過度なセックスでも体液を消耗します。111ページからの男性不妊でくわしく説明してありますので、参考にしてください。

何事もがんばりすぎるのがこのタイプ。力80%でいきましょう

このタイプの方は、上半身に軽い熱感があるため、自分は体力があると思いがちで、がんばりすぎ、体を使いすぎる傾向にあります。また、「がんばっている自分が好き」という方も多いので、症状があらわれたときは、体のサインを素直に認めて、受け止めることが大切。自分の思う力の80%ぐらいで生きるつもりでちょうどよいのです。

激しい運動は、体液をかれさせてしまうので、かえって不調を招きます。また、大量に汗をかくので、サウナも控えたほうが無難です。

睡眠不足は体液を消耗します。疲れたら早めに就寝しましょう。

「気」が上に上がりやすいので、ヨガや太極拳など、気を下におろしてリラックスできる運動をとり入れると、体がラクになります。

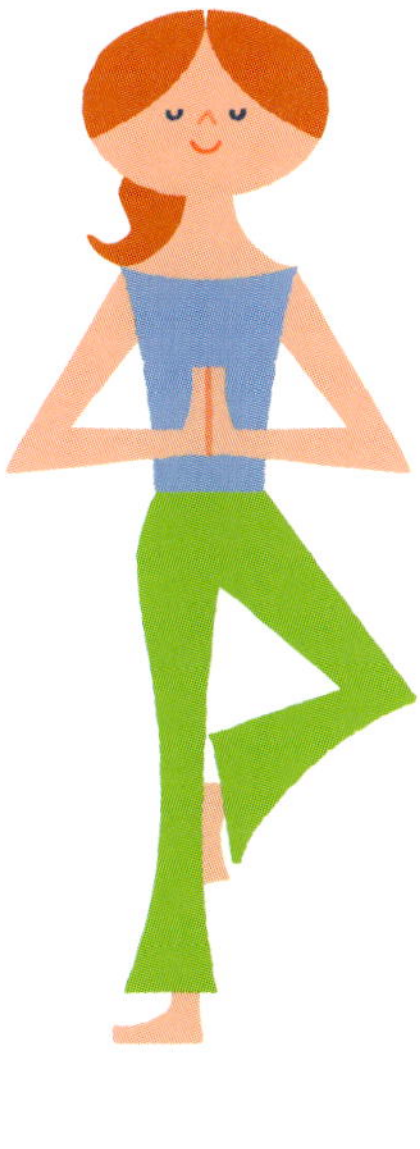

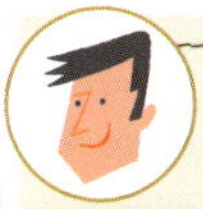

このタイプの男性へアドバイス

体力があると思い込み、がんばるのが好きな方が多く、仕事で疲れても、会社帰りにプールで泳ぎ、休日はジムでトレーニングするのがこのタイプ。少し生き急ぐ傾向があるので、気持ちをゆったりと、のんびり構えていきましょう。体を酷使して汗のかきすぎは寿命を縮めます。

しっとり、ねばねば、とろり、プルンの食材が、保湿効果が高いと覚えてください

何を食べる？

保湿効果の高い食材というとピンとこないかもしれませんが、「しっとり、ねばねば、とろり、プルン」をイメージすると選びやすいです。いか、カキやほたて、あさりなどの貝類、ねばねばのムチン質を含む、山いも、オクラ、里いもなど。植物性の油分が豊富なアボカドやごまなども保湿効果の高い食品です。果物なら梨や柿などの秋のものがおすすめ。

熱感がある場合は、これにのぼせやほてりを抑える食材をプラスして。また、このタイプは生にんにくは厳禁。体液を消耗し、症状が悪化します。食べるなら加熱しましょう。また、激辛味を好む、何にでもとうがらしをかけて食べる方は要注意！　食べてすぐは気持ちが高揚しますが、体の消耗が進み、精神不安を招きます。

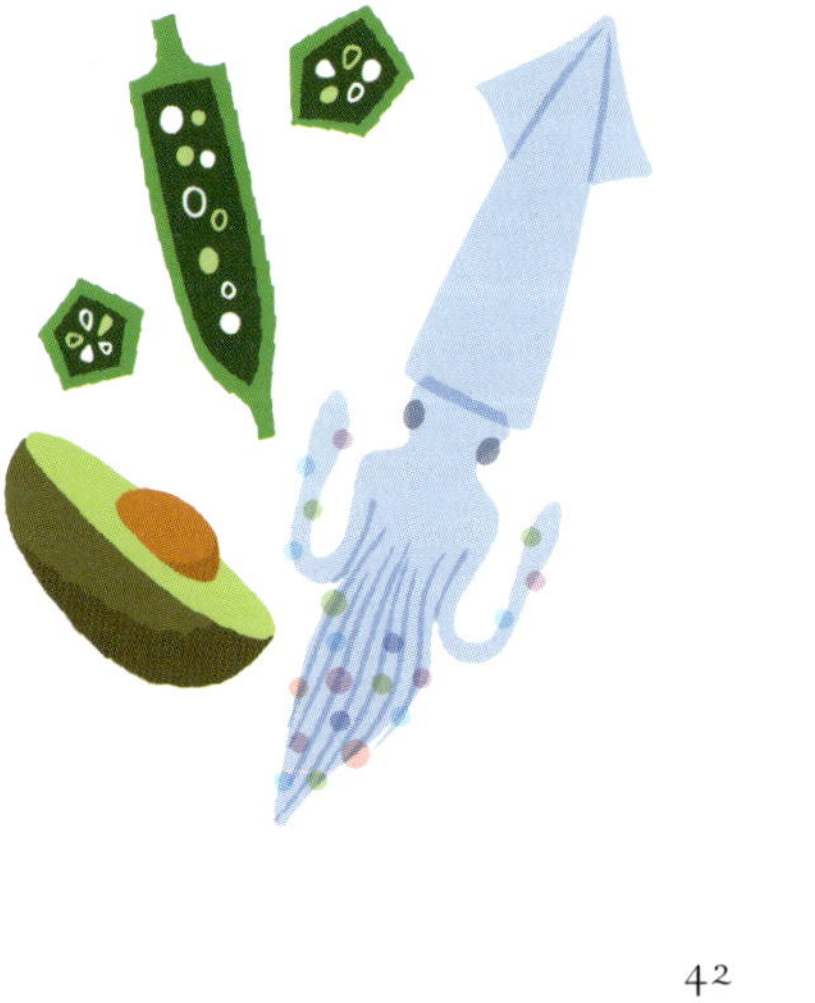

陰虚におすすめの食材

- **魚介類**
  貝類（あわび、カキ、ほたて、あさり、しじみ）、いか、なまこ、すっぽんなど
- **大豆製品**
  とうふ、豆乳など
- **コラーゲンの多い食品**
  豚の皮や耳、手羽先
- **ねばねば、しっとりの野菜**
  山いも、れんこん、里いも、アボカド、ゆり根
- **果物、木の実**
  梨、柿、梅、松の実、黒ごま、クコの実など
- **その他**
  白きくらげ、黒きくらげ
- **のぼせやほてりを抑える食材**
  セロリ、せり、クレソン、トマト、菊の花、にがうり（ゴーヤ）、ほうれんそう、ごぼう

妊娠力アップのスペシャル食材

すっぽん

体液と血液をふやし、のぼせや熱を除く。家庭ではスープを使って。

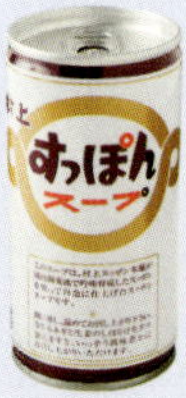

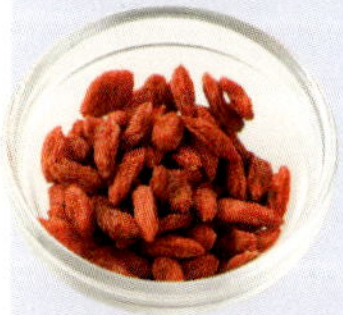

クコの実

妊娠力とかかわる「腎」の陰液をふやして、うるおいを与える。

控えたほうがよい食材

お酒の飲みすぎ、
辛いもの（とうがらし）、
生にんにく、にら、
もち米（のぼせのある方やアトピー体質の方は注意）

毎日飲むことで
効果が出る
簡単・
薬膳ドリンク

クコの実にはうるおいを与える働きが。
目の疲れにも

クコハニードリンク

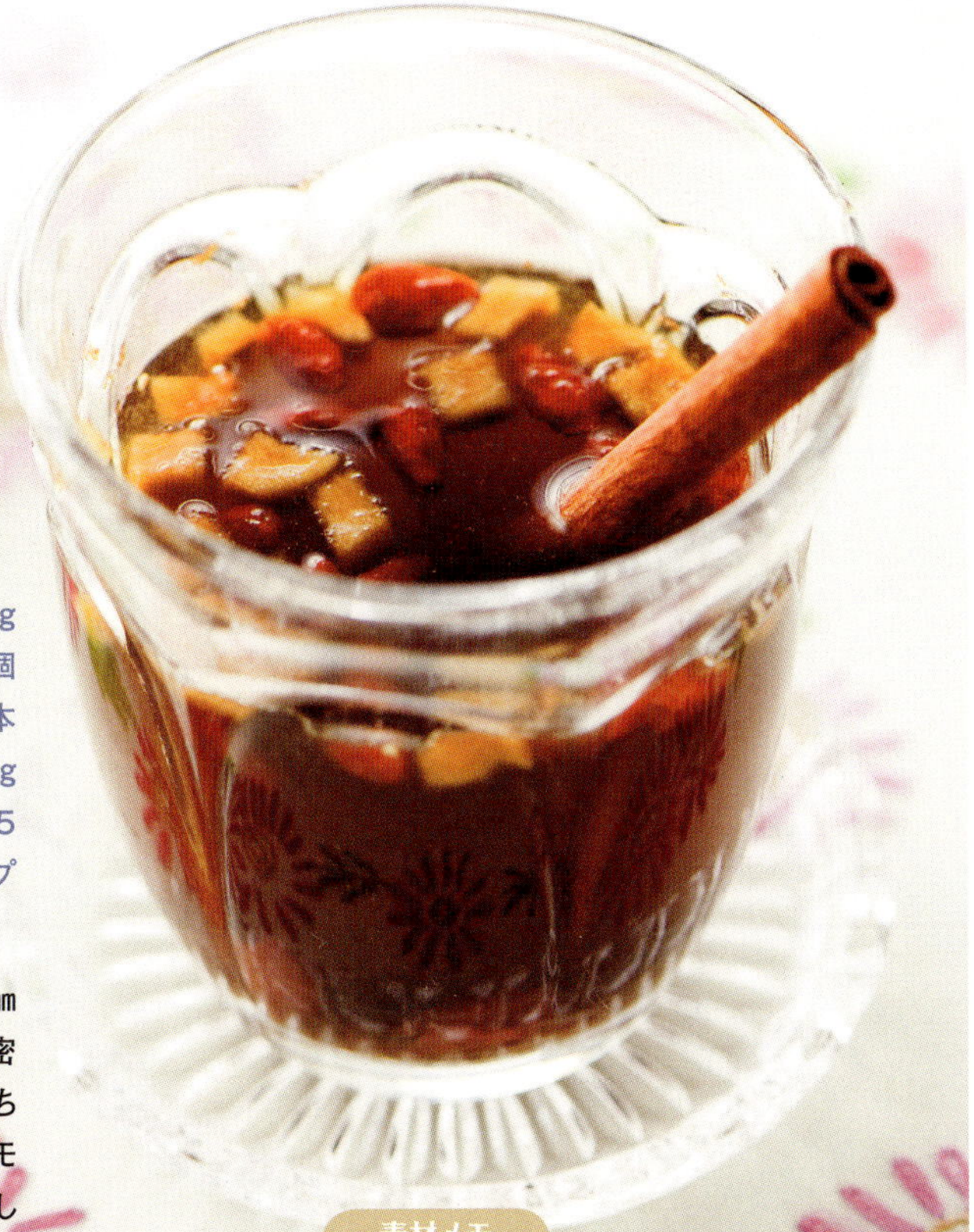

材料（作りやすい分量）

クコの実	40g
りんご	½個
シナモンスティック	1本
黒砂糖	100g
はちみつ	大さじ5
黒酢	1カップ

作り方

1 りんごは皮と芯を除き、5㎜角に切り、クコといっしょに密閉容器に入れる。黒砂糖、はちみつを加え、黒酢を注ぎ、シナモンスティックを加える。ふたをして、1日1回ほど振りまぜ、3日〜1週間漬ける。

2 1を大さじ2ほど器に入れ、4倍ほどの湯で割って飲む。

ほかに 血虚 タイプにも合う

素材メモ

クコの実

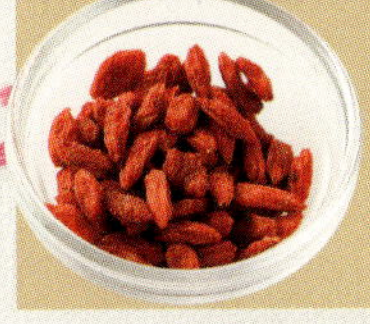

血を補い、体液をふやしてうるおいを与えます。美肌効果が高く、女性の薬膳には欠かせません。目の疲れ、ドライアイにも効果的。お茶のほか、いため物、あえ物、スープやサラダのトッピングにすると、コンスタントに食べられます。

湿《しつ》

水分代謝の悪さが、むくみや冷えを引き起こします。水分のとり方が改善のポイントです

体質の特徴は？

中医学で考える「気・血・水」の「水」とは、唾液、汗、尿、粘膜液、胃液などまで、血液以外の正常な水分をさします。「水」は、体内を循環して組織に栄養を与え、うるおす働きをしています。「湿」とは新陳代謝が悪く、余分な水分が体内に滞った状態のこと。いわゆる水太り体質の方はこのタイプです。

目安は舌の状態。舌が大きくぽってりしていたり、舌の脇に歯型がついている、舌の中央に白いこけ状のものが厚くのっているときは「湿」のサインです。

主な症状は、むくみです。顔やまぶたがはれていることがある、足がむくんで靴がきついなどの日常のささいなことから、ひどくなると、だるさやめまい、下痢なども。また、水は下半身にたまりやすいため、このタイプの冷えは下半身に多いのも特徴でしょう。

主な原因は、とった水分が体外に出ていきにくいこと。汗をかく量が少ない、トイレにあまり行かないという方もこの傾向がみられます。

水分をとると体にいいからと大量に水を飲む方がいますが、このタイプは逆効果。適量は〝のどが渇いたら飲むくらいで〟と覚えておきましょう。梅雨などの湿度の高い時期は、きゅうりやすいかなどウリ科の野菜や果物で水分補給をするのもおすすめ。利尿効果があるので、「湿」が体にたまりません。水分をためる原因になるお酒や甘いものは控えめに。また発汗作用を促すため、しょうがやスパイスを料理に使ってみましょう。

湿の特徴

【体質】
- ふだんから汗をあまりかかない
- トイレに行く回数が少ない
- ふだんから手足の冷えなどがあり、寒がり
- 顔やまぶたがはれていることがある
- 口の中がねばつくことがある
- おなかがぽちゃぽちゃと音がすることがある
- 頭にわっかをはめられたような頭痛がすることがある
- めまいがすることがある
- 軟便や泥状の便になりやすい

【婦人科系】
- 冷えると月経痛がひどく、激痛のこともある
- 経血は比較的少ないが、血の塊がまじることがある
- おりものが多い
- おりものの粘りが強い

【メンタル面】
- 雨や曇天の日は体がだるく、気分もふさぐ
- 梅雨の時期は体調をくずしやすい

体に余分な水分がたまることで、胃腸の働きが低下、体力も落ちます。梅雨のころは要注意です

妊娠力アップには？

「湿」が体にたまると、体内で冷えた水分となり、経絡の流れをせき止め、血液循環を悪化させます。水は下半身にたまりやすいので、子宮を冷やし、月経不順や月経痛の原因に。

また、胃腸が「湿」におかされると、胃液が薄まり、消化・吸収が妨げられます。全身を巡る「気」のエネルギーや、全身に栄養を運ぶ「血」は、胃腸の消化・吸収により生産されるので、体のだるさや不調を招くことに。特に日本の夏は高温多湿なので、水分のとりすぎや、冷たいものの食べすぎなどで、「湿」体質が進みます。いわゆる夏バテです。症状が出ているときは、体のサインを素直に受け止め、無理に食べないほうがよいでしょう。胃腸の負担を軽くすることで、「湿」が体から出ていきやすくなります。

運動、サウナ、足湯でじょうずに汗をかきましょう

湿けが多い時期はうまく発汗させることが大切です。だるいからといって動かないと、むくみがひどくなります。軽く汗をかく程度に、ウオーキングなど持続できる運動を。また、このタイプはサウナもおすすめです。汗が出て体が軽くなったら、仕上げに冷たい水を浴びて、体表を引き締めましょう。

下半身の冷えがつらいときは、足湯がおすすめです。深めのバケツに少し熱めの風呂くらいの湯を入れ、塩を加えます。両足をつけて15～20分ほど、ときどき熱い湯を足しながら、腰があたたまって少し発汗するぐらいまで行ってください。

このタイプの男性へアドバイス

「湿」タイプの男性は、色白ぽっちゃり型で甘いものが好き。どちらかというとインドア派で、だるい、めんどうくさいからと運動は少し苦手かも。汗をかいたほうがいいので、外に連れ出し、散歩程度でもよいので体を動かしましょう。

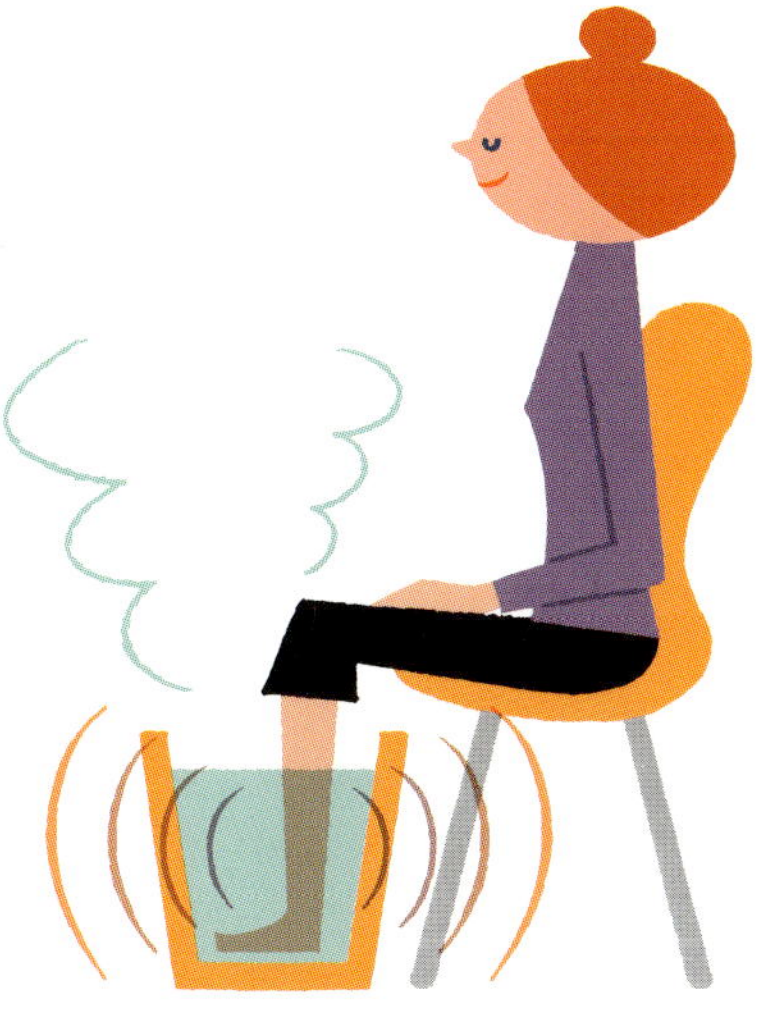

利尿効果が高い、うり類や豆類、海藻を。発汗作用のあるスパイスもうまく使って

何を食べる？

きゅうり、とうがんなどのうり類は、水分を除きながらも、必要な体液は補うので、夏の疲れやだるさには理想的な食材です。黒豆や緑豆などの豆類は利尿効果が高く、海藻類も水分代謝を高めてむくみをとる働きがあります。また意外ですが、とうもろこしも利尿効果が高い食品。実のほか、毛や軸にも効果があり、漢方では生薬《しょうやく》として使われます。旬の季節にはぜひ皮つきを求めましょう。ただし、これらは熱をとる作用もあるので、冷えのある場合は、ねぎ、にんにく、しょうがなど、体をあたためて発汗を促す食材をプラスして。韓国料理などの辛い料理も、食べすぎなければおすすめ。

むくみやだるさがあるときは、乳製品と砂糖は控えめに。薬膳ではとりすぎると「湿」を生むとされ、症状が強くなる場合があります。

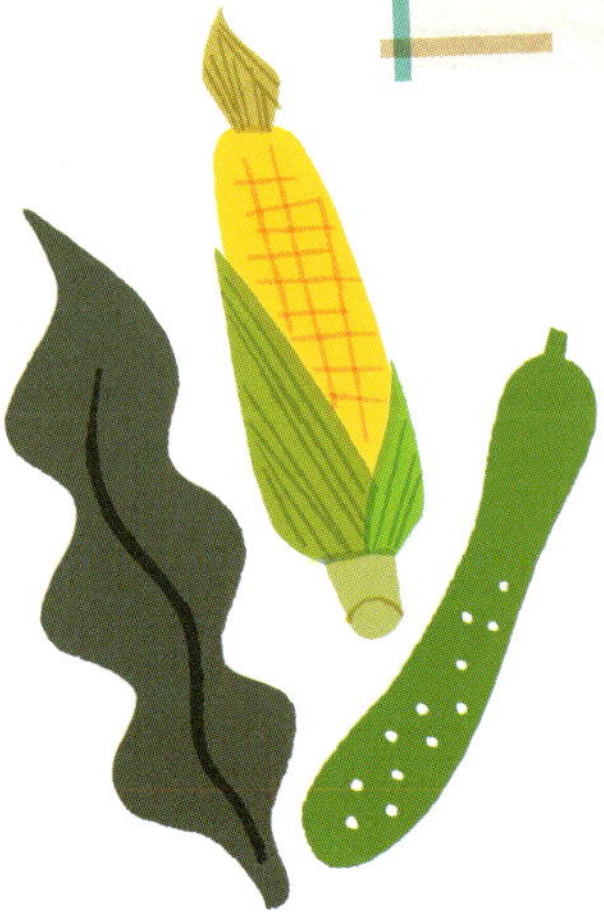

湿におすすめの食材

- **うり類**
  とうがん、すいか、へちま、きゅうり、にがうり（ゴーヤ）など
- **海藻類**
  こぶ、わかめなど
- **豆類**
  黒豆、緑豆、小豆
- **川魚**
  あゆ、こい、ふな
- **スパイスなど**
  さんしょう、カルダモン、しょうが、香菜、シナモン、クローブ
- **香りの強い野菜**
  にら、ねぎ、にんにく、玉ねぎ

妊娠力アップのスペシャル食材

はとむぎ

水分排出作用が強く、むくみをとり除く。ごはんに炊き込んだり、お茶にして飲んだり。

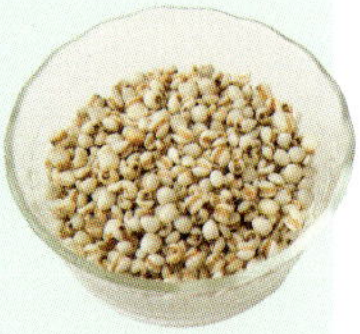

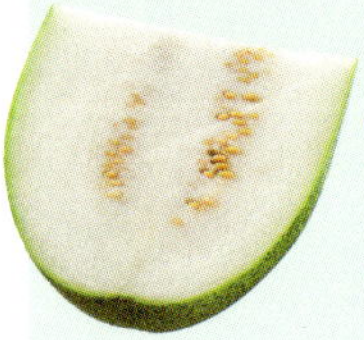

とうがん

ウリ科の野菜の中でも、特に利尿効果が高く、即効性がある。

控えたほうがよい食材

冷たいもの、
甘いもの、
味つけの濃いもの、
乳製品

毎日飲むことで効果が出る
簡単・薬膳ドリンク

利尿効果が抜群！
梅雨どきの体のだるさ、むくみに

黒豆ととうもろこしのお茶

材料（2人分）

- いり黒豆 ……………… 約5g
  （市販の黒豆ティーバッグの場合は1袋分）
- とうもろこしの毛 ……… 1本分

作り方

1 とうもろこしの毛は皮や実についているものを集め、洗う。

2 ティーポットに 1 と黒豆を入れ、熱湯を注いで2～3分蒸らしてからカップに注ぐ。

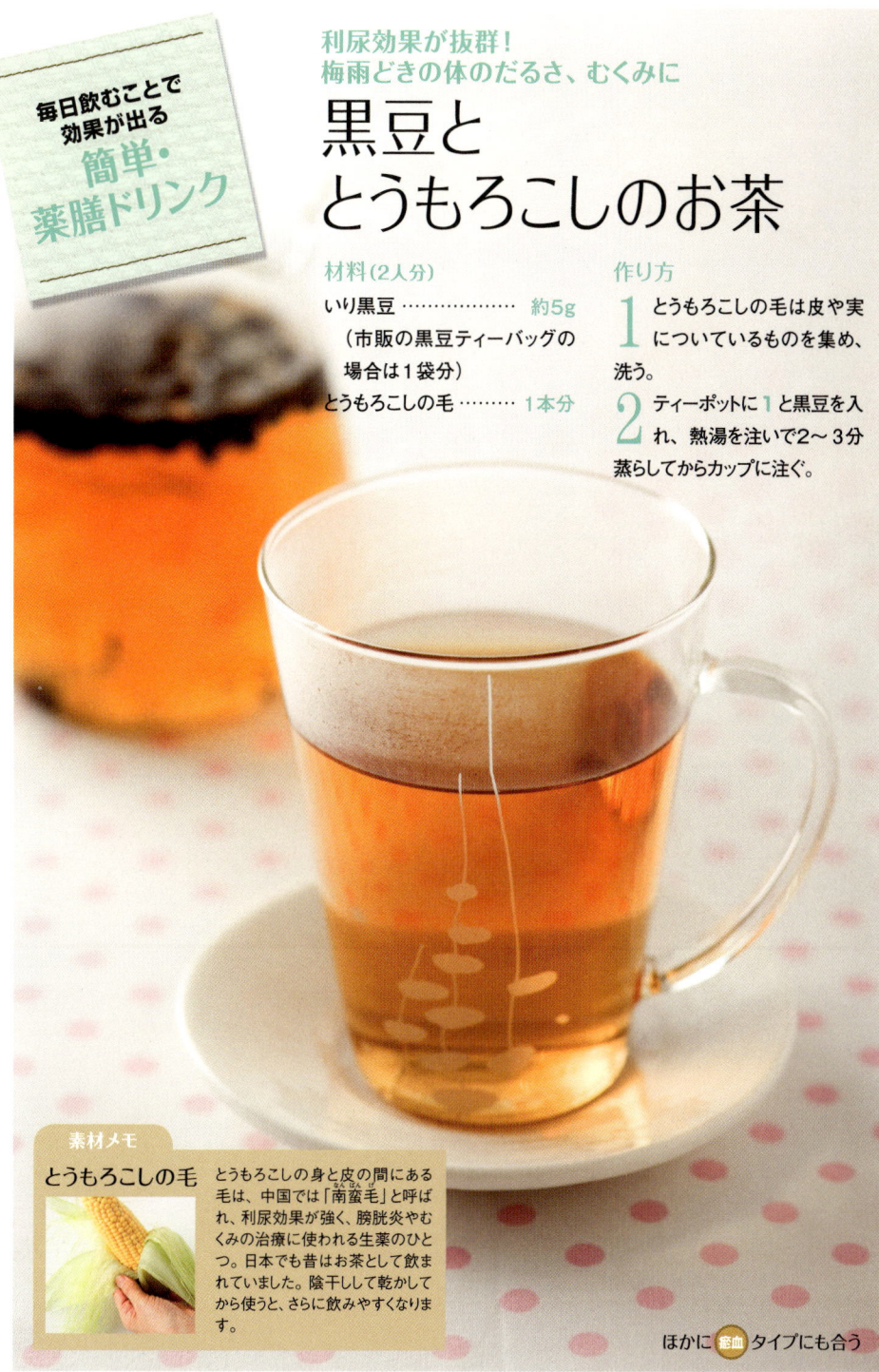

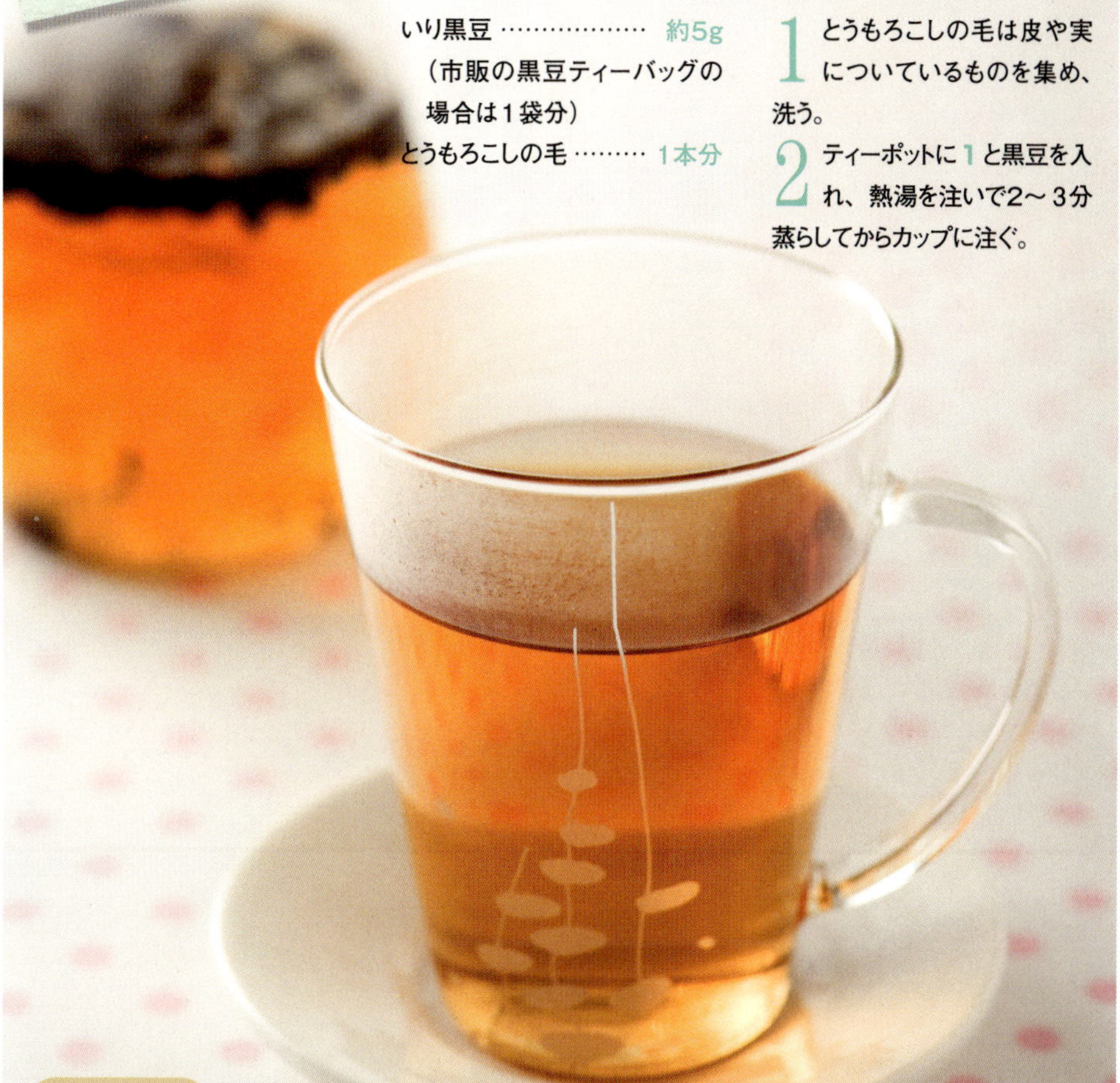

素材メモ

とうもろこしの毛

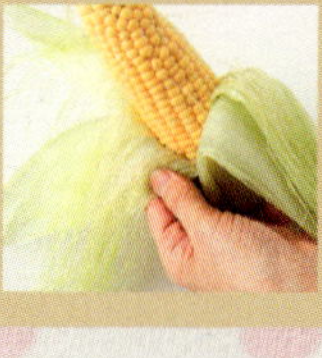

とうもろこしの身と皮の間にある毛は、中国では「南《なん》蛮《ばん》毛《げ》」と呼ばれ、利尿効果が強く、膀胱炎やむくみの治療に使われる生薬のひとつ。日本でも昔はお茶として飲まれていました。陰干しして乾かしてから使うと、さらに飲みやすくなります。

ほかに 瘀血 タイプにも合う

どのタイプの方にもおすすめ！

毎日飲むことで元気が出る

薬膳ドリンク&薬膳酒

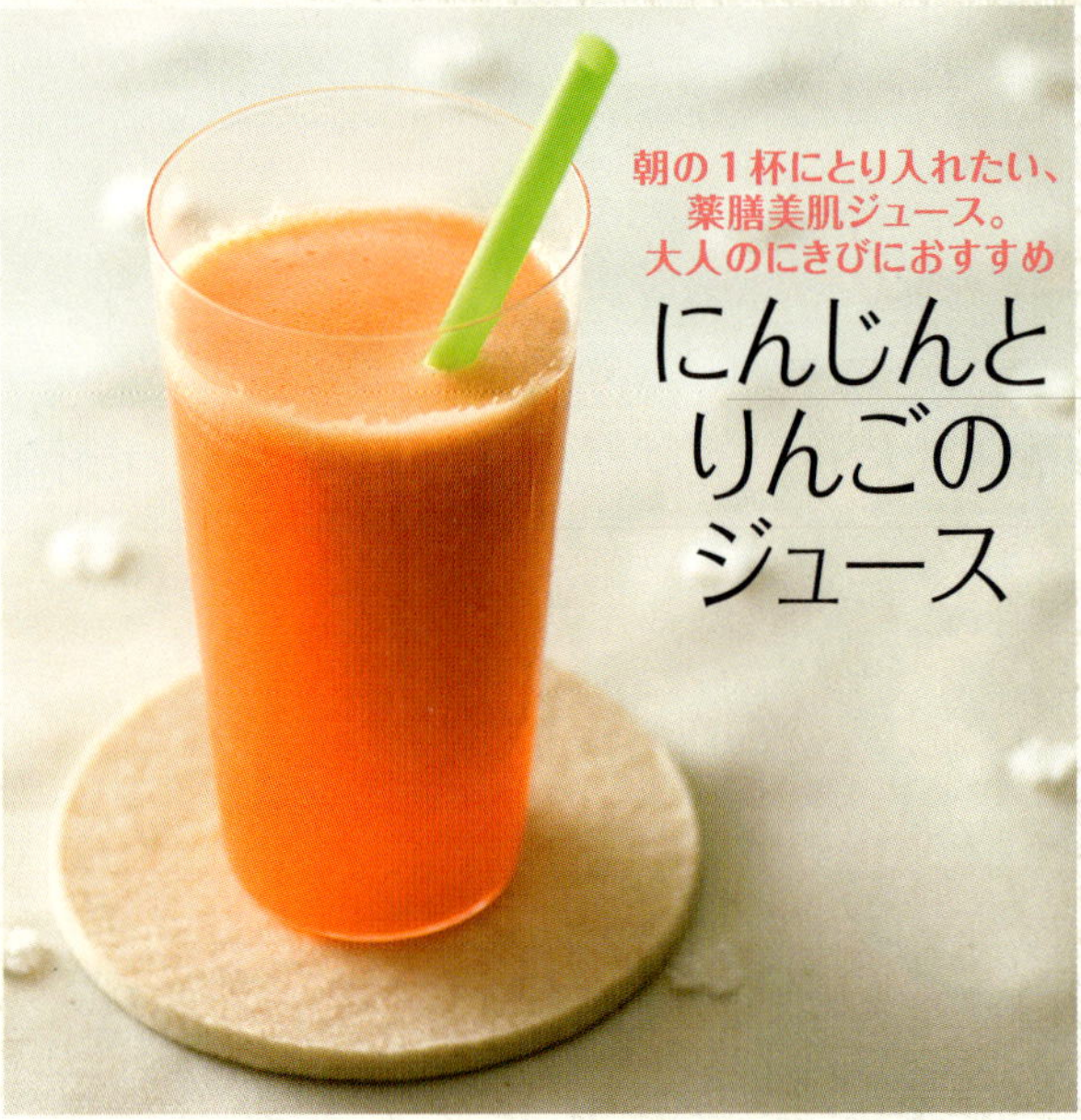

朝の１杯にとり入れたい、薬膳美肌ジュース。大人のにきびにおすすめ

にんじんとりんごのジュース

材料(2人分)

にんじん …… 約1/3本(60g)
りんご ……… 大1/2個(100g)
セロリ ……… 約1/3本(40g)
ミネラルウォーター ………………300～350ml
はちみつ … 小さじ2～大さじ1
亜麻仁油《あまにゆ》またはしそ油
なければ、エクストラバージンオリーブオイル … 小さじ2

作り方

1 にんじん、りんごは皮をむき、セロリは筋を除き、適当な大きさに切る。

2 油以外の材料をすべてミキサーに入れてなめらかになるまで攪拌《かくはん》する。グラスに注ぎ、油をたらす。

材料(作りやすい分量)

ホワイトリカー(白ワイン) 250ml
サフラン ………………… 20本
しょうが ………………… 80g
みかん(農薬、ワックスがかかっていないもの)…… 2個
はちみつ ………… 大さじ2～

作り方

1 しょうが、みかんは皮をよく洗い、水けをふく。しょうがは皮つきのまま薄切り、みかんは皮をむき、内側の白い部分を包丁で削ぐ(皮を使う)。

2 ホワイトリカーをびんに入れ、サフラン、しょうが、みかんの皮、はちみつを好みの量加え、1週間ほど漬ける。好みの量の湯で割って飲む。

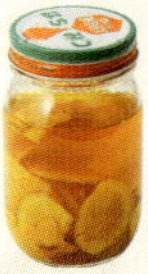

熱湯殺菌して乾かしたあきびんを利用して。温州《うんしゅう》みかんの皮は「陳皮《ちんぴ》」と呼ばれる漢方薬。消化を高め、気の巡りをよくする。

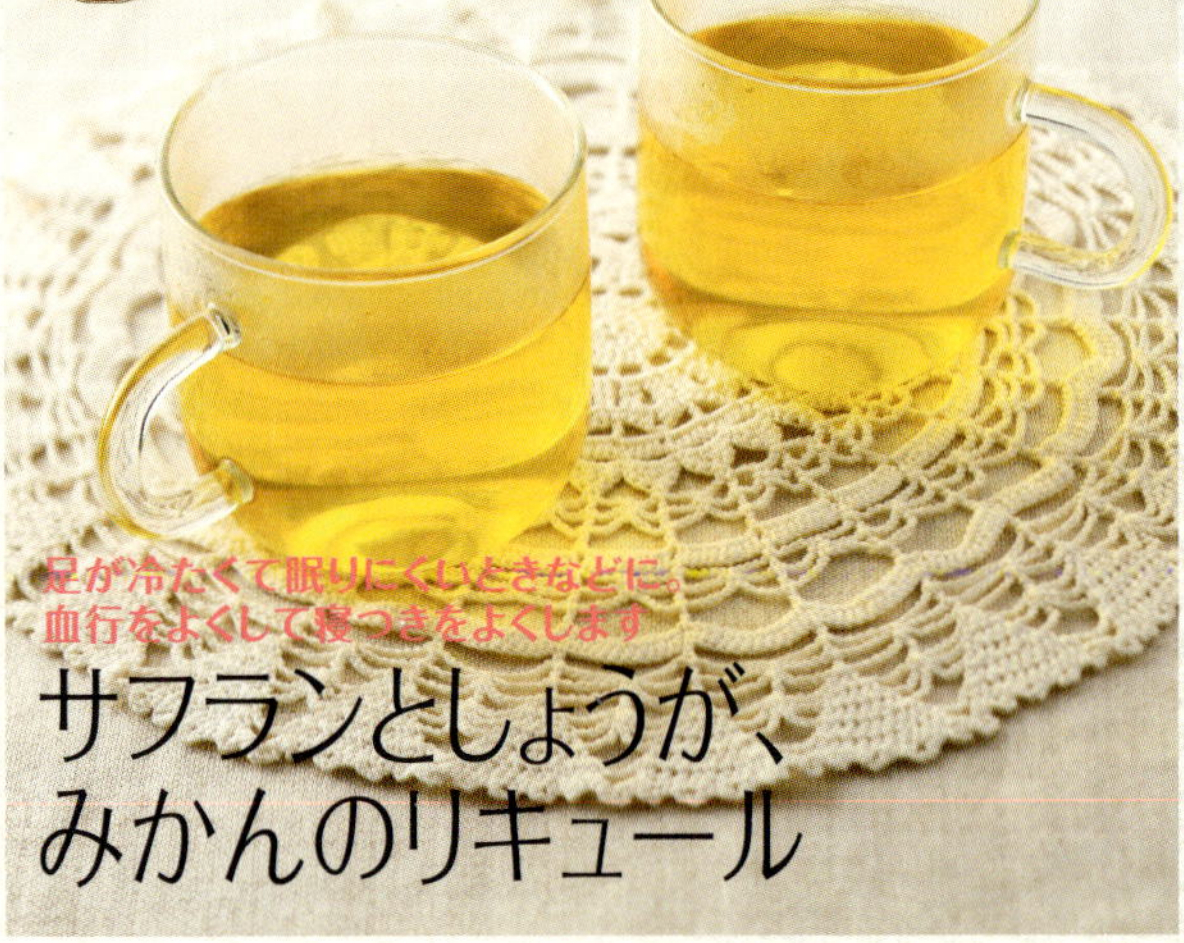

足が冷たくて眠りにくいときなどに。血行をよくして寝つきをよくします

サフランとしょうが、みかんのリキュール

3章

おうちでかんたん 薬膳レシピ

タイプ別・おすすめの食材をバランスよく組み合わせ、
食材の効能が効率よく働くよう考えた薬膳料理です。
冷えを解消し、妊娠力をつける目的はもちろんですが、疲労回復、美肌づくり、
不調の改善など、毎日の健康のために役立ててください。

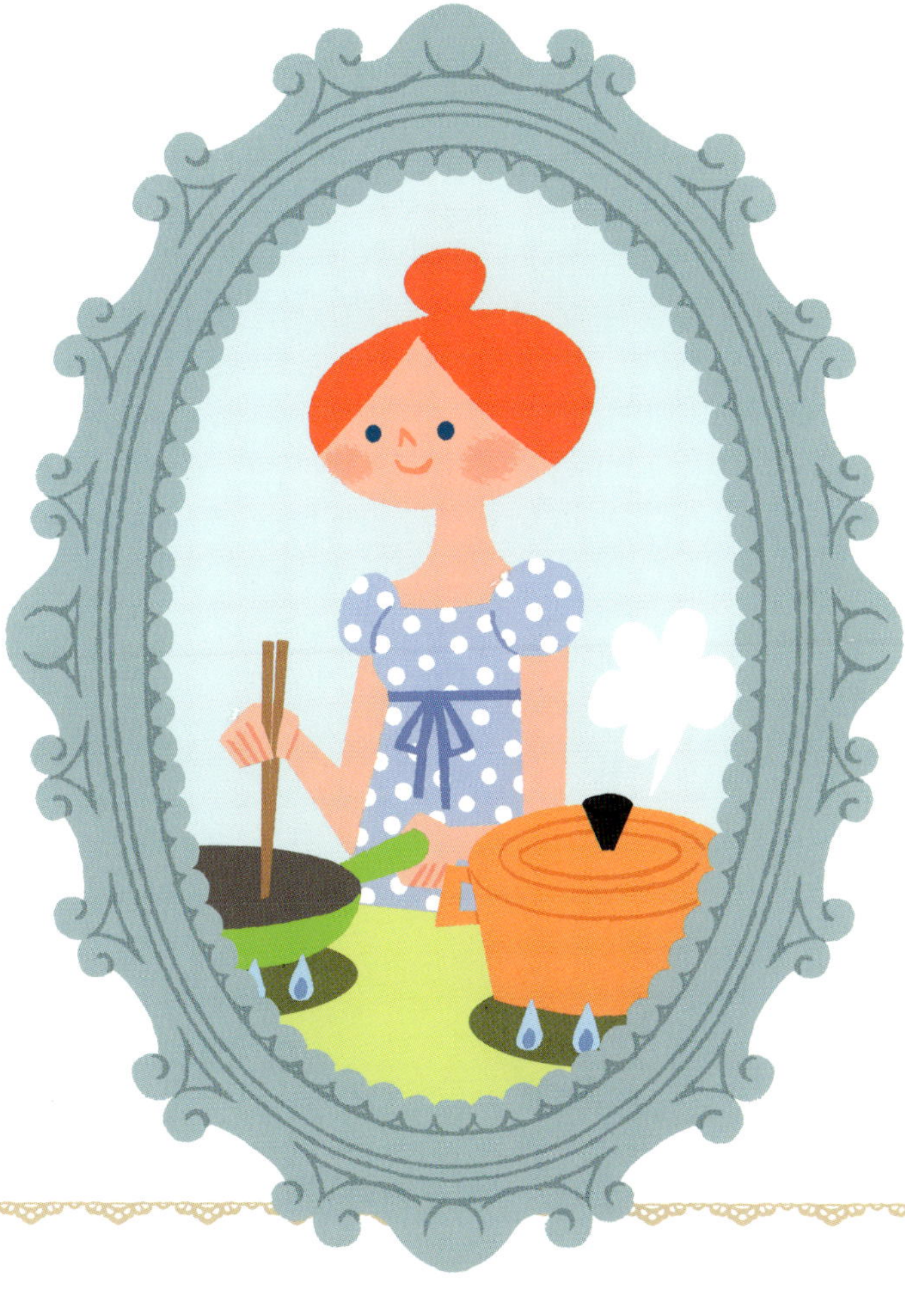

手軽に作れて毎日使えるメインのおかずをご紹介します。白いごはんによく合うので、何度でも繰り返し作って食べてみてください。毎日の積み重ねで、体をいたわり、妊娠力がつくメニューです。

主菜のおかず

気滞　陽虚　湿

1人分 236kcal
塩分 1.8g

体の「湿」を払う代表的な薬膳料理。本格派の作り方で

スパイシーマーボーどうふ

材料(2～4人分)

木綿どうふ …… 1丁
合いびき肉 …… 50g
しょうが(みじん切り) …… 親指大
ねぎ(みじん切り) …… $\frac{1}{2}$本
にんにく(みじん切り) …… ひとかけ

マーボーだれ
- 豆板醤《トウバンジャン》 …… 小さじ1
- 酒 …… 大さじ1
- しょうゆ …… 小さじ2
- テンメンジャン …… 小さじ1
  (または赤みそ小さじ1とはちみつ小さじ1)
- 豆鼓《トウチ》(あれば) …… 小さじ2

水どきかたくり粉(かたくり粉と水を1:1でまぜる) …… 大さじ2
ごま油 …… 大さじ2
ラー油、粉ざんしょう …… 各適量

作り方

1 とうふを1cm角強の大きさに切る。マーボーだれの材料を合わせておく。

2 フライパンにごま油を熱し、しょうが、ねぎ、にんにくを入れてざっとまぜ、すぐにひき肉を加え、中火でいためる。肉に火が通ったら、1のマーボーだれを加えて香りが立つまでいため合わせる。

3 2にとうふを加え、水1カップ(200ml)を注ぎ、煮立ったら弱火にして5分ほど煮る。

4 3に水どきかたくり粉を加え、とうふがくずれないように底からざっとまぜる。強火にしてラー油を加え、なべをゆすって味をなじませ、器に移す。粉ざんしょうを多めに振る。好みでねぎのみじん切りを散らす。

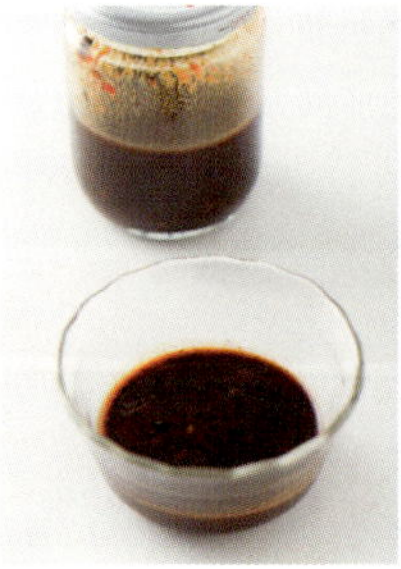

マーボーだれ。多めに作っておくと、なす、はるさめ、キャベツ、もやしなどのいため物に使えて便利。保存は冷蔵庫で。

素材コラム

さんしょう

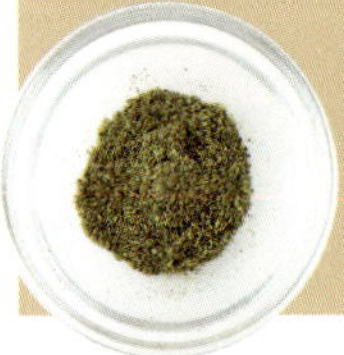

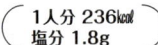

体をあたためて寒さをとり除き、特におなかをあたため、腹部の血液循環を促すので、冷えによる腹痛・吐きけなどに効果があるとされます。また、体内の余分な水分「湿」をとり除きます。四川料理でよく使われる香辛料です。

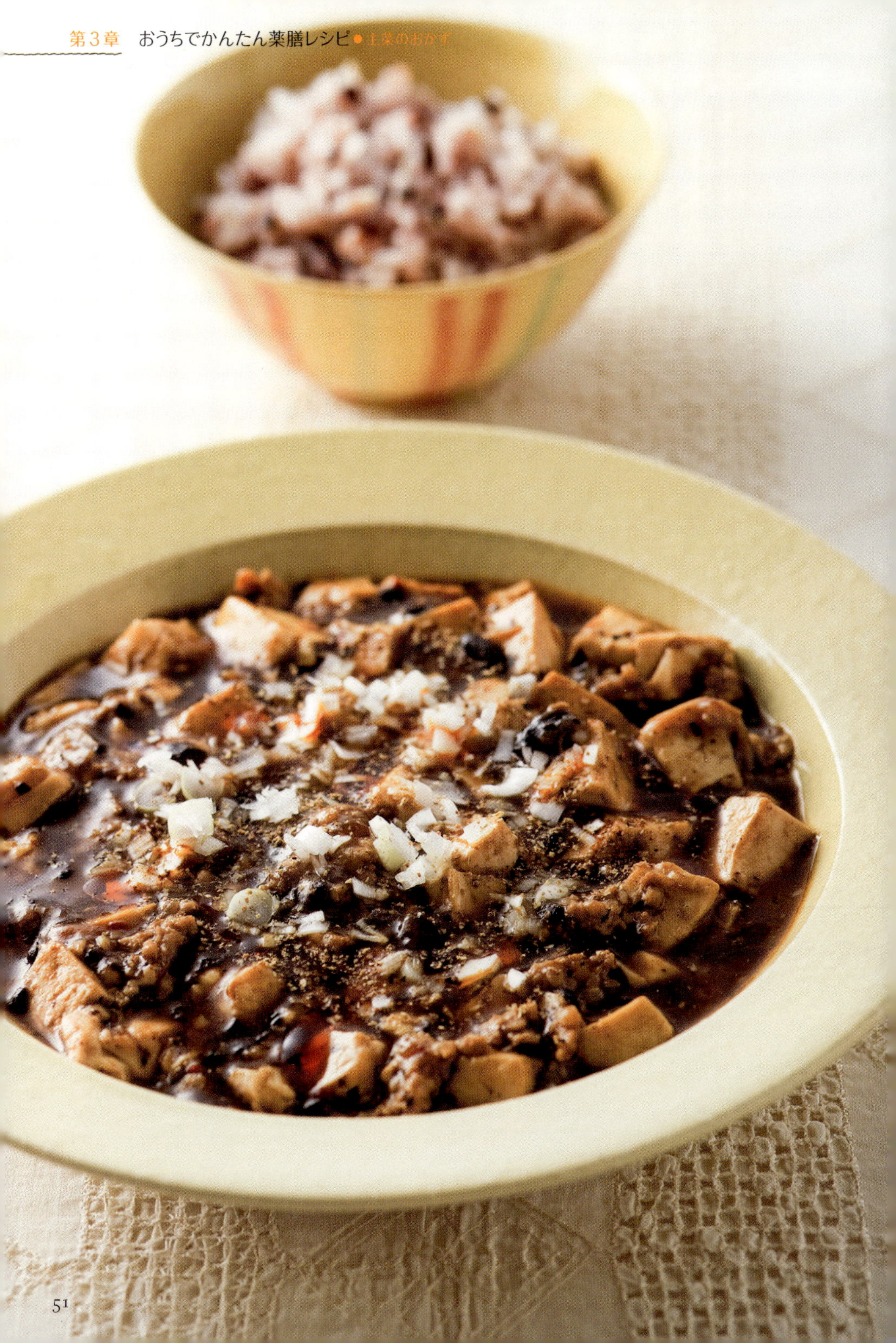

気虚　気滞　陽虚　湿

（1人分 126kcal
塩分 1.5g）

**胃をすっきりとさせ、
腸の働きもととのえます**

切り干し大根とえび、香味野菜のサラダ

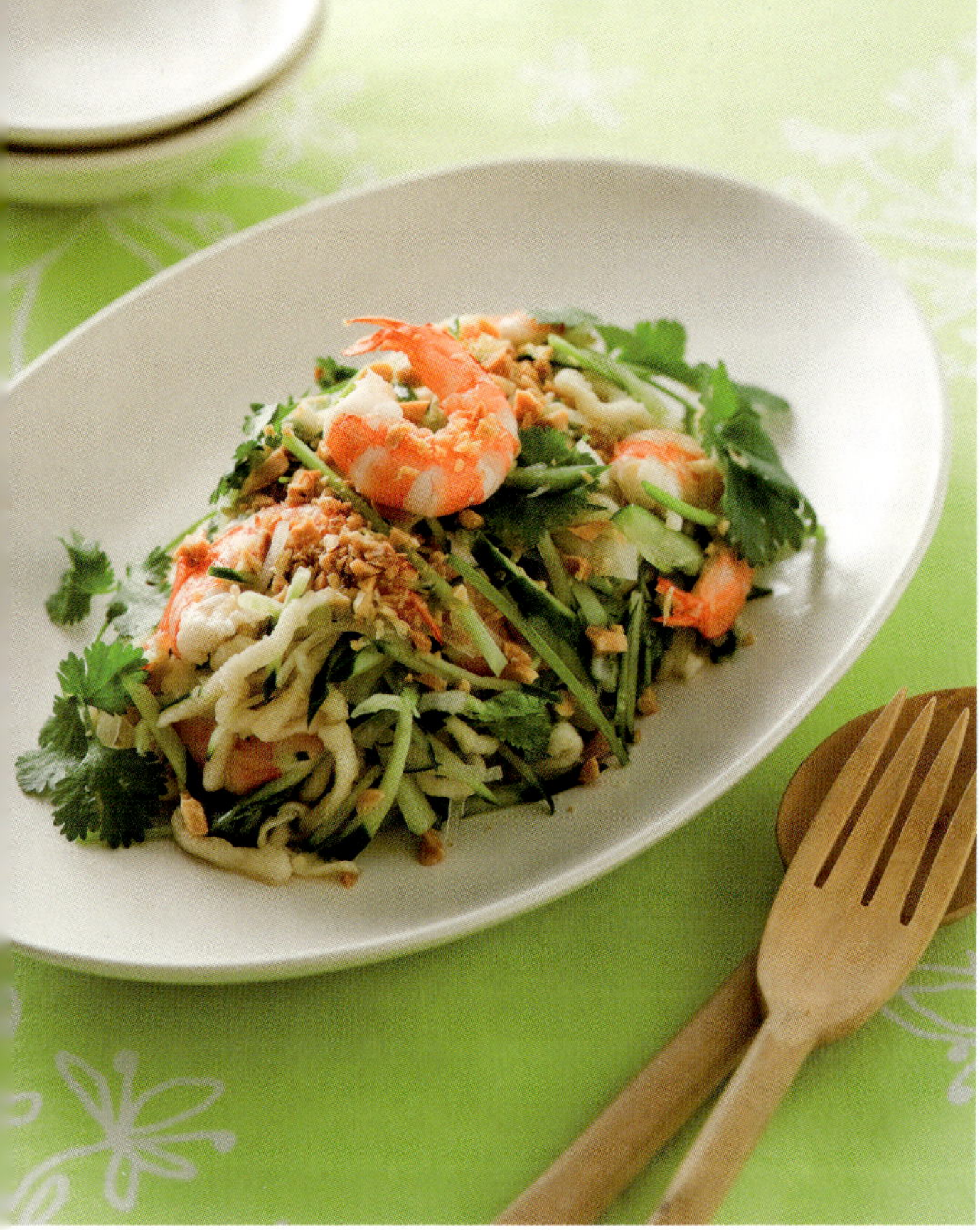

材料（2人分）

切り干し大根（乾燥）…… 15g
しょうが ………………… 1かけ
きゅうり………………… $\frac{1}{2}$本
玉ねぎ………………… 約$\frac{1}{8}$個
香菜《シャンツァイ》または三つ葉 ……… 1株
えび…………………… 4～5尾
ピーナッツ（刻む）… 大さじ2

A
- レモンのしぼり汁　小さじ2
- ナンプラー……… 小さじ2
- ごま油 ………… 小さじ1
- とうがらし（輪切り） … 少々

作り方

1 切り干し大根は、水大さじ3～4に15分ほどひたしてもどし、水けを軽くしぼる（もどし汁はとっておく）。しょうがは皮をむいてみじん切りにする。きゅうりは斜めにせん切りにする。玉ねぎは薄切りにする。香菜または三つ葉は3cm長さに切る。

2 えびは塩少々（分量外）を加えた熱湯でさっとゆでてざるに上げ、殻をむき、半分の厚さに切る。

3 ボウルにAを合わせてドレッシングを作り、1、2を加えてまぜ、器に盛ってピーナッツを振る。

＊ナンプラーがない場合は、しょうゆ小さじ$\frac{1}{2}$、水小さじ1.5、塩少々で。

素材コラム

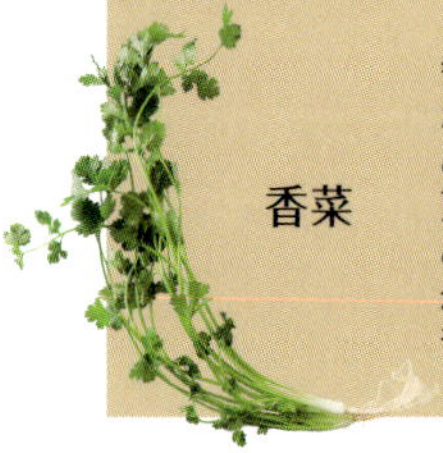

香菜

香りの強い野菜類は、体に滞った気を散らし、気の巡りをよくすると薬膳では考えます。特に疲れや夏バテなどで胃腸の働きが弱ったときは効果的で、食欲増進作用が得られます。三つ葉、万能ねぎ、青じそ、みょうがなどでも。

切り干し大根は食物繊維が豊富なほか、消化酵素ジアスターゼも含む食材。少量の水でもどすと、味と成分を効率よく使いきることができる。

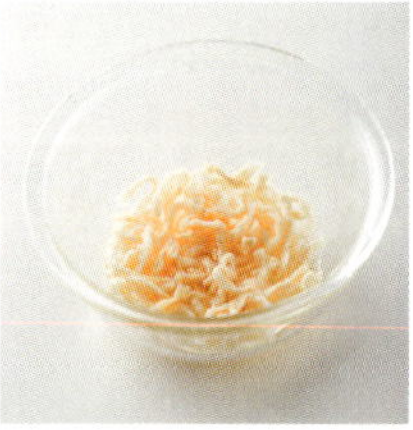

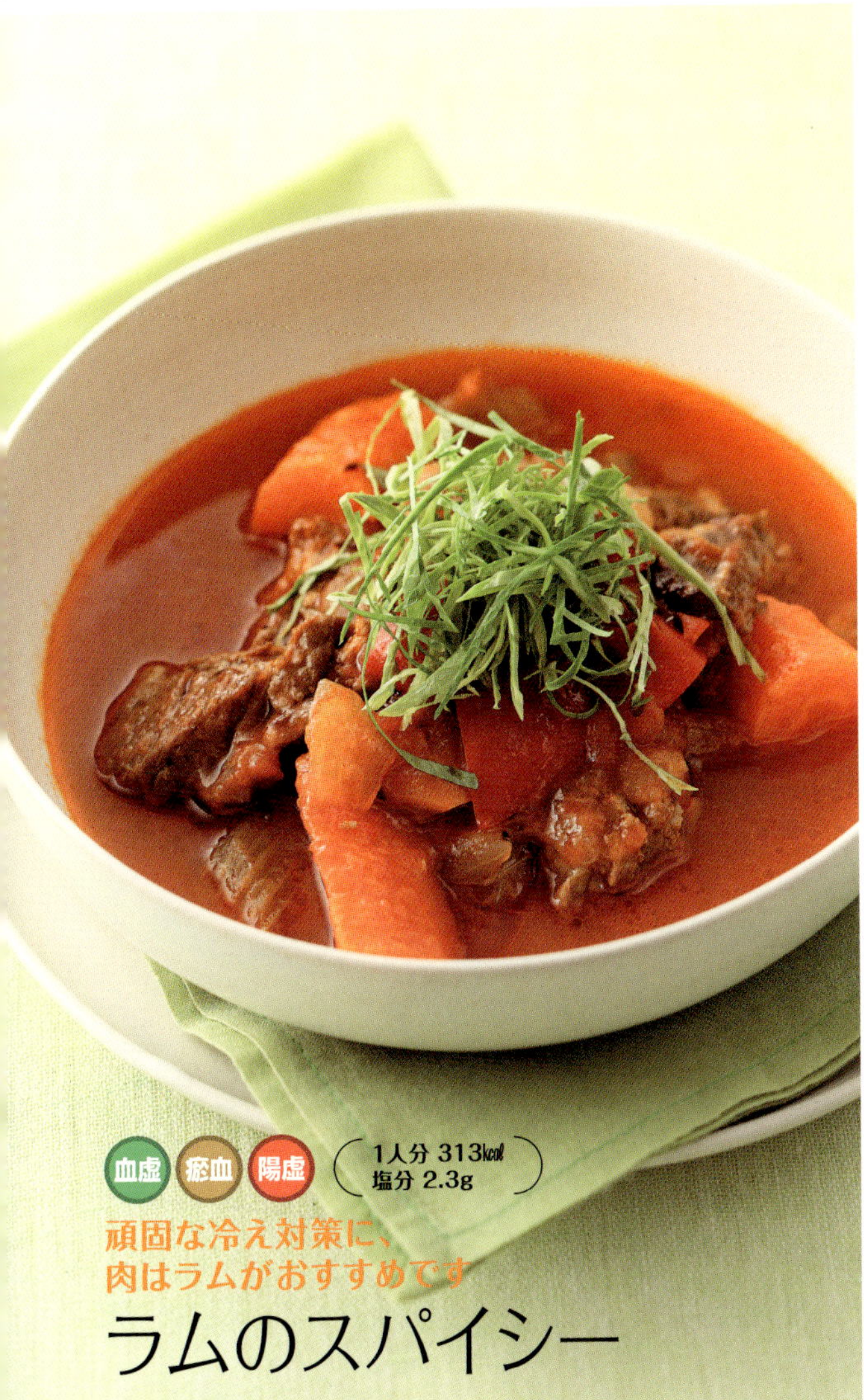

血虚　瘀血　陽虚

1人分 313kcal
塩分 2.3g

頑固な冷え対策に、
肉はラムがおすすめです

ラムのスパイシートマトシチュー

素材コラム

ラム肉

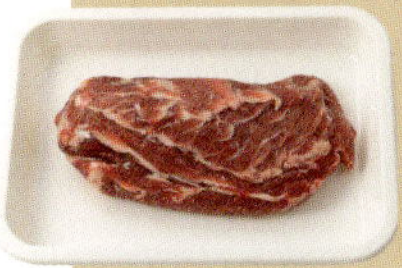

羊肉は薬膳では内臓をあたためる力が強く、寒さから起こる胃腸の冷え、手足や腰の冷え感や痛みに効果があり、中国では冬に羊なべを食べる習慣があるほど。栄養学的には鉄分が豊富で、貧血ぎみの方にはおすすめ。

＊焼き肉用の薄切りラム肉を使う場合は、分量の水は1カップにし、煮込み時間は20分程度で。

材料（作りやすい分量・4人分）

- ラム肉……350g
- A｜塩、こしょう……各少々
- にんじん……1本（200g）
- 玉ねぎ……1個
- セロリ……1本
- パプリカ……1個
- しょうが……30g
- トマトホール缶……1缶（400g）
- 白ワイン…½カップ（100ml）
- サラダ油……大さじ1
- 塩……小さじ1
- クミンシード……小さじ2
- ローリエ……2枚
- セロリの葉（細切り）……8枚

作り方

1 ラム肉は一口大に切り、Aを振って下味をつける。にんじんは皮をむいて大きめの一口大に、玉ねぎは皮をむいてくし形に切る。セロリは斜めに1cm幅に切る。パプリカはへたと種を除き、1cm幅に切る。しょうがは皮をむかずに5mm厚さに切る。トマトは手でつぶす。

2 なべにサラダ油、クミンシードを入れ、弱火にかけていためる。香りが立ったら1のラム肉を入れて中火でいため、表面に軽く焦げ目をつける。続いて、しょうが、玉ねぎ、セロリ、にんじんを加えて1分ほどいためる。

3 2にトマトと水2カップ（400ml）を加え、白ワイン、ローリエを入れて強火で煮て、沸騰したらアクを除く。弱火にしてふたをし、40分〜1時間、量が最初の½になるまで煮る。途中で煮詰まりそうなら水を適宜足して。

4 3にパプリカ、塩を加えてさらに10分煮、器に盛り、セロリの葉を散らす。

気滞　血虚　瘀血　陽虚

（1人分 248kcal
塩分 0.7g）

スパイシーなカレー味で食欲増進。
ごはんにも合います

ラムと玉ねぎのカレーいため

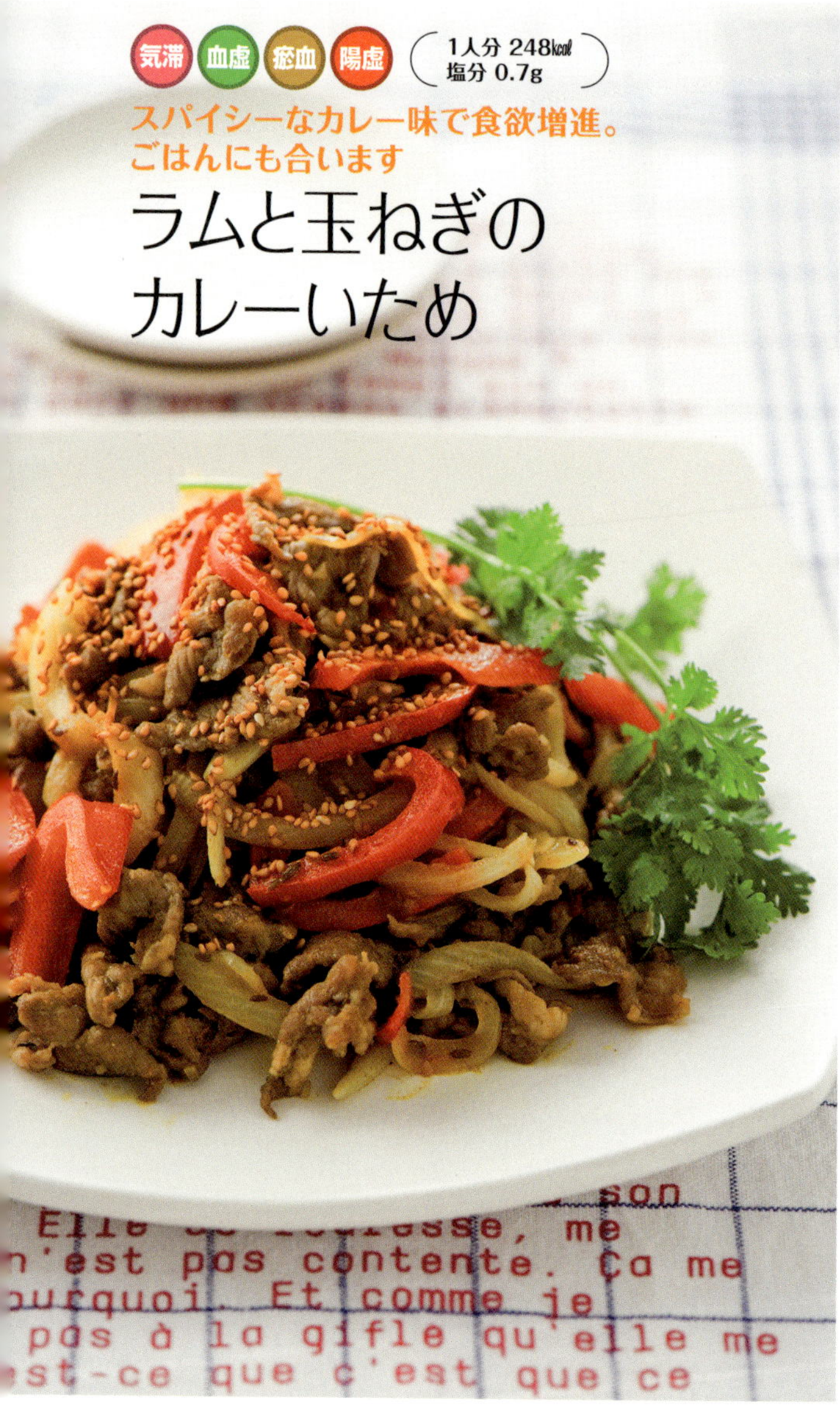

材料（2人分）

ラム肉……………………… 150g
A｛塩、こしょう………… 各少々
玉ねぎ………… 1/2個（100g）
赤ピーマン ……………… 1個
しょうが、にんにく … 各1かけ
サラダ油 ……………… 小さじ1
クミンシード（あれば） 小さじ1
カレー粉 …………… 小さじ2
塩 …………………… 小さじ1/4
酒 …………………… 大さじ1

作り方

1 ラム肉は適当な大きさに切り、Aで下味をつける。玉ねぎ、赤ピーマンは1cm幅に切る。しょうがはせん切り、にんにくはみじん切りにする。

2 フライパンにサラダ油とクミンシード、しょうが、にんにくを入れて弱火にかける。香りが立ったらラム肉を入れ、中火で、だいたい火が通るまでいためる。

3 2に玉ねぎ、赤ピーマンを加えていため、野菜がしんなりしてきたら、カレー粉、塩、酒を加え、全体をまぜながらいためて火を止める。器に盛り、好みでいり白ごまを振り、香菜《シャンツァイ》を添える。

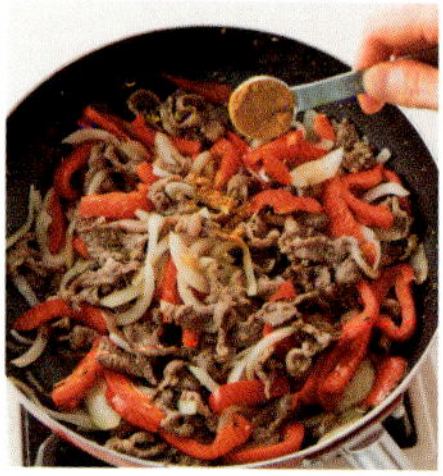

カレー粉はその香りを生かすために、仕上げに加えて。

素材コラム

スパイス類

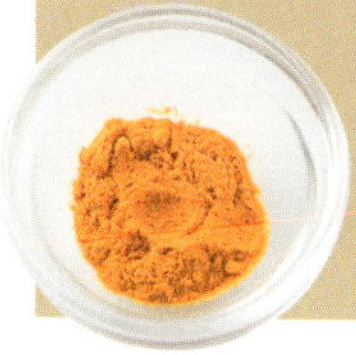

カレー粉やクミンシードなどのスパイス類は、食欲を高めて唾液の分泌を促す効果があるため、消化を助けます。その香りで気の巡りがととのうため、ラムと組み合わせると、体をあたためる効果がアップ。

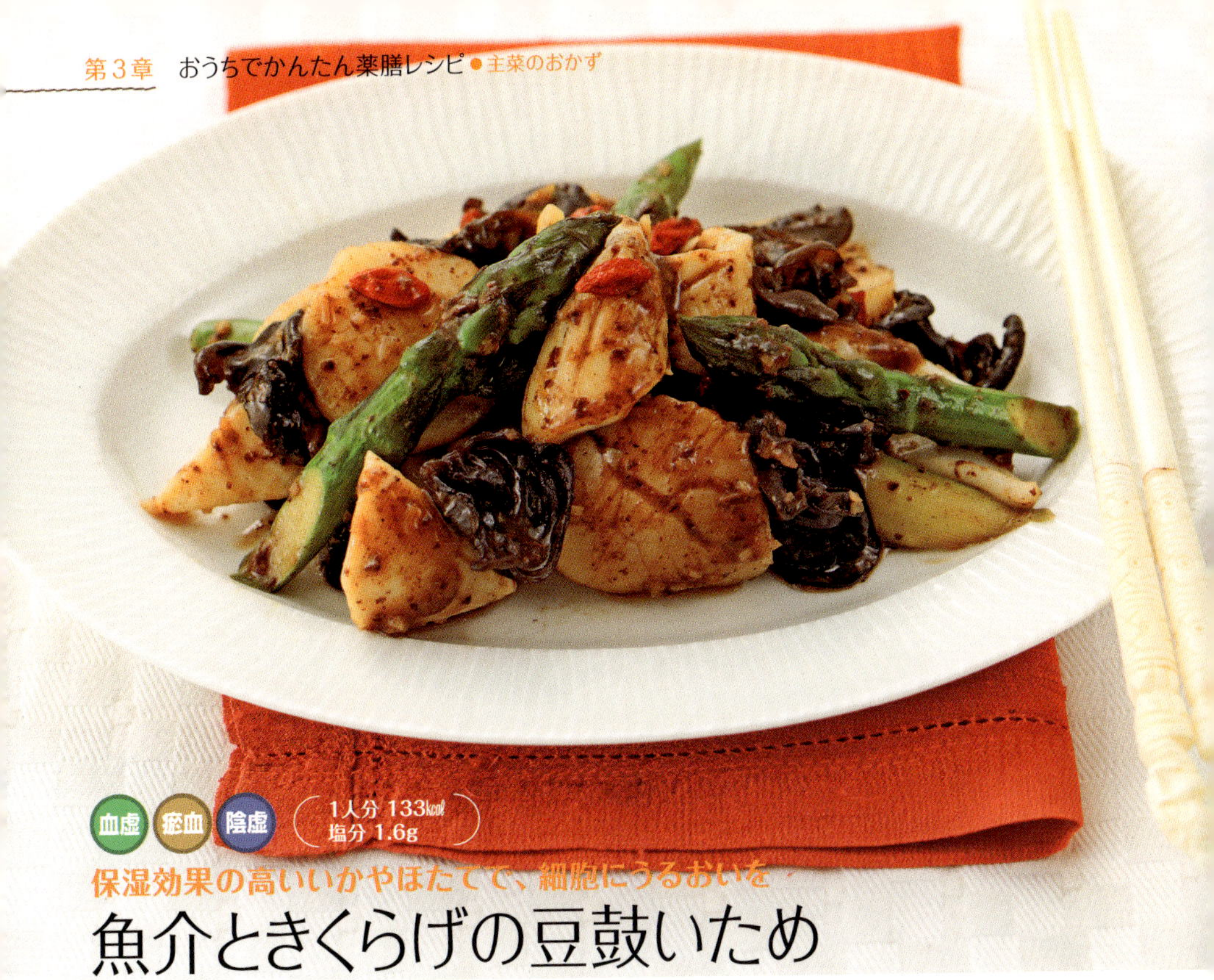

血虚 瘀血 陰虚

1人分 133kcal
塩分 1.6g

保湿効果の高いいかやほたてで、細胞にうるおいを

魚介ときくらげの豆鼓いため

材料(4人分)

いか……… 1ぱい(約150g)
ほたて貝柱… 中6個(120g)
きくらげ ……………約大4個
(水でもどして50g)
グリーンアスパラガス 5〜6本
にんにく、しょうが
(各みじん切り)… 各1かけ
クコの実…………… 大さじ1
豆鼓《トウチ》 ……………… 大さじ1
サラダ油…………… 大さじ1
酒 …………………$\frac{1}{4}$カップ
塩 …………………小さじ$\frac{1}{3}$
水どきかたくり粉(かたくり粉と水を1:1でまぜる)… 大さじ1

作り方

1 いかは皮をむいて斜めの格子状に切り目を入れ、一口大に切る。ほたては厚さを半分に切る。きくらげは洗って水につけてもどし、2〜3等分に切る。アスパラは下半分をピーラーで皮をむき、斜めに半分の長さに切る。クコはひたひたの水にひたしておく。豆鼓はみじん切りにし、大さじ2の水にひたしておく。

2 フライパンに熱湯を沸かし、アスパラをさっとゆでて、ざるに上げる。

3 フライパンにサラダ油とにんにく、しょうがを火にかけ、香りが立ったらいかとほたて、きくらげを加えていためる。酒、塩、もどした豆鼓を汁ごと加える。

4 3に2のアスパラと、1のクコを汁ごと加えていため合わせ、水どきかたくり粉でとろみをつける。

素材コラム

きくらげ

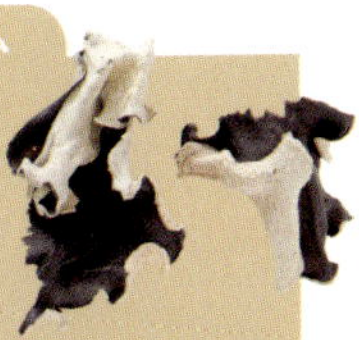

きのこの一種で、形が人の耳に似ていることから「木耳」とも書きます。胃腸の毒素を除き、血液や体液の汚れを除いてきれいにするとされます。悪玉コレステロールの抑制に効果を発揮するため、動脈硬化、高血圧などに使われます。血の滞りを除くことで、肩こりや冷えも解消。

気滞 陽虚 湿

1人分 139kcal
塩分 1.2g

山菜と緑茶。
香りのダブルパワーで効果を高めて

うどとえびの緑茶いため

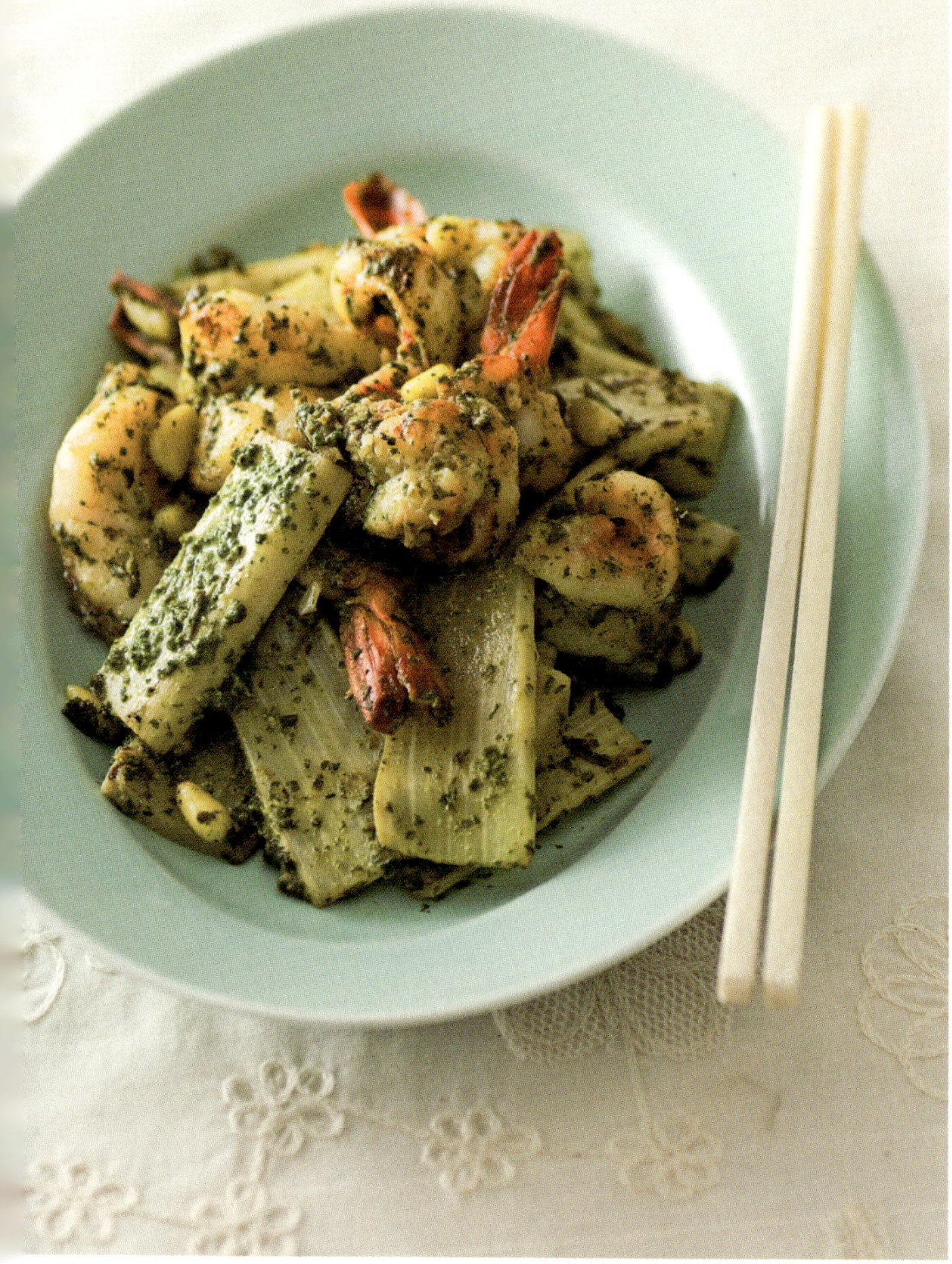

材料（2人分）

えび		大8尾
A	塩	ひとつまみ
	しょうがのしぼり汁	1かけ分
	かたくり粉	小さじ1
	サラダ油	小さじ1
うど		$\frac{1}{2}$本
サラダ油		小さじ2
緑茶ソース		
	緑茶（粉茶）	大さじ1
	ねり白ごま	小さじ1
	酒	大さじ2
	塩	小さじ$\frac{1}{4}$
	水	大さじ2
	サラダ油	適量
松の実		大さじ1

作り方

1 えびは尾を残して殻をむき、縦半分に切って背わたを除き、大きいものは半分に切り、Aをまぶしておく。うどは皮をむいて4×1.5cmほどの薄切りにする。

2 緑茶ソースを作る。茶葉にほかの材料をまぜ合わせる。

3 フライパンにサラダ油小さじ1を熱し、うどを中火で2分ほどいため、一度とり出す。続いてフライパンにサラダ油小さじ1を足し、えびを中火でいため、色が変わったらうどを戻し、緑茶ソースを加えていため合わせる。

4 仕上げに松の実を振り、器に盛る。

*粉茶は緑茶ティーバッグの中身を使ってもよい。茶葉の場合は、すり鉢で軽くすってこまかくして。

素材コラム

緑茶

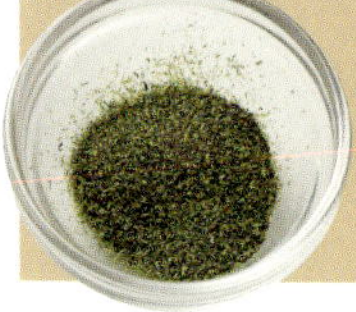

利尿効果、消化促進のほか、心をしずめてすっきりさせます。奈良時代の僧・鑑真が苗を持ち込んだとも、鎌倉時代の禅僧・栄西が伝えたともいわれていて、寺や貴族の間では、解熱や解毒薬として飲まれていました。

気虚　気滞　湿

1人分 270kcal
塩分 1.8g

白菜の甘みとこぶのだしがおいしい、野菜いっぱいの薬膳

白菜と切りこぶと豚肉の蒸しなべ

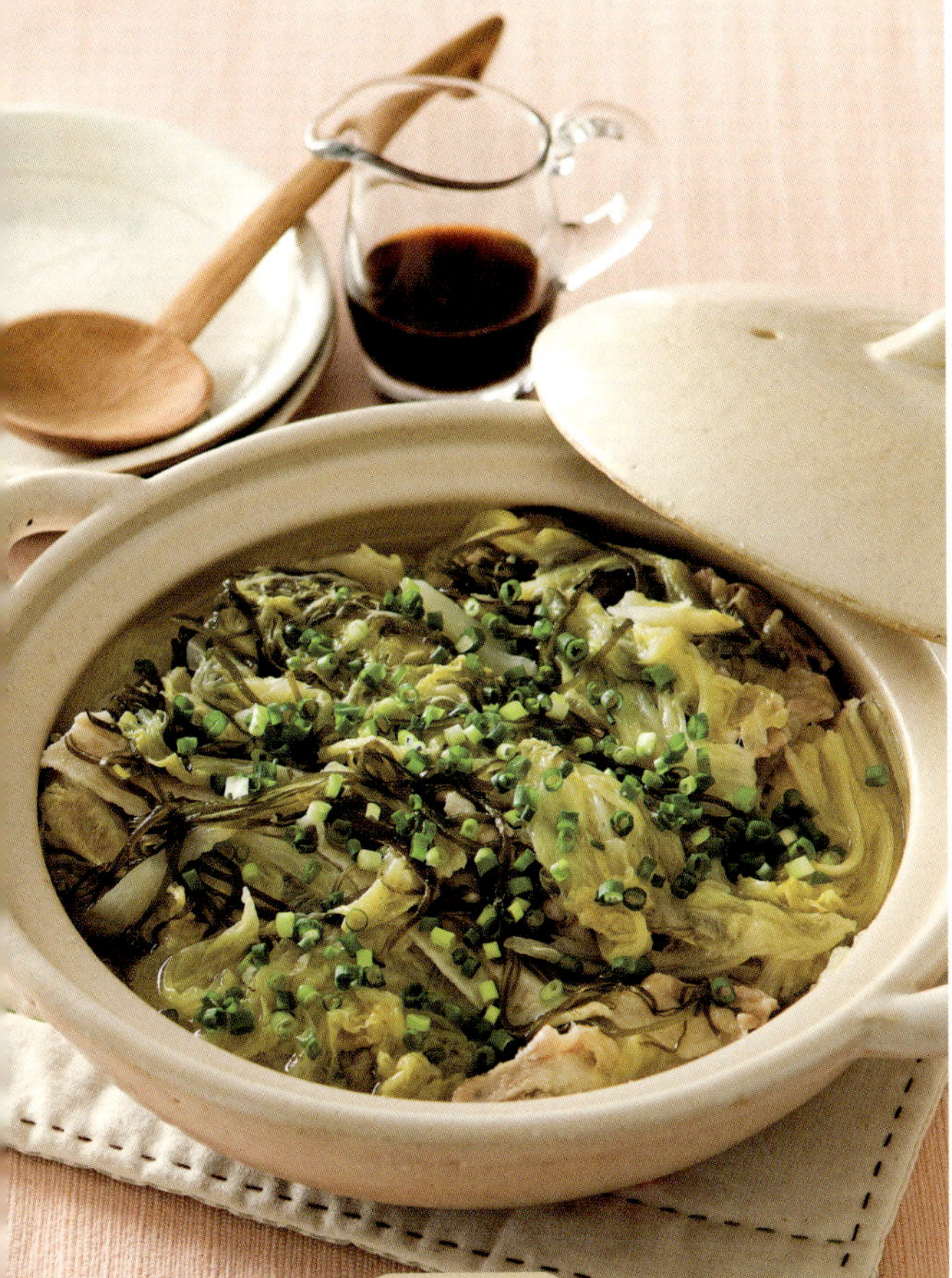

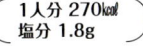

材料(4人分)

白菜…………大 $\frac{1}{3}$ 株(700g)
豚ロース薄切り肉 …… 350g
細切りこぶ(生または乾燥を水でもどしたもの)…… 100g
　＊乾燥の場合は15g程度
だし …… $1\frac{1}{4}$ カップ(250ml)
塩 ……………… 約小さじ1
酒 ………………… 大さじ2
万能ねぎ(小口切り)……適量
ポン酢しょうゆ……………適量

作り方

1 白菜は根から1枚ずつはがし、土なべに敷く(葉が大きいようなら、なべの大きさに合わせて切る)。その上に豚肉を広げて切りこぶをのせ、塩少々をする。同じように順に重ねていき、いちばん上に白菜を敷く。残った白菜は周りに詰める。

2 1にだし、酒を加え、ふたをして中火にかける。煮立ったら弱火で30分ほど蒸し煮にする。

3 でき上がったら万能ねぎを散らし、食べやすく切り分けて器に盛る。ポン酢と、好みでゆずこしょうをつけて食べる。

＊だしは、かつおだしでもよいが、煮干しだしがよく合う。煮干し15gを水250mlにつけ、できれば一晩つけて引き上げるとおいしいだしがとれる。
＊切りこぶの生はスーパーの鮮魚売り場で購入可能。乾燥の場合はたっぷりの水に15分ほどつけてもどし、水けをきって使用。

素材コラム

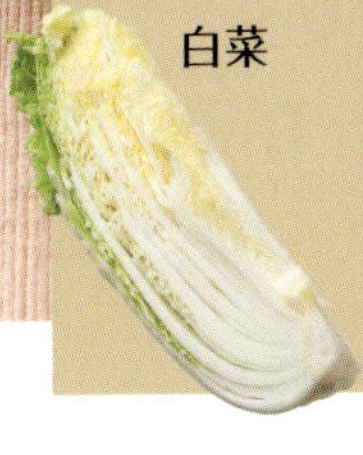

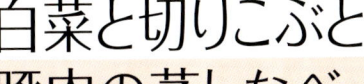

白菜

薬膳では、熱やのぼせ、イライラをしずめる働きがある野菜です。食物繊維も豊富なので、胃腸の通りをよくして便秘予防にも。利尿効果もあります。中国では、冬のビタミン源としてよく食べられます。

気滞　血虚　瘀血　陽虚

1人分 303kcal
塩分 2.0g

いわしのわたもたれとして使うことで、
効能もアップ

いわしのかば焼き

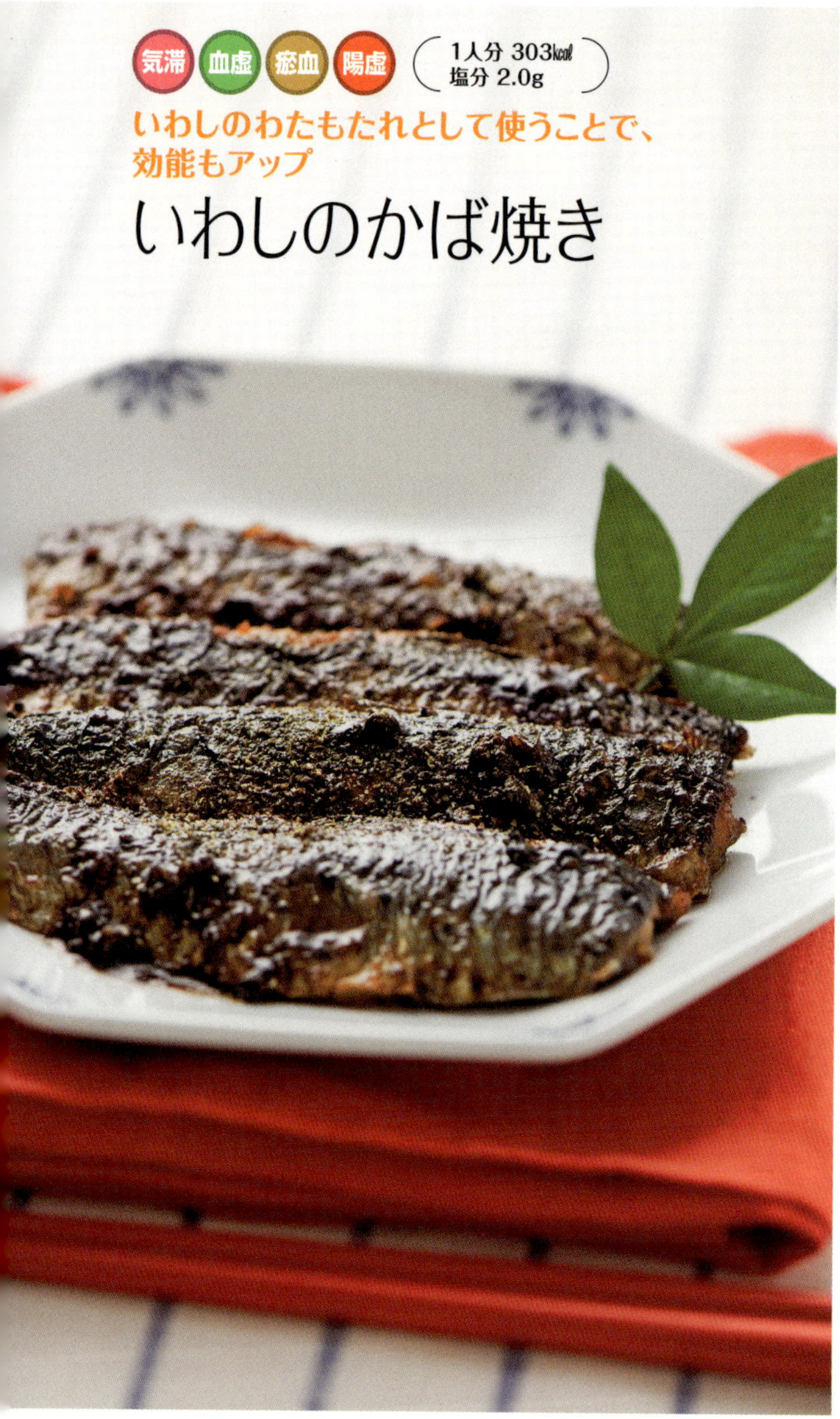

材料（2人分）

いわし……………………… 4尾
さんしょうの実（びん詰めなど）
……………………… 5～6粒
粉ざんしょう……………… 適宜
サラダ油…………… 大さじ1
A
- しょうがのしぼり汁 1かけ分
- しょうゆ………… 大さじ2
- みりん、酒…… 各大さじ1
- 水……………… 大さじ4

作り方

1 いわしは頭を落とし、手開きで腹を開いて内臓を出し（とっておく）、骨を除く。内臓は包丁で軽くたたいて刻む。

2 たれを作る。なべにAといわしの内臓を入れて火にかけ、沸騰したら弱火にして1分煮る。さんしょうの実を加えまぜる。

3 フライパンにサラダ油を熱し、いわしを皮を下にして入れ中火で焼く。軽く焦げ目がついたらひっくり返し、2のたれを加えていりつける。こんがりと色がついたら、火を止める。

4 器に盛り、たれをかけ、粉ざんしょうを振る。好みでしょうがのせん切りをのせる。

素材コラム

いわし

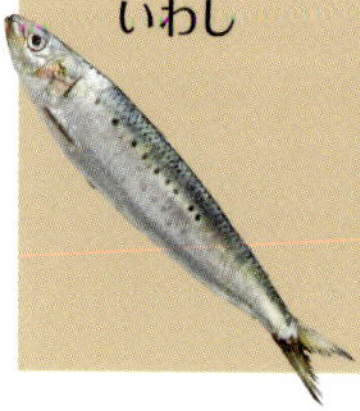

栄養学的に血液サラサラ効果のある不飽和脂肪酸が豊富ですが、薬膳としても血液中の老廃物を洗い流してきれいにし、巡りをよくするとされる食材。また、内臓には血を補う作用があるので、いっしょに使うと効果的。

いわしは身がやわらかいので、手でおろすことができる。内臓はたれに使うのでとっておいて。

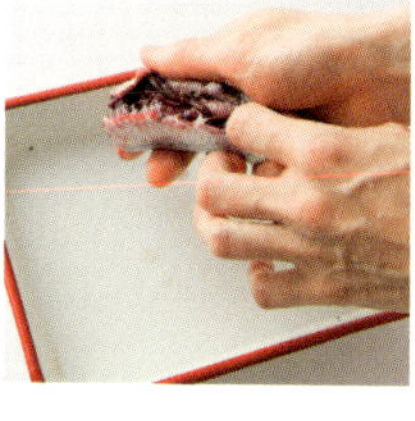

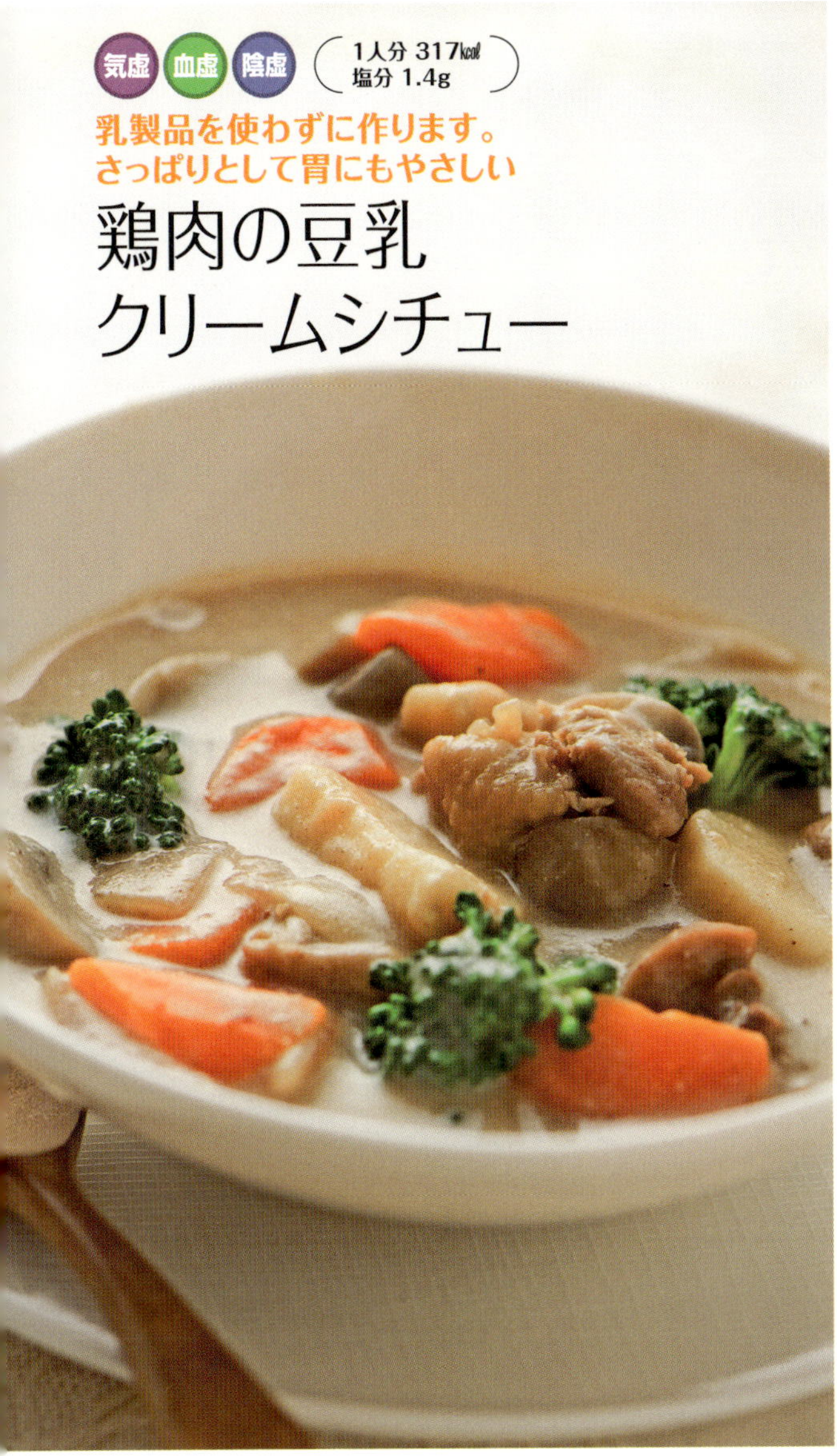

気虚　血虚　陰虚

1人分 317kcal
塩分 1.4g

乳製品を使わずに作ります。
さっぱりとして胃にもやさしい

鶏肉の豆乳クリームシチュー

材料（2人分）

- 鶏肉 …………………… 120g
- A｜塩、こしょう………… 各少々
- にんじん ……… ½本（100g）
- 玉ねぎ………… ½個（100g）
- 長いも……………………… 100g
- マッシュルーム ………… 4個
- ブロッコリー… ½個強（100g）
- 白みそ、きな粉 … 各大さじ1
- サラダ油 …………… 小さじ2
- 豆乳 …… ⅔カップ（150ml）
- 水どきかたくり粉（かたくり粉と水を1:1でまぜる）… 大さじ2
- 塩 ………………… 小さじ¼
- こしょう……………………… 少々

作り方

1 鶏肉は一口大に切り、Aを振る。野菜はすべて一口大に切る。

2 フライパンを熱し、鶏肉を皮目から入れて中火でこんがりと焼く。フライパンからとり出し、フライパンに残った脂をペーパータオルで軽くふく。

3 2にサラダ油を入れ、白みそときな粉を入れて弱火で2分ほど木べらでまぜながらいためる。水2.5カップ（500ml）を少しずつ加え、とかしながらまぜる。

4 3にブロッコリー以外の具材を入れて強火で煮る。沸騰したら弱火にし、ふたをずらして20分煮る。

5 4にブロッコリー、豆乳を加え、煮えたら水どきかたくり粉を加えてとろみをつけ、塩、こしょうで味をととのえる。

素材コラム

豆乳

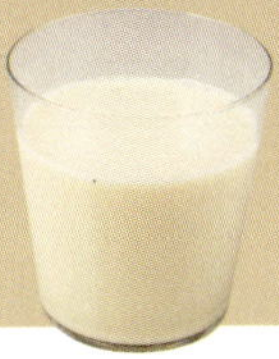

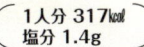

薬膳では牛乳のかわりによく使われ、免疫力をつけ、体力を高める、肌をうるおわせるといわれます。消化がよいので、胃腸の弱い方にもおすすめ。栄養学的には女性ホルモンに似たイソフラボンが豊富で、ホルモン力アップに。

気虚 気滞 血虚 瘀血 陽虚

（1人分 177kcal
塩分 2.4g）

青魚は薬膳でも
血をサラサラにする食材です

さばとわかめのホイル蒸し焼き

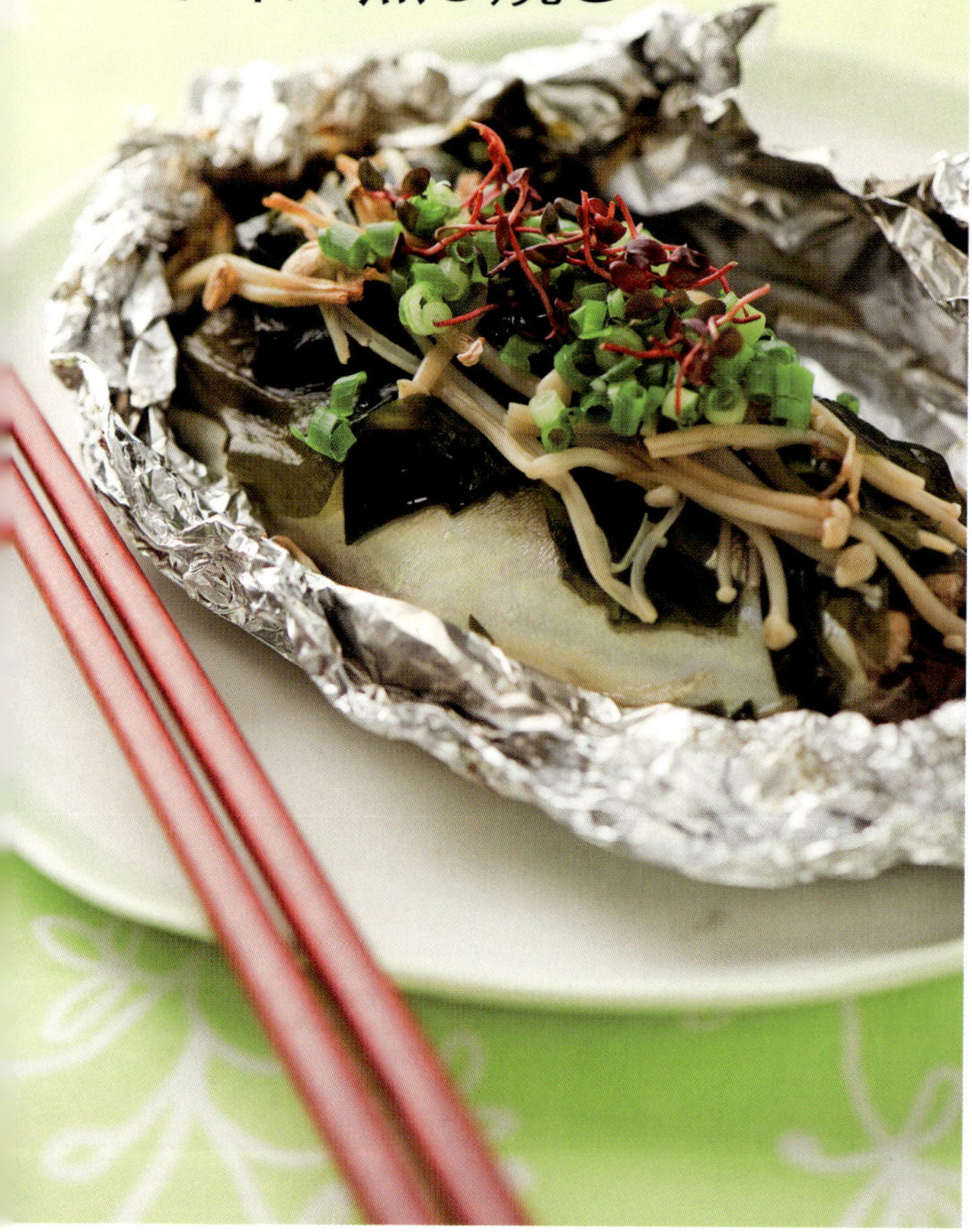

材料（2人分）

さばの切り身 ………… 2切れ
わかめ（塩蔵）……………… 25g
えのきだけ …………… ½袋
酒 ………………… 小さじ2
塩 ……………………… 適量
赤とうがらし（輪切り）…… 少々
万能ねぎ（小口切り）
…………………… 2～3本

A
- しょうが ………… ひとかけ
- しょうゆ ………… 大さじ1
- 酢、ごま油 …… 各小さじ1

作り方

1 わかめは水にひたして塩抜きし、食べやすく切る。

2 アルミホイルを広げ、水けをふいたさば1切れをのせ、塩少々と酒小さじ1を振りかけ、赤とうがらし、わかめとえのきだけ各半量をのせる。同様にもう一つ作る。アルミホイルの口を閉じ、魚焼きグリルに入れて15分ほど焼く。

3 Aでたれを作る。しょうがをすりおろし、しょうゆ、酢、ごま油をまぜる。

4 2が焼けたら皿に移してアルミホイルを開き、たれをかけ、万能ねぎとあれば紅たでをのせる。

素材コラム

海藻

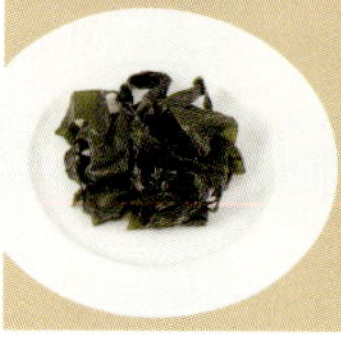

体の熱を除き、利尿効果があるため、むくみをとります。またしこりをやわらかくするとされ、腫《しゅ》瘍《よう》やできものの治療にも使います。海藻のぬるぬる成分はフコイダンなどの水溶性食物繊維で、腸内で余分な脂肪やコレステロールを抱き込み、体外へ排出。便秘を予防し、腸内環境をととのえます。

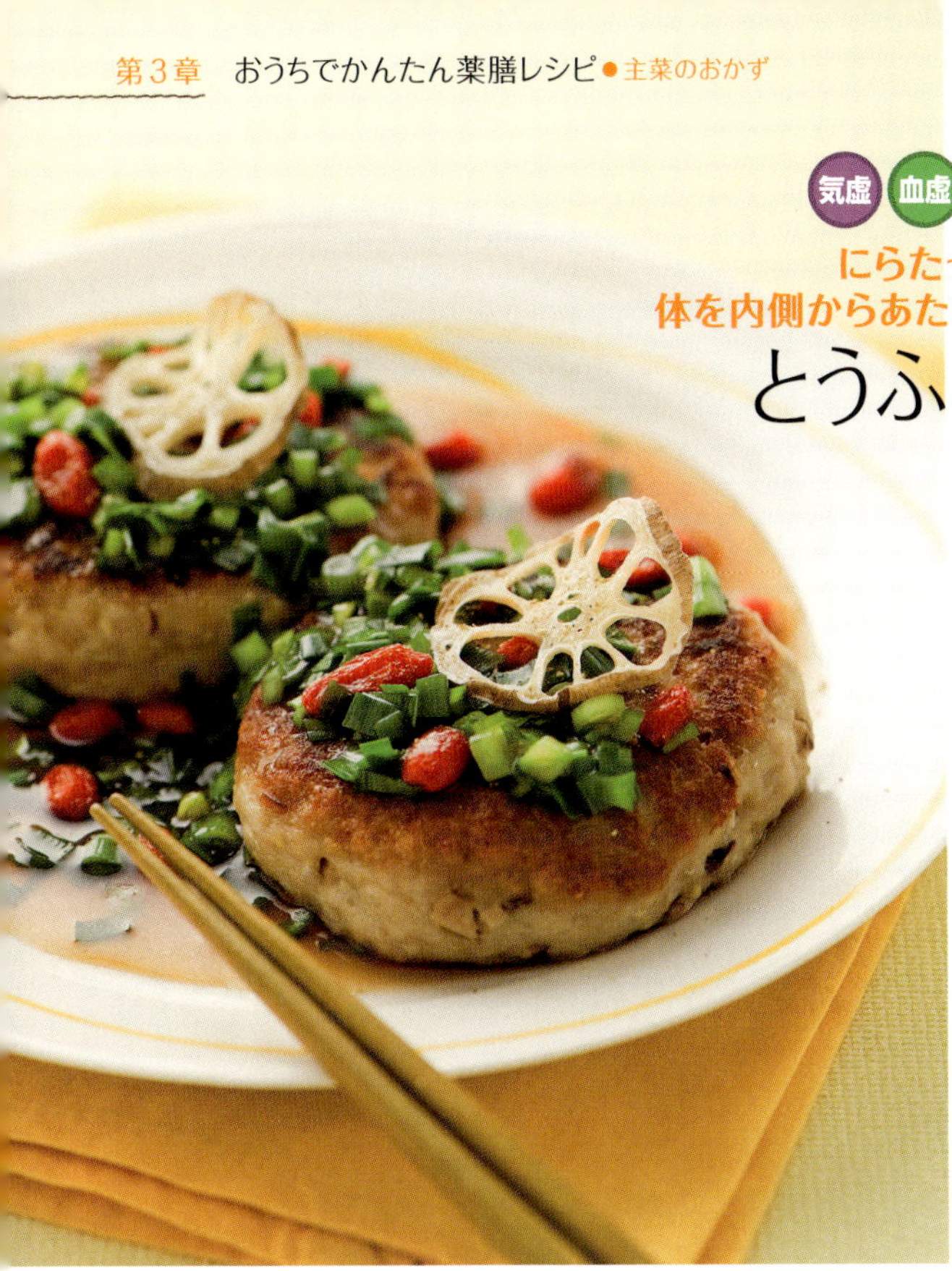

気虚 血虚 瘀血 陰虚

1人分 377kcal
塩分 2.2g

にらたっぷりの中華風ソースで。
体を内側からあたため、うるおいを与えます

とうふとれんこんのハンバーグ

素材コラム

れんこん

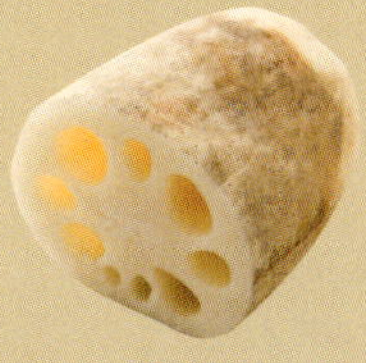

切り口のねばねばは山いもやオクラ同様にムチン質で、高い保水力があります。薬膳では細胞にうるおいを与え、体に気を補う食材とされます。また、不正出血やせきなど、体の内側の炎症をしずめる作用があるとされ、生薬として使われます。

材料(2人分)

木綿どうふ	1丁
豚ひき肉	100g
干ししいたけ	2個
れんこん	100g(小1節)
しょうが(すりおろし)	ひとかけ
かたくり粉	大さじ2
塩、こしょう	各適量
サラダ油	小さじ2

にらソース

にら	1/3束
クコの実	大さじ2
オイスターソース	大さじ1
酒	大さじ2
しょうゆ	大さじ1
水どきかたくり粉(かたくり粉1:水1でまぜたもの)	適宜

作り方

1 とうふはペーパータオルに包んで軽い重しをし、20分ほどおいて水きりする。干ししいたけはひたひたの水にひたしてもどし、みじん切りにする(もどし汁はとっておく)。れんこんは皮をむいてすりおろす。ソースのにらはあらみじんに刻む。クコはひたひたの水にひたす。

2 ひき肉をボウルに入れ、塩、こしょう、しょうがを加えて粘りが出るまでまぜる。とうふを加えてさらにねりまぜ、1のしいたけとれんこんを加えてまぜる。

3 2を4個に分けて小判形にする。

4 フライパンにサラダ油を熱し、3を並べ、中火でふたをして両面こんがりと焼き、器にとり出す。

5 にらソースを作る。干ししいたけのもどし汁と水を合わせて1カップにし、フライパンに入れ、オイスターソース、酒、しょうゆ、クコを汁ごと入れて火にかける。沸騰したらにらを加え、煮立ったら水どきかたくり粉でとろみをつける。

6 4ににらソースをかける。好みで、れんこんの薄切りをオーブントースターでカリカリに焼いてのせても。

気虚　血虚　瘀血　陽虚　陰虚

（1人分 216kcal
塩分 2.0g）

すりおろした山いもが
ホワイトソースのかわりになります

山いもと鮭のグラタン

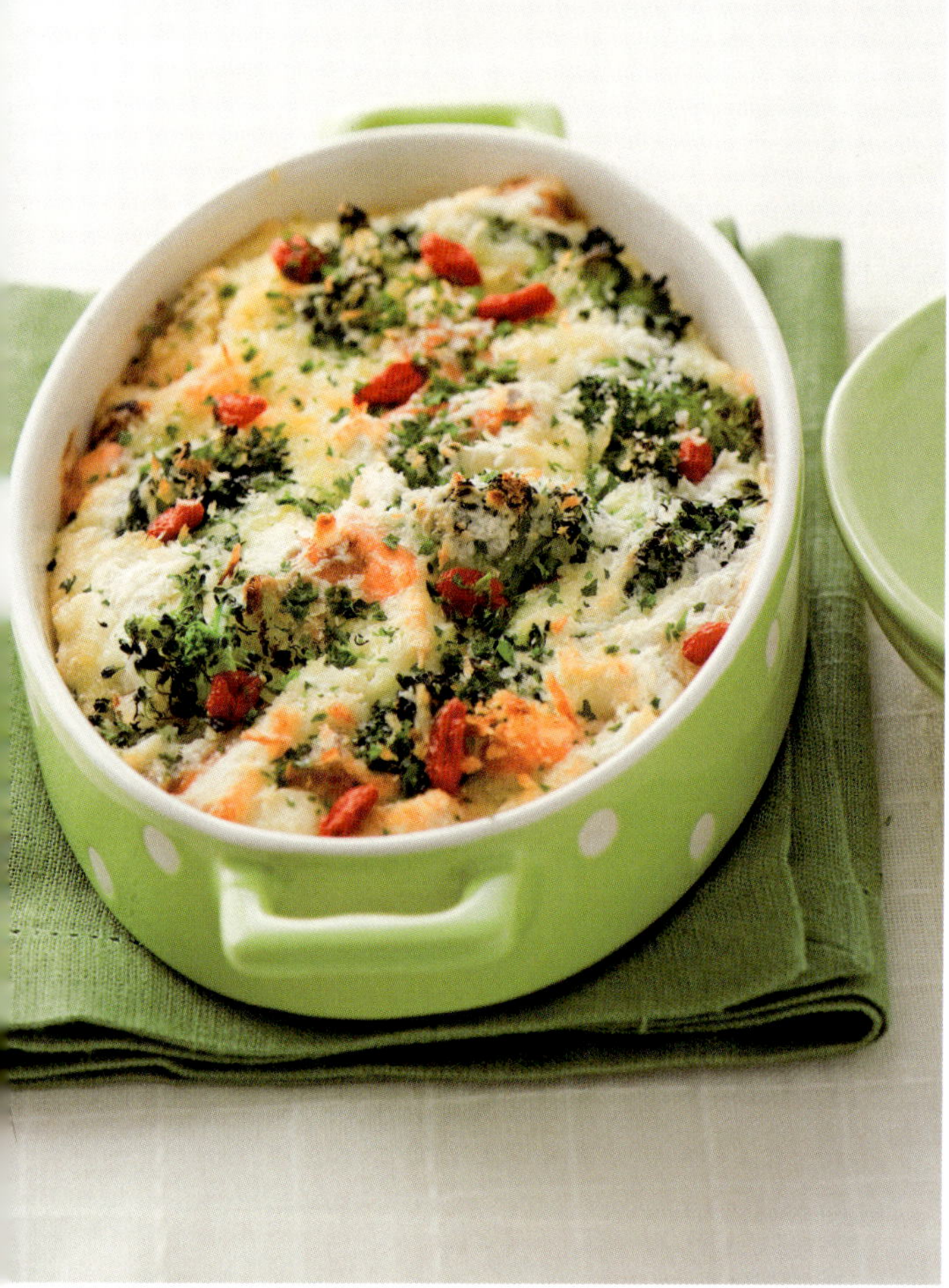

材料（2人分）

山いも（長いも、やまといも） …… 250g
鮭の切り身 …… 1切れ
A 塩 …… 小さじ1/4
A こしょう …… 少々
ブロッコリー …… 100g
クコの実 …… 大さじ1
塩 …… 小さじ1/2
こしょう …… 少々
パン粉 …… 大さじ1
オリーブ油 …… 小さじ2
青のり …… 適量

作り方

1 クコはひたひたの水にひたしておく。ブロッコリーは小房に分け、ゆでてざるに上げる。鮭は一口大に切り、Aで下味をつける。

2 山いもは皮をむき、半分はすりおろし、残りの半分はビニールに入れてあらくたたいてつぶす。すりおろした山いもとたたいた山いもをまぜ、塩、こしょうをし、1のクコ、ブロッコリー、鮭を加えてまぜる。

3 グラタン皿にオリーブ油（分量外）を塗って2を入れ、パン粉をかけ、オリーブ油を回しかける。

4 220度に熱したオーブンで3を15分ほど焼く。焼き上がったら青のりを振る。

素材コラム

山いも

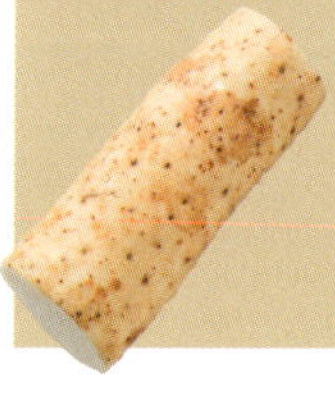

漢方では生命エネルギーを司る臓器「腎」をととのえる漢方薬として知られ、「山薬」と呼ばれる生薬の一つ。ねばねばの正体はムチン質で、高い保水性があるため、「陰液」をふやして細胞をうるおす効果があるとされます。胃腸の弱い方にもよく、基礎体力をつけます。

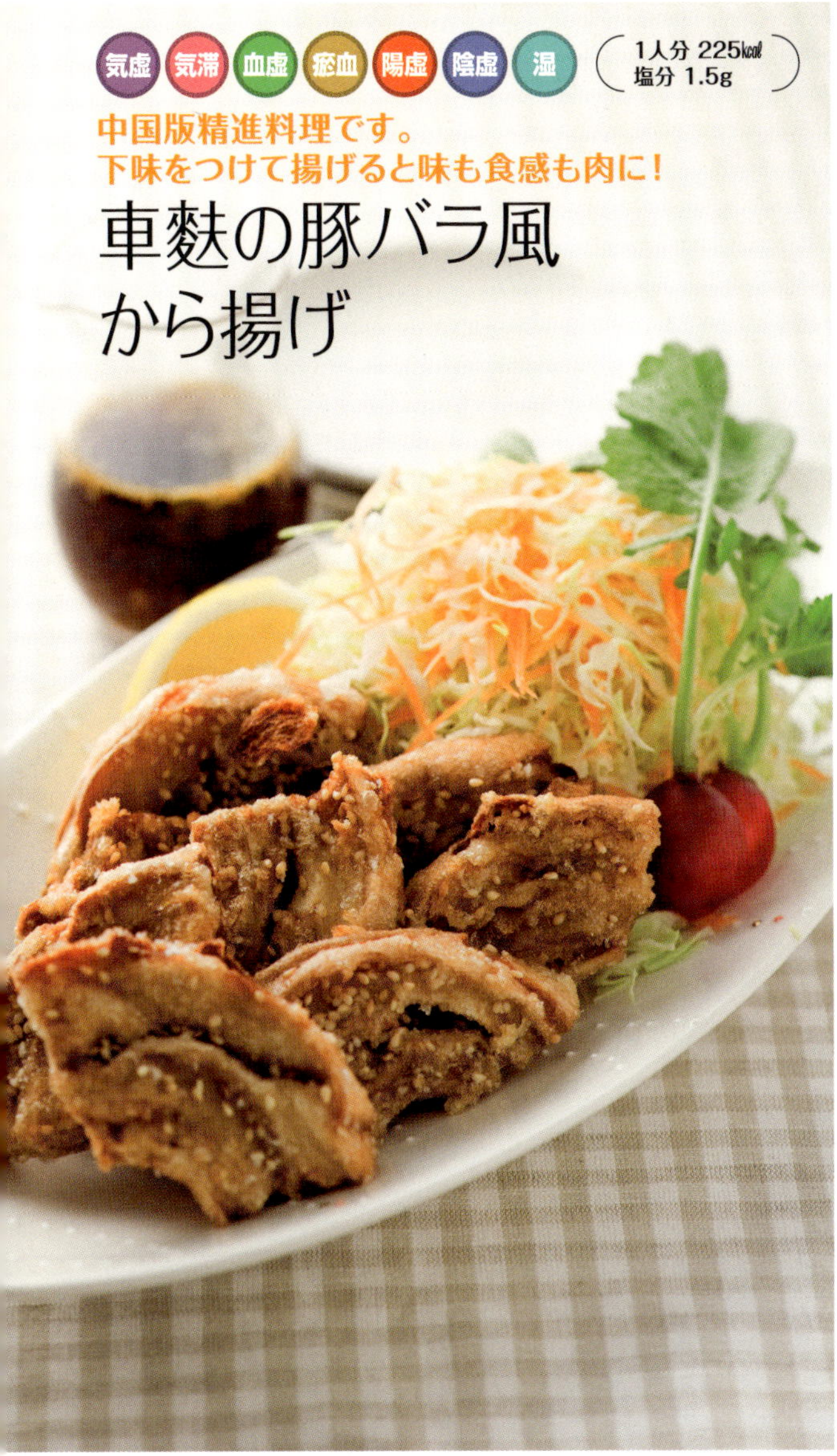

気虚　気滞　血虚　瘀血　陽虚　陰虚　湿

1人分 225kcal
塩分 1.5g

中国版精進料理です。
下味をつけて揚げると味も食感も肉に！

車麩の豚バラ風から揚げ

材料(2人分)

- 車麩 ……………………… 2枚
- A
  - しょうが(すりおろし) …………………… ひとかけ
  - しょうゆ ………… 大さじ2
  - 100%りんごジュース …………………… 大さじ3
  - 酒 ……………… 大さじ1
- いり白ごま ……………… 適量
- かたくり粉 ………… 大さじ4
- 揚げ油 ……………………… 適量
- キャベツ(せん切り) … 150g
- にんじん(せん切り) … 1/3本
- レモン(くし形切り)…… 1/4個

作り方

1 車麩をたっぷりの水にひたしてもどす。1個を1/4に切って水けをしぼる。

2 Aを合わせてつけだれを作り、1の車麩をひたして味をしみ込ませる。

3 2をしぼり、ごまをつけ、続いてかたくり粉をまぶす。これを160度に熱した揚げ油で揚げる。ふわっとふくらんで浮かんできたら揚げ上がり。

4 ごまと残ったたれをフライパンに移して火にかけ、軽く煮詰める。

5 器にキャベツとにんじん、3のから揚げを盛り合わせ、レモンを添える。あればラディッシュを飾る。4のたれをかけていただく。

素材コラム

車麩

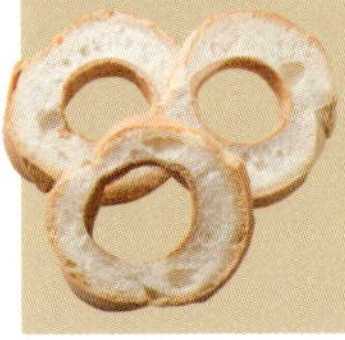

麩は小麦粉のタンパク質であるグルテンからできていて、小麦粉に塩と水を加えてねり、デンプンを洗い流したもの。植物性タンパク質で消化もよく、体力を補い、昔から精進料理には欠かせません。

車麩は水に10分ほどひたしてやわらかくもどす。もどすと2倍以上にふくれる。水けをしぼってから調味液にひたして下味をつけて。

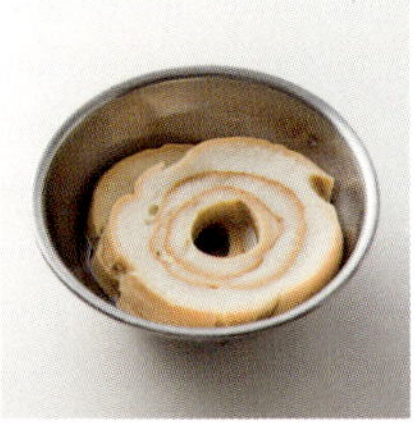

気虚　血虚　陽虚

1人分 461kcal
塩分 1.1g

使う材料はすべて「気」を高め、体をあたためる即効性抜群の料理です

オーブンで作るサンゲタン

材料（4人分）

丸鶏（小さめ1kgほど）……… 1羽
もち米 ……… 2/3カップ
干ししいたけ ……… 3個
しょうが ……… 1かけ
にんにく（皮をむく）……… 2かけ
むき栗または天津甘栗 ……… 4個
高麗《こうらい》にんじん ……… 小1本
なつめ（洗う）……… 8本
塩、こしょう ……… 各適量

＊高麗にんじんは生または紅参と呼ばれる乾燥品を。または、高麗にんじんやおたねにんじんの粉末でもよい。高麗にんじんやなつめは韓国食材店やインターネット通販で購入可能。
＊オーブンを使わない場合は、じか火で約2時間煮込んで作ってもよい。
＊アトピーなどの肌に炎症疾患のある人はもち米を食べると悪化することがあるので、普通の米で作って。

作り方

1 丸鶏はおなかの中を流水で洗い、水けをふきとる。もち米は洗って、ひたひたの水につけておく。干ししいたけはひたひたの水に15分ほどつけてもどし（もどし汁はとっておく）、石づきをとって一口大のそぎ切りにする。しょうがは皮つきのまま薄切りにする。

2 鶏のおなかに水けをきったもち米を詰め、口をようじで十字に止める。

3 オーブンに入れられるなべまたは土なべなどに2の鶏を入れ、しいたけ、高麗にんじん、しょうが、にんにく、なつめ、栗を入れる。しいたけのもどし汁を注ぎ、水を鶏がかぶるまで注ぎ、ふたをして250度のオーブンに約2時間入れて煮込む。途中一度とり出し、水が減っていたらひたひたまで足す。スープの味をみて、塩、こしょうで味をととのえ、ようじを抜いて切り分ける。

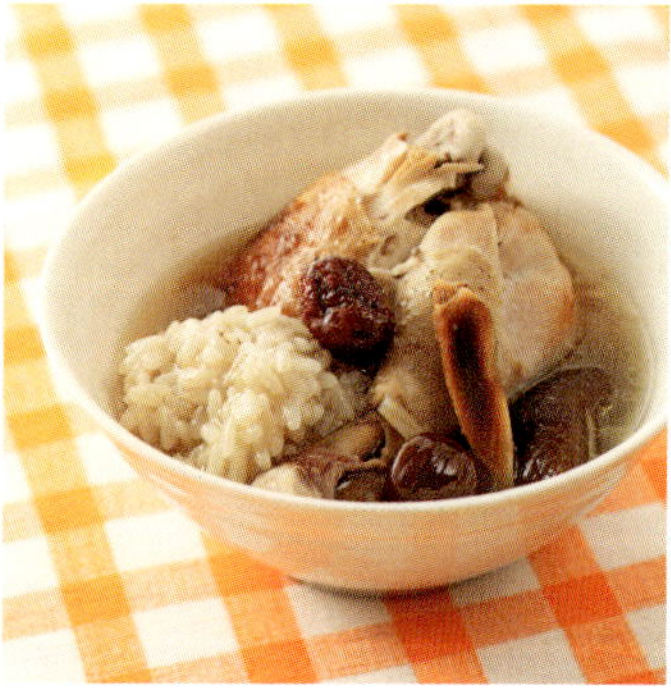

背中から切り分け、詰めたもち米もいっしょに器に盛って。鶏のだしや薬効の出た汁、そのほかの具も残さず食べるとよい。

素材コラム

高麗にんじん
（おたねにんじん）

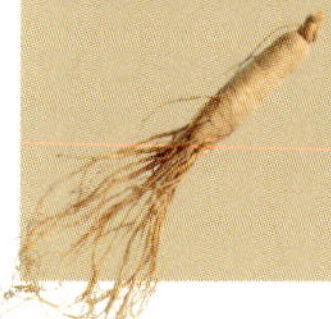

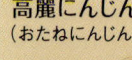

「気」を高め、体をあたため、身心の状態に合わせてリラックスさせたり興奮させたりと両面の働きが。性腺刺激ホルモンに似た働きを持ち、男女ともに性機能の衰弱に効果があります。

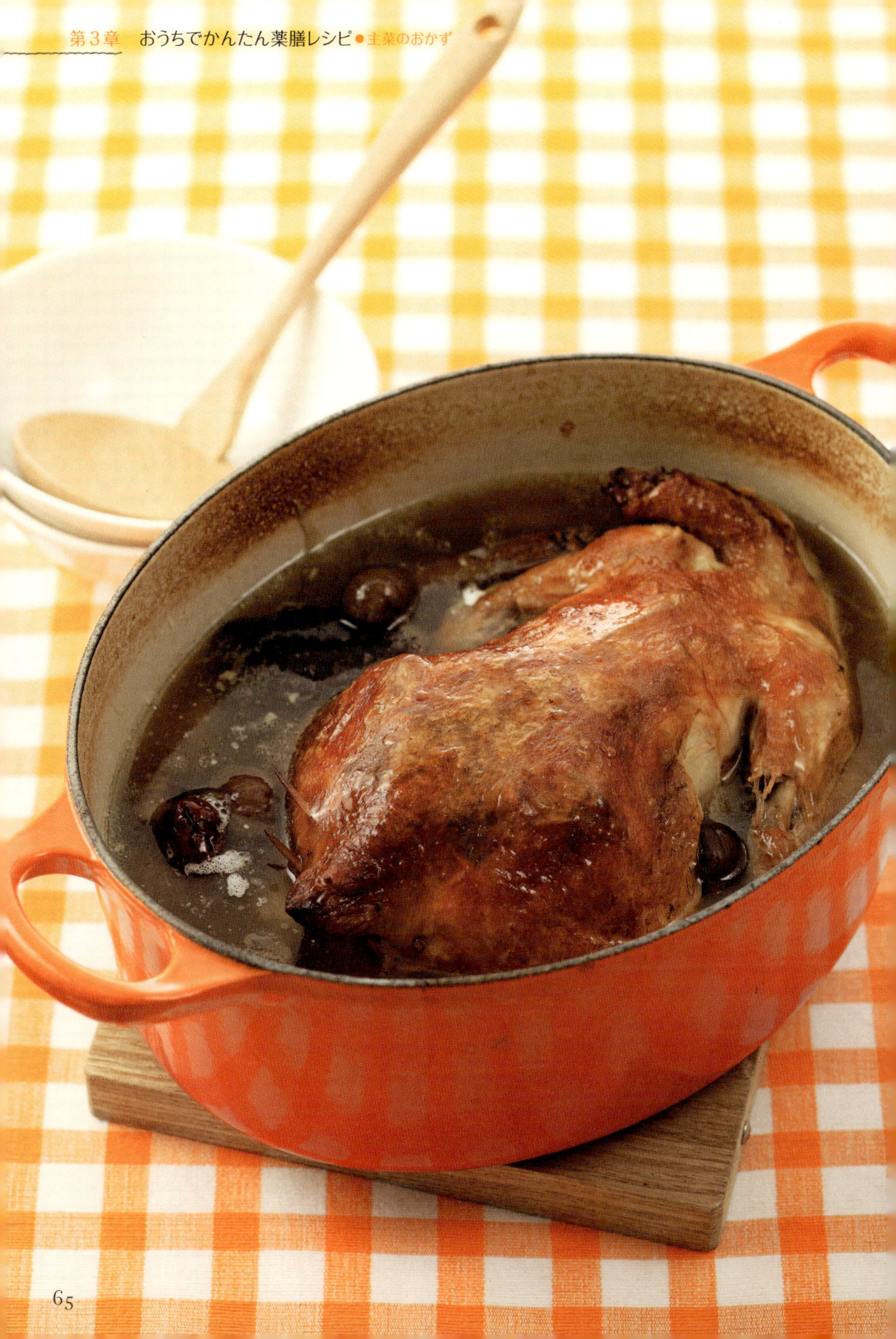

副菜やスープをつけることで、栄養バランスもととのい、食卓も華やぎます。また、効能が重なるので、妊娠力の効果も高まります。ぜひ、メインのおかずや、ワンディッシュと組み合わせてみましょう。

プチおかずとスープ

気虚　気滞　血虚　瘀血　陽虚　陰虚　湿

（1人分 170kcal
塩分 1.5g）

野菜を食べることで心はリフレッシュ、体はデトックス

季節の蒸し野菜&ドレッシング2種

材料（2人分）

好みの野菜を数種類……………… 各適量ずつ
（ここでは、かぼちゃ1/8個、にんじん1/2本、ブロッコリー1/2個、グリーンアスパラガス5本、キャベツ1/8個）

ミニトマト……………………………… 2個

ハニードレッシング

- レモンのしぼり汁……………… 大さじ3
- 塩……………………………… 小さじ1/2
- 黒こしょう……………………… 少々
- はちみつ……………… 小さじ2～大さじ1
- オリーブ油……………………… 大さじ1

ごまドレッシング

- ねり白ごま……………………… 大さじ1
- しょうゆ………………………… 大さじ3
- 酢……………………………… 大さじ1
- 白みそ（甘口）………………… 大さじ1
- みりん…………………………… 大さじ1

作り方

1 野菜は食べやすい大きさに切る。かぼちゃは一口大の5㎜厚さ、にんじんは皮をむいて同様に切る。ブロッコリーは小房に分け、茎は一口大の5㎜厚さに切る。アスパラガスは下半分をピーラーで皮をむいて5㎝長さに切る。キャベツは半分に切る。

2 野菜は蒸し器に並べ、蒸気が上がってから7分ほど蒸す。蒸し器がないときは、深なべに水を1㎝ほど張り、野菜は種類別にざる（蒸し器に入る大きさ）に入れて、何段かに重ねて蒸すとよい。

3 ドレッシングはそれぞれの材料をまぜる。蒸し上がったら野菜を器に盛り、ドレッシングを添える。キャベツの場合は水けが多いので、軽く水けをしぼって食べやすく切り、ドレッシングをあえてから盛る。彩りに切ったミニトマト（生）を添える。

素材コラム

かぼちゃ

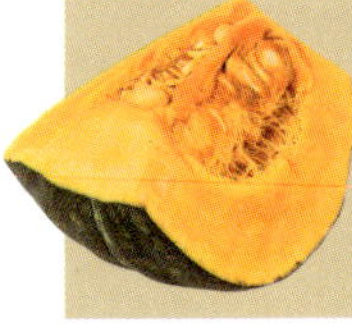

薬膳では胃腸をあたため、気を高めるとされ、冷え性の方にも○。体力がなく貧血ぎみの方が常食すると、鉄、カルシウムなどもとれて症状が改善されます。病後の体力回復にも最適。栄養学的にはβ-カロテンが豊富。体内でビタミンAに変化し、皮膚や粘膜の抵抗力をUP!

なべに入る大きさのざる大・中・小に、それぞれ切った野菜を入れて重ね、水を張った深なべに入れて蒸すと、一度に調理できて効率的。

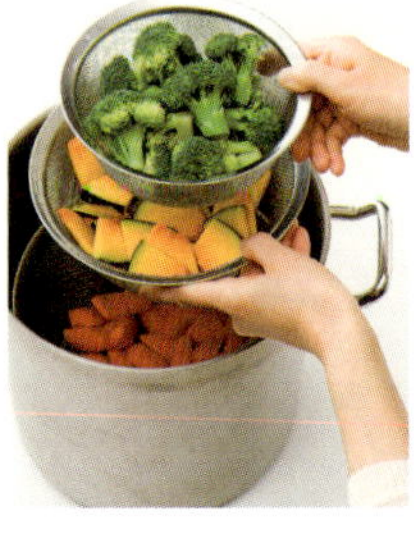

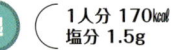

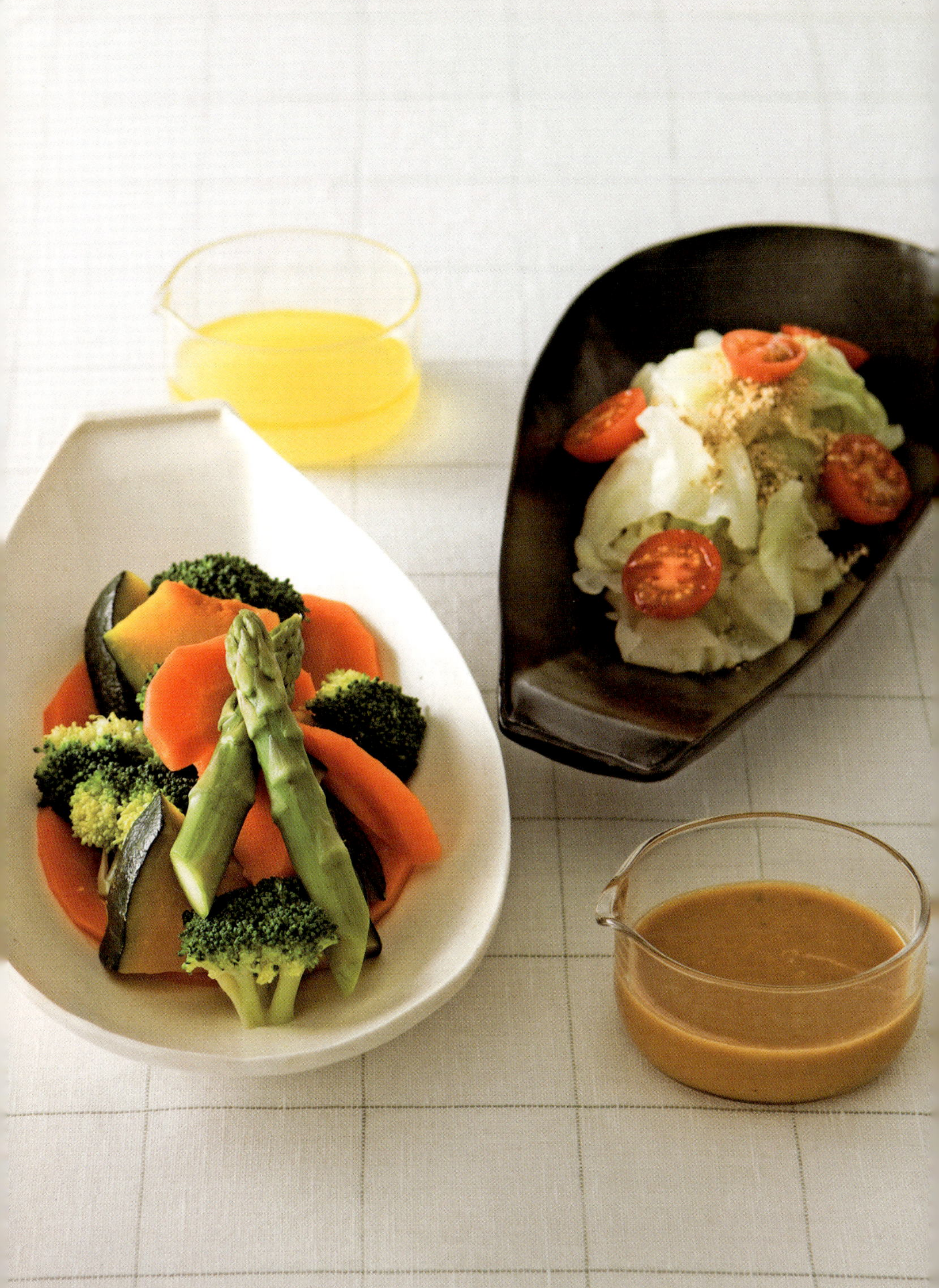

気滞 陰虚 （1人分 252kcal 塩分 1.1g）

落ち込んだときは、
気分を晴れやかにする柑橘類を使って

かぶとほたてとグレープフルーツのサラダ

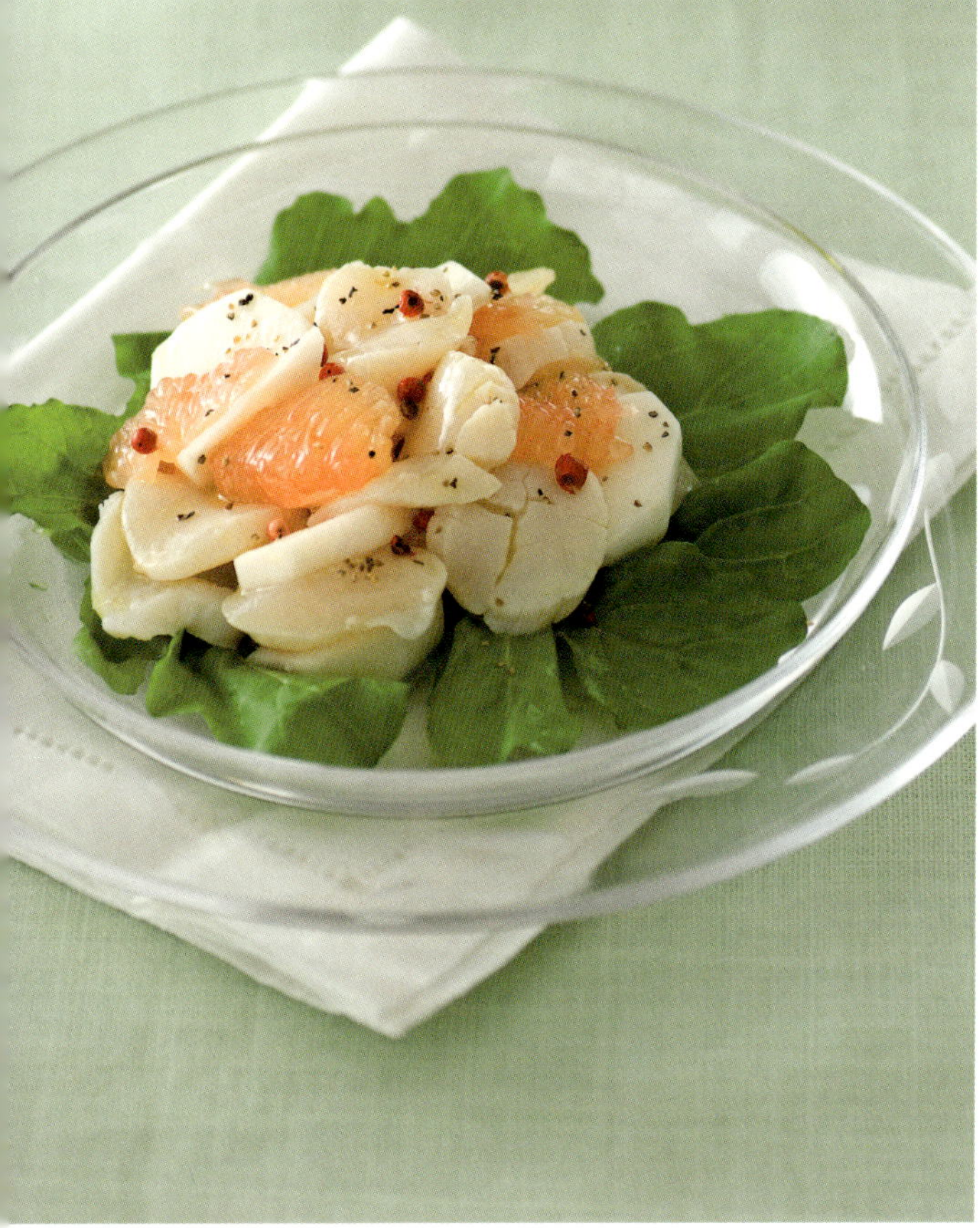

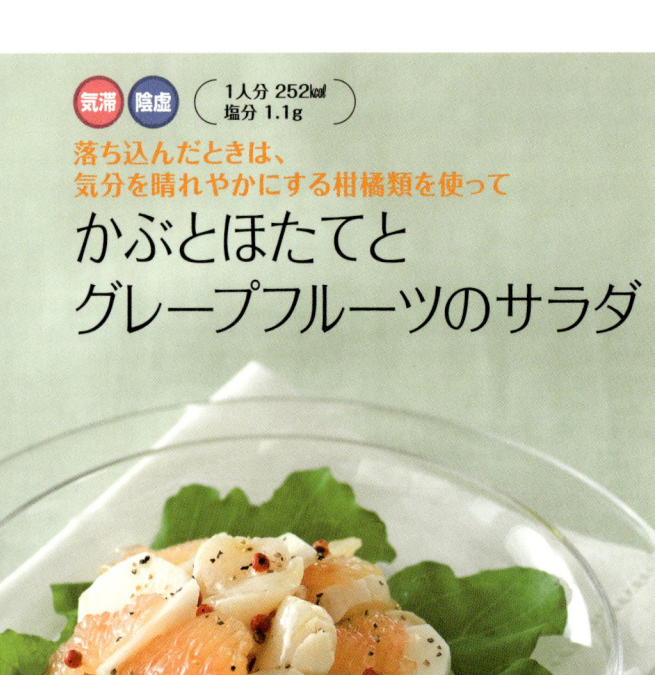

材料（2～4人分）

かぶ……………………… 2株
グレープフルーツ（ルビー）
……………………… 1/2個
ほたて貝柱（刺し身用）
……………… 4～5個
塩 ……………… 小さじ1/3
こしょう……………………適量
レモン汁 …………… 大さじ1
オリーブ油 ……… 大さじ1.5
ルッコラ（あれば） ………適量

作り方

1 かぶは葉を落として皮をむき、6～8等分のくし形に切る（葉はとっておく）。グレープフルーツは皮と薄皮を除き、食べやすい大きさに切る。ルッコラまたはかぶの葉は洗って水けをきる。

2 ほたては沸騰した湯に入れ、さっとゆでて（表面がほんのり白くなる程度に）とり出し、水けをペーパータオルでふく。3等分の厚さにスライスする。

3 ボウルにかぶ、グレープフルーツ、ほたてを入れ、塩、こしょう、レモン汁、オリーブ油を加えてあえる。

4 皿にルッコラまたはかぶの葉を敷き、3をのせ、あればピンクペッパーをあしらう。

＊ホワイトのグレープフルーツでもOK。

素材コラム

グレープ
フルーツ

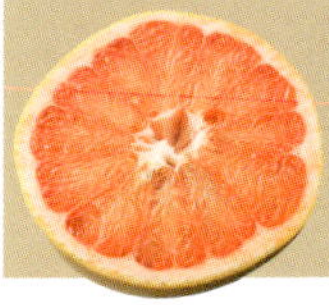

薬膳では、体の気の巡りをよくする代表的な食材です。酸味が消化を助け、胃もたれを解消し、気分をすっきりさせるので、疲労回復や二日酔い解消の効果も。香りには気持ちを明るく、高揚感をもたらすなどの効果があります。

ほたては半生の状態になるよう、表面が白くなる程度にさっとゆでると、素材の甘みが増す。

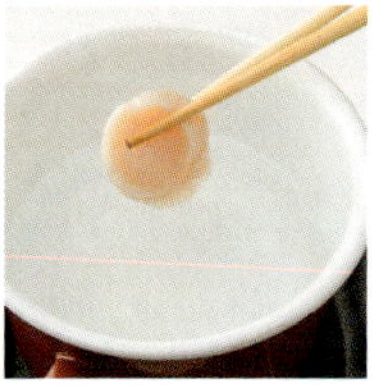

血虚　陰虚　（1人分 304kcal　塩分 1.0g）

子宮にうるおいを与える、
アボカドといかのWのパワー

アボカドといかのサラダ

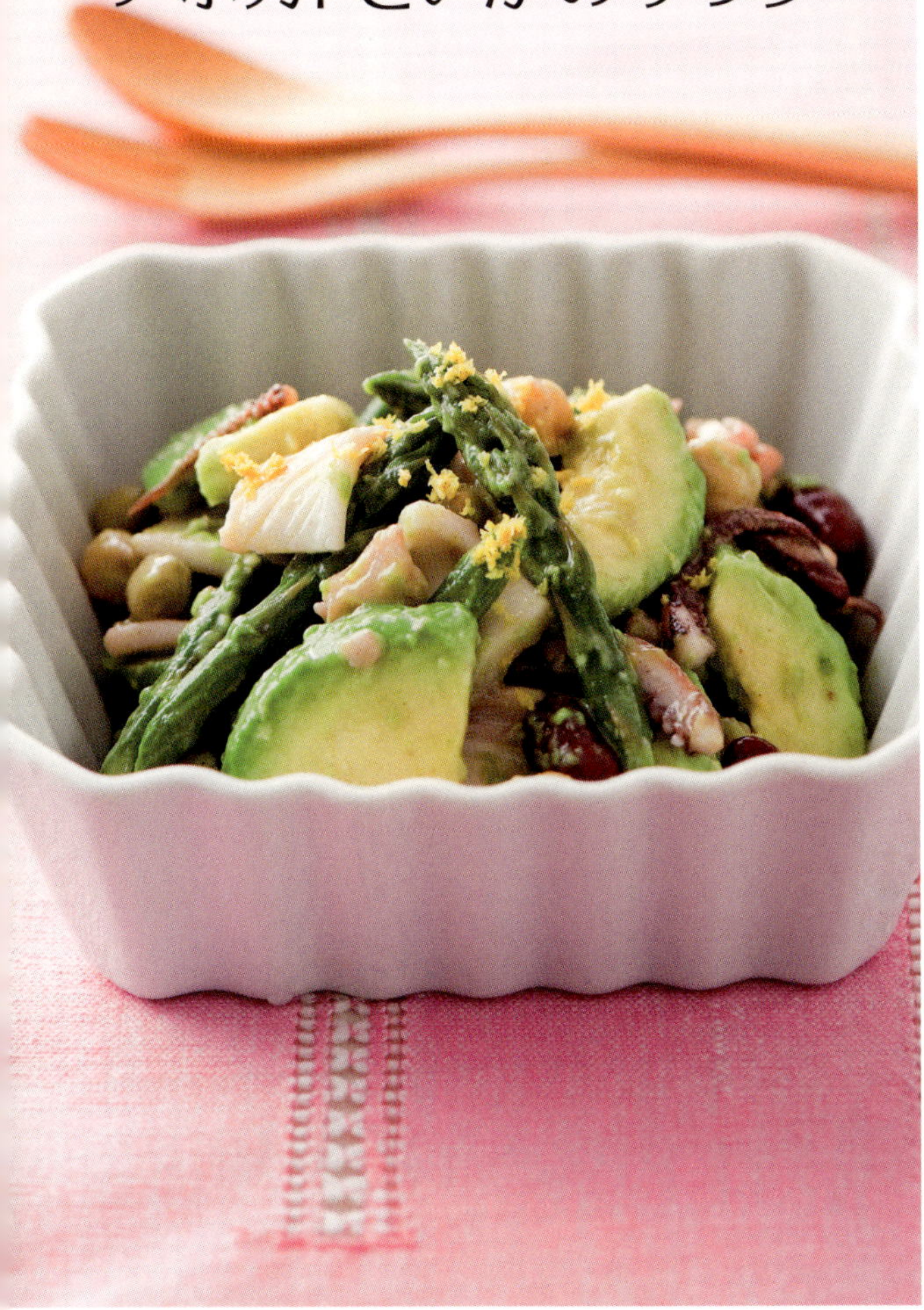

材料（2人分）

グリーンアスパラガス …… 5本
いか … 内臓と足を除いたもの1ぱい分（80g）
A 塩 …………… ひとつまみ
A 酒 ……………… 大さじ1
アボカド ……………… 1/2個
ミックスビーンズ ………… 40g
B 塩 ……………… 小さじ1/3
B レモン汁 ……… 大さじ1
B レモンの皮のすりおろし …………………… 1/4個分
B こしょう ……………… 少々
しそ油 ……………… 大さじ1

作り方

1 アスパラガスは、下半分の皮をピーラーでむき、塩少々（分量外）を入れた熱湯でゆで、斜めに3cmに切る。

2 いかは表面に斜めに筋を入れ、一口大に切る。なべに入れてAを加えてふたをし、3分ほど蒸し煮にしてから、冷ます。

3 アボカドは縦半分に切り目を入れてからひねって開き、種と皮を除く。果肉を2cm角に切ってボウルに入れ、1、2、ミックスビーンズを加える。

4 3にBをまぜてから加え、全体をあえる。食べる直前にしそ油を回しかける。

※ミックスビーンズのかわりに、スナップえんどう、さやいんげん、グリンピースなど旬の豆でOK。

素材コラム

アボカド

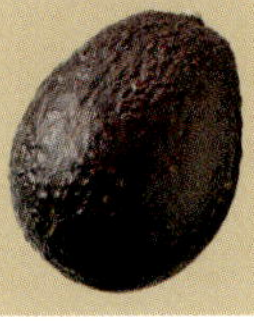

植物性の上質な脂質を豊富に含むアボカドは、薬膳では細胞の保湿効果の高い食品とされます。栄養学的にもビタミンEが豊富で、「食べる美容液」といわれるほど、美肌効果も期待できます。

瘀血　陰虚　湿

（1人分 118kcal
塩分 0.8g）

腸の大掃除に！
デトックス効果が高く、便秘改善に◎

ごぼうのポタージュ

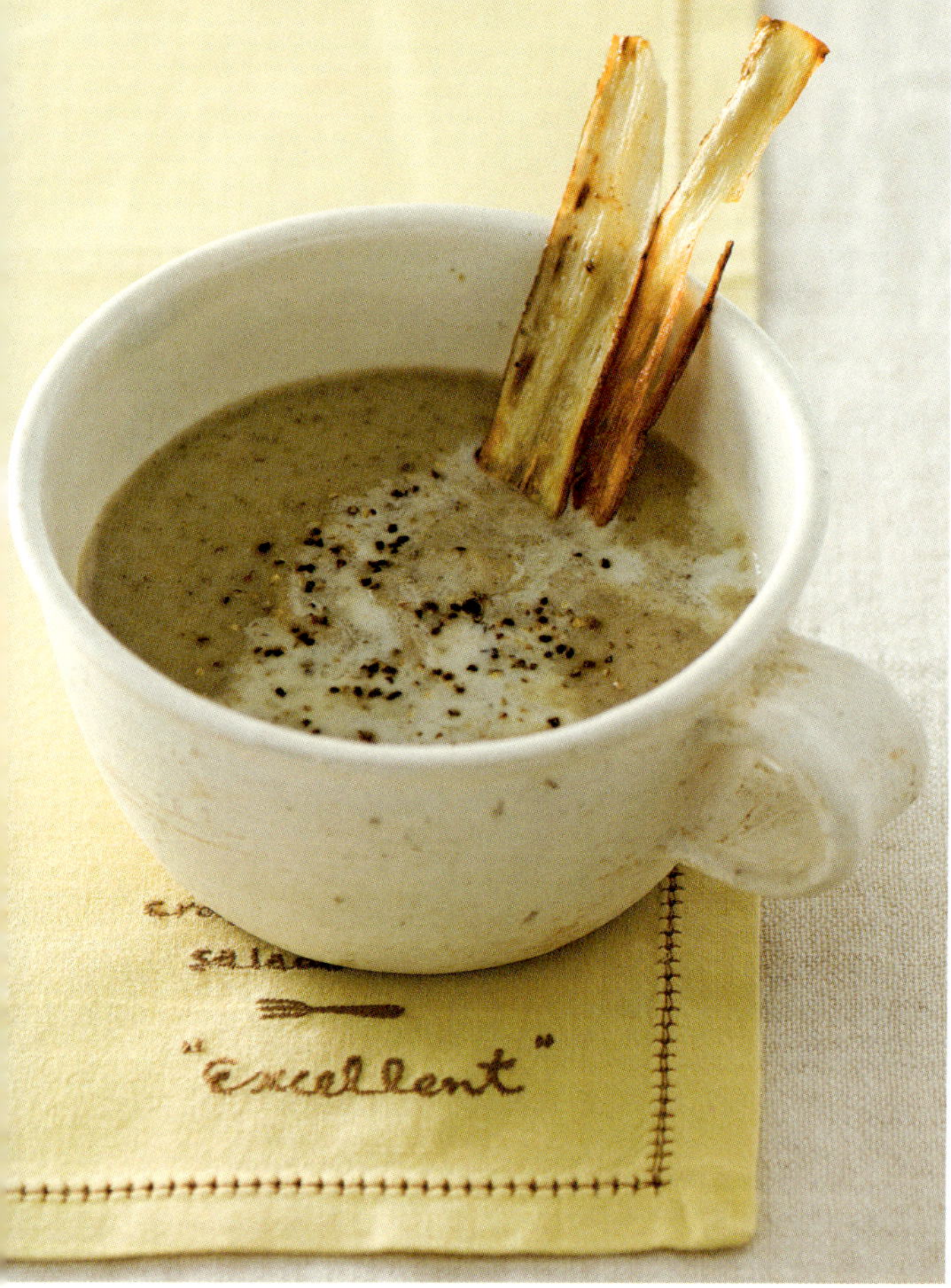

材料（作りやすい分量・約4人分）

- ごぼう …… 1本（250g程度）
- 玉ねぎ …… 中1/2個
- こぶ …… 15cm角1枚
- サラダ油 …… 大さじ1
- 酒 …… 大さじ1
- 塩 …… 小さじ1/2
- 豆乳 …… 1カップ（200ml）
- あらびき黒こしょう …… 少々

作り方

1. こぶは細く切って、水2.5カップ（500ml）に30分ほどひたしておく。
2. ごぼうはたわしで表面の汚れを落として洗い、薄切りにする。玉ねぎは皮をむいて薄切りにする。
3. なべにサラダ油を熱し、ごぼうを中火でいためる。香りが立ったら玉ねぎを加えていため、しんなりしたら1のこぶを汁ごと加え、酒も加えて、ごぼうがやわらかくなるまで弱火で煮込む。
4. 3をミキサーにかけ、なめらかなペースト状にする。
5. 4をなべに戻し、弱火にかけてあたため、塩で味をととのえる。これを器に盛り、あたためた豆乳を加えまぜ、黒こしょうを振る。好みで薄切りごぼうを素揚げしたものを飾っても。

素材コラム

ごぼう

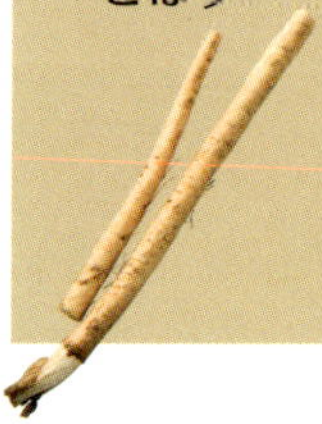

中国では食用よりも、「牛蒡根」という漢方薬として用いることが多く、熱毒を排出し、のどや歯の痛み、できものの治療に用いられます。体を冷やす作用があるので、冷え性の人は食べすぎないように注意してください。

ごぼうは繊維質が強いため、消化不良を起こすことも。ミキサーでペースト状にしてポタージュで食べるのがおすすめ。

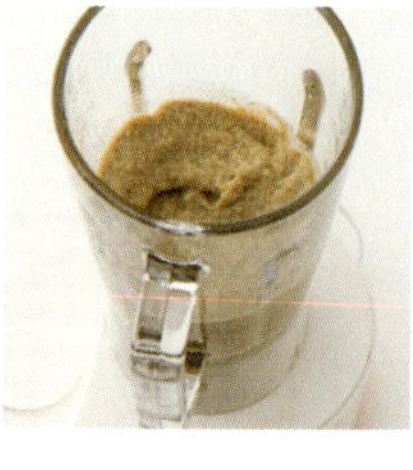

陰虚　湿　（1人分 74kcal　塩分 0.9g）

具だくさんの食べるスープ。
特に水分代謝を促す効果が

とうがんとかにのとろとろスープ

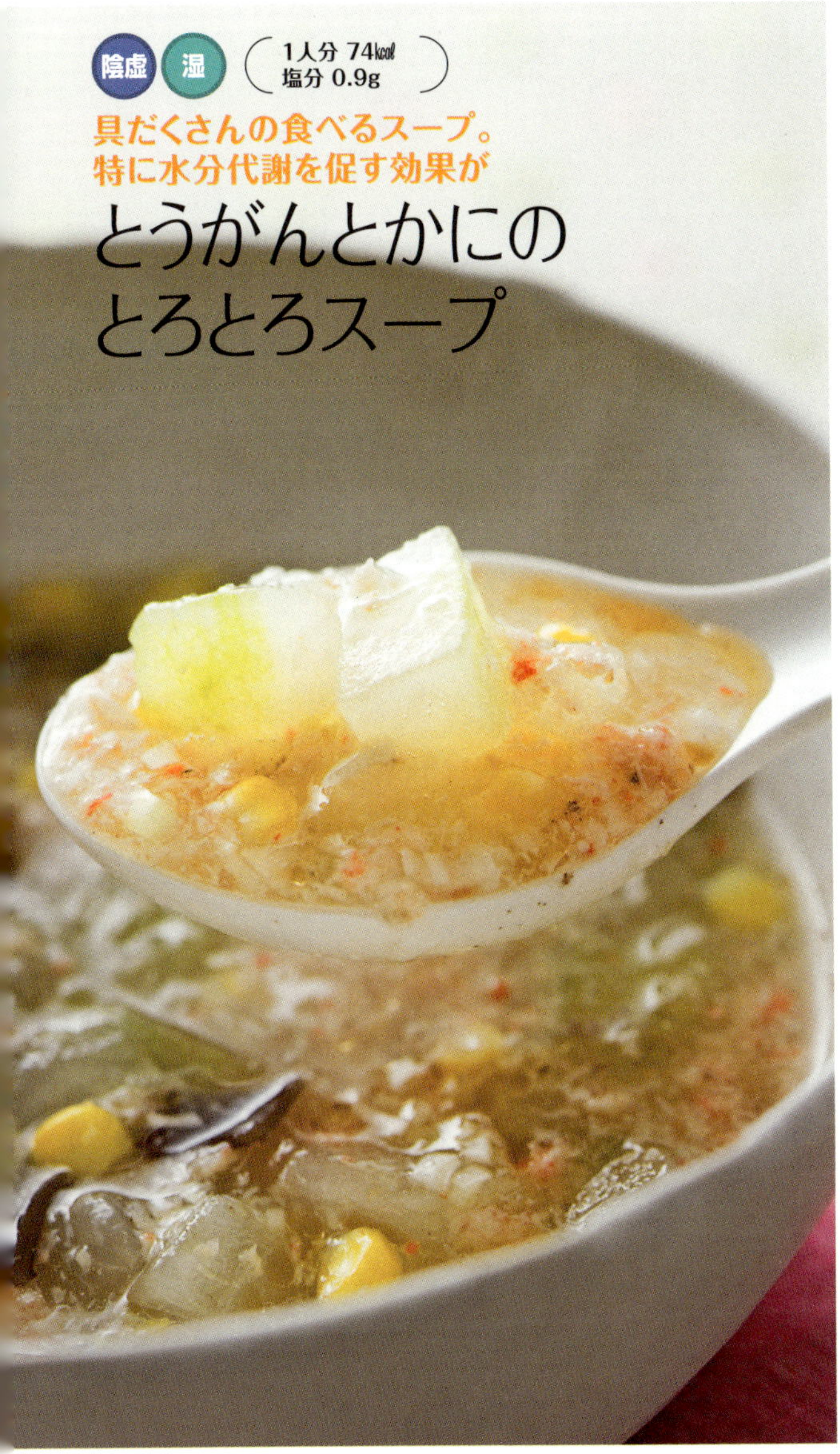

材料（2人分）

とうがん ………………… 200g
（皮をむいて約150g）
こぶ ………………… 5cm角1枚
（または中華スープのもと少々）
冷凍コーン …約大さじ4（40g）
かにの身（缶詰）$\frac{1}{2}$缶（約30g）
しょうが（すりおろし）…小さじ1
長ねぎ（みじん切り）…… 5cm
塩、こしょう、ごま油 …各少々
水どきかたくり粉
（水とかたくり粉を1:1でまぜる）……………… 大さじ2

作り方

1 とうがんはピーラーで皮をむいて、2cm角ほどに切る。

2 なべにこぶ、水1.5カップ（300ml）、1、コーン、かにの身を入れて火にかけ、沸騰したら弱火にして7～8分、とうがんがやわらかくなるまで煮る。

3 こぶをとり出して5mm角ほどに切ってなべに戻し、塩、こしょうで味をととのえ、水どきかたくり粉でとろみをつける。

4 仕上げにしょうが、長ねぎ、ごま油を加える。

素材コラム

とうがん

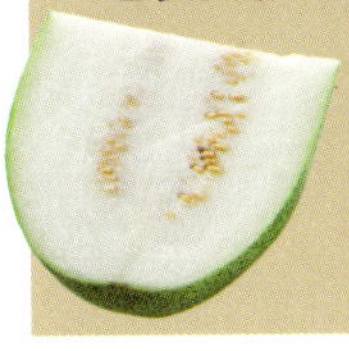

利尿効果が高いことで知られ、薬膳では特にむくみに使われる食材です。雨が続いたときなどに、体が重い、頭痛がするなどの症状に。皮にも薬効があるので、むきすぎないよう、ピーラーを使うと便利です。

気虚　血虚　瘀血　陽虚　陰虚

（1人分 128kcal
塩分 1.4g）

血液をきれいにする里いもに、血を補う黒ごまをプラス

里いもとオクラの黒ごまあえ

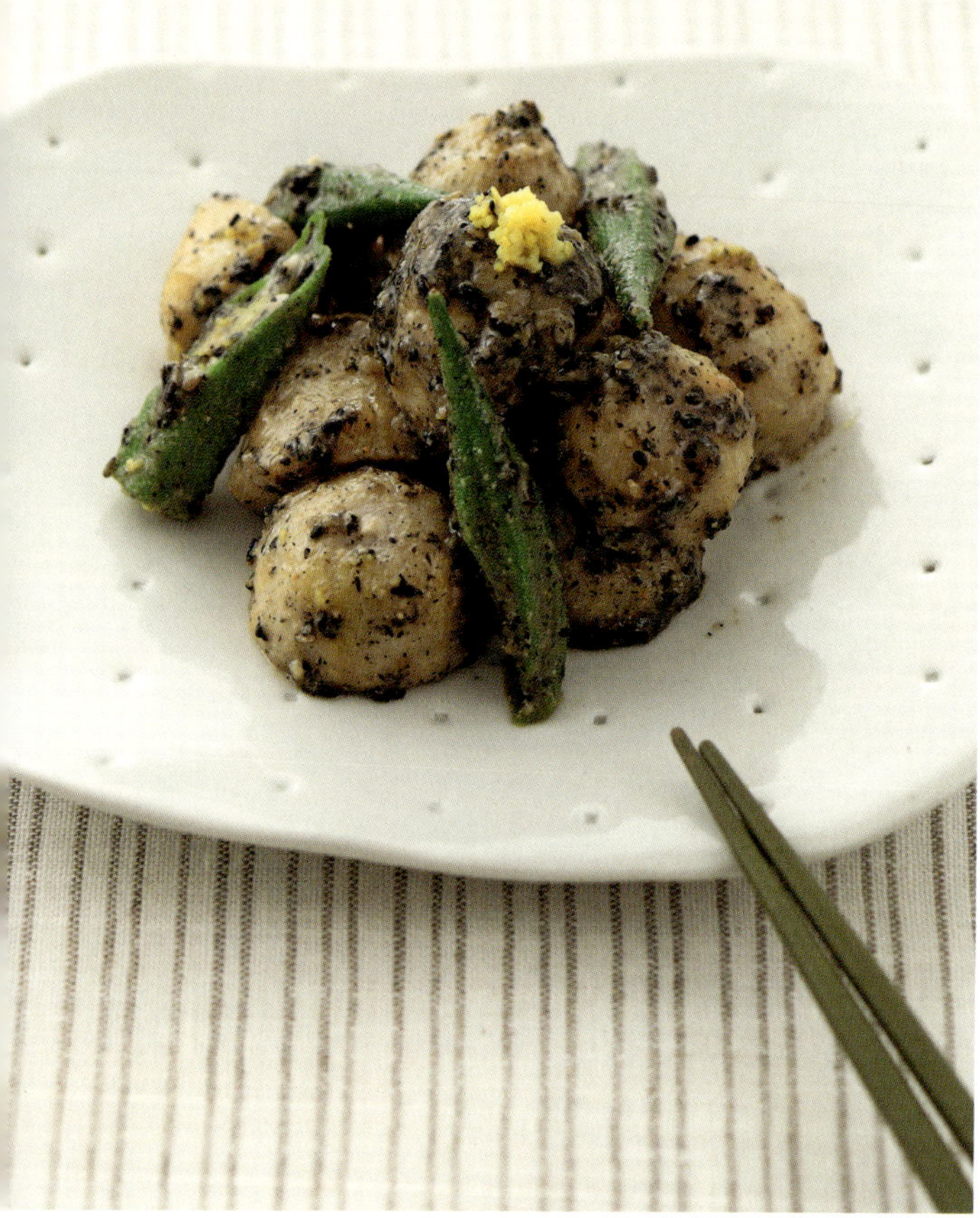

材料（2人分）

	里いも	4個（200g）
	オクラ	4本
A	いり黒ごま	大さじ1
A	白みそ	大さじ1
A	しょうゆ	小さじ2
A	はちみつ	小さじ2

作り方

1 里いもはたわしでこすってきれいに洗う。

2 熱湯に塩をひとつまみ（分量外）入れて、オクラをゆで、とり出して斜めの一口大に切る。続いて里いもを皮ごとゆで、串がすっと通るやわらかさになったらとり出し、皮をむく（1個ずつふきんで包んで、里いもを押し出すようにするとつるっと簡単にむける）。

3 Aであえ衣を作る。ごまをすり鉢ですってボウルに入れ、残りの材料をまぜる。

4 3に2を加えてまぜ合わせ、好みですりおろしたゆずの皮をのせる。

素材コラム

里いも

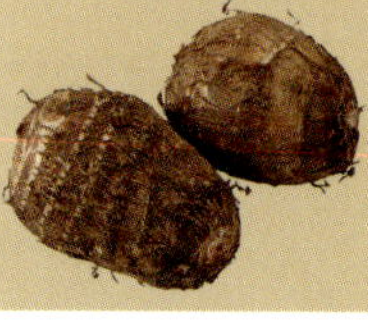

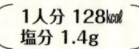

里いもは消化を助け、基礎体力を補います。毒出しのデトックス効果やはれものを解消する働きがあるとされ、吹き出物などができやすい、炎症を起こしやすい人におすすめです。

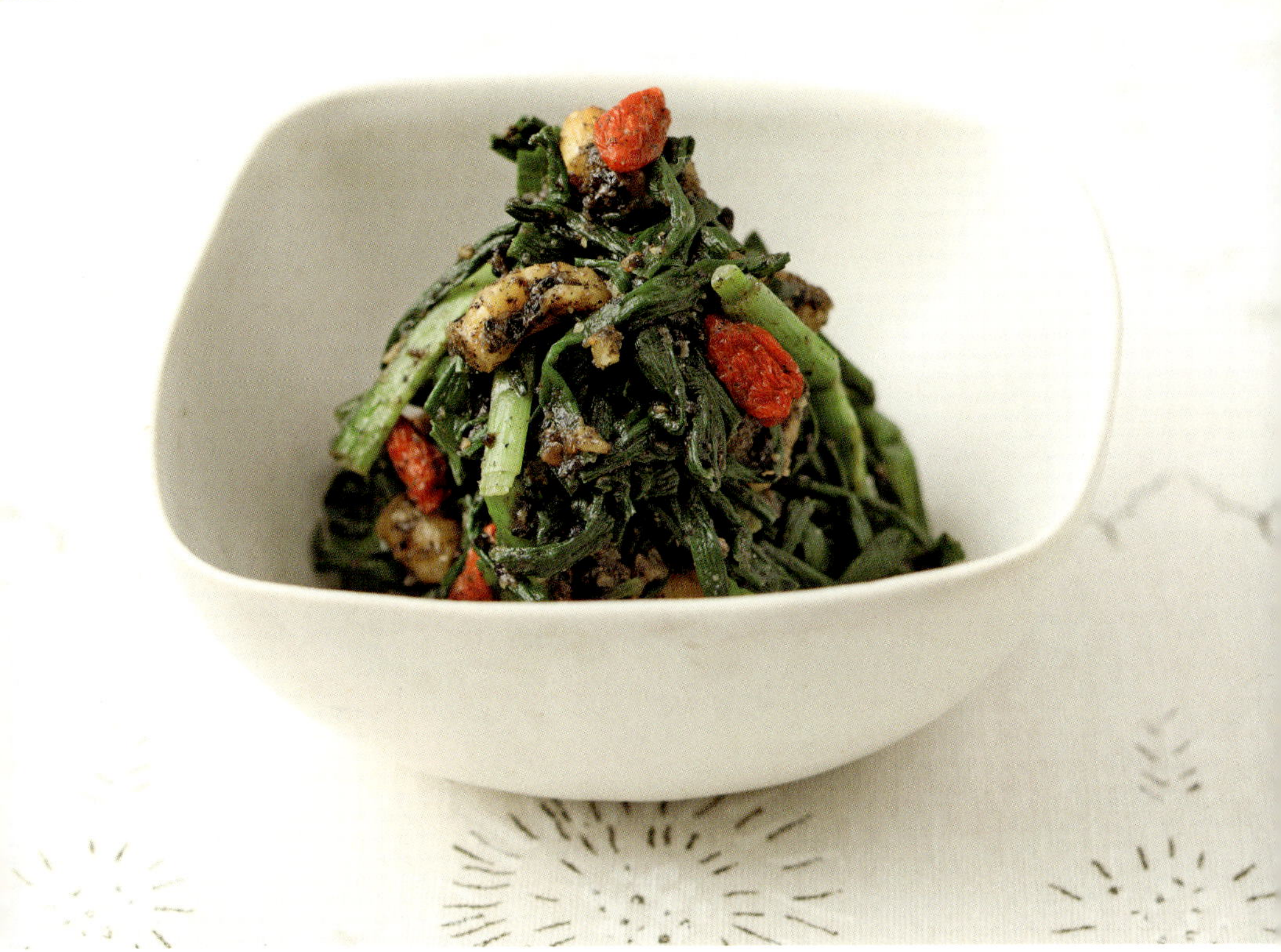

血虚　陽虚　陰虚

1人分 111kcal
塩分 0.9g

生命・生殖エネルギーを司る「腎」にパワーを与えます

にらと木の実のみそあえ

材料(2人分)

にら …………………………… 1束
クコの実 ……………………… 5g

くるみみそ

- むきくるみ　3～5粒(15g)
- すり黒ごま… 大さじ1(10g)
- みそ… 大さじ1/2(8～10g)
- しょうゆ ………… 小さじ1
- はちみつ………… 小さじ1

作り方

1 クコは洗って、少量の水に10分ほどひたしておく。くるみはポリ袋に入れ、すりこ木などであらくつぶす。

2 ボウルにくるみ、ごま、みそ、しょうゆ、はちみつを合わせてまぜる。

3 にらを熱湯でさっとゆでてざるに上げ、水けをしぼって3cm長さに切る。これを2に加え、水をきったクコを加え、よくあえる。

素材コラム

にら

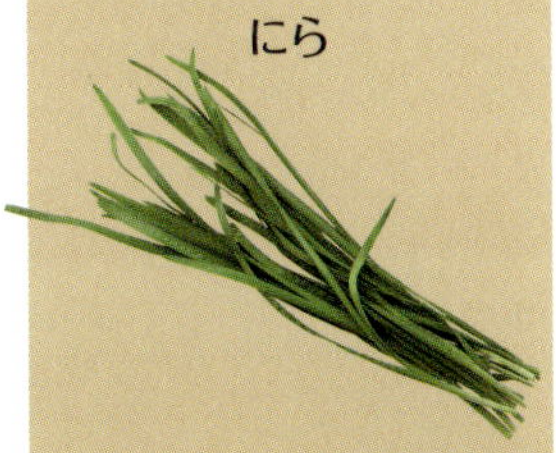

にらは中国では別名「起《き》陽《よう》草《そう》」と呼ばれ、陽気を立ち上げる(体をあたためる)食材。冷え性の男性のED(勃《ぼっ》起《き》障害)にも使います。にらのにおいが苦手な人もゆでるとおいしく食べられます。

気虚 気滞 陰虚 湿

（1人分 66kcal
塩分 1.3g）

むくみにいい薬膳漬け物。
多めに作って常備菜に！

キャベツときゅうりのさんしょう漬け

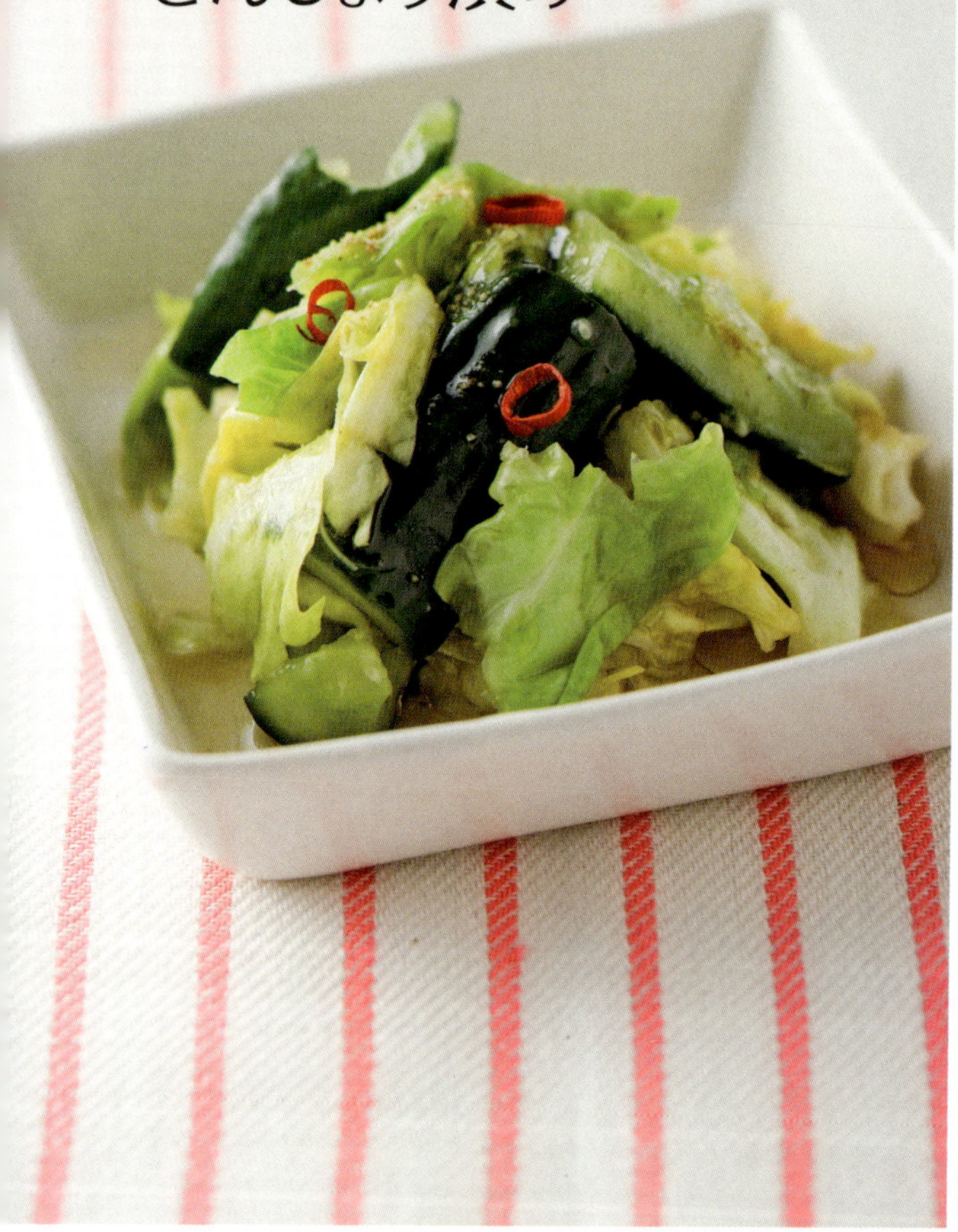

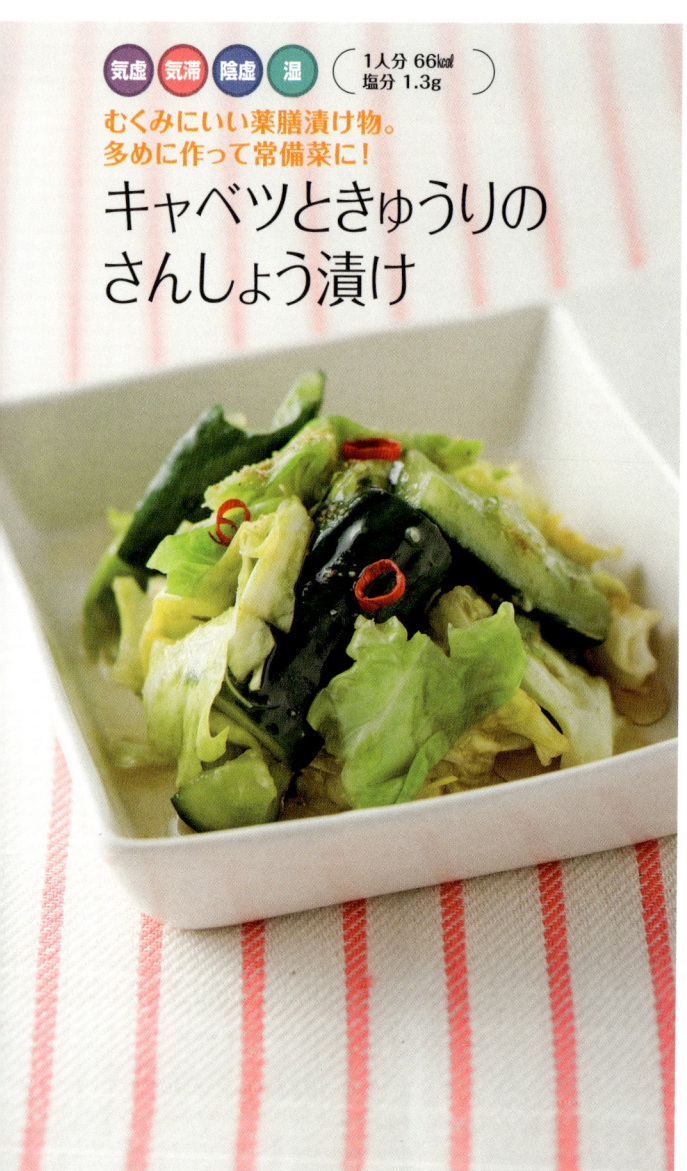

材料（作りやすい分量）

キャベツ …200g（1/5〜1/4個）
きゅうり……………………… 2本
塩 ……………………………適量

漬け汁

A
- 米酢 ………… 大さじ2
- みりん………… 大さじ2
- しょうゆ ……… 大さじ1
- 水 …………… 大さじ2
- こぶ ……………… 2cm
- ローリエ …………… 2枚
- 赤とうがらし（輪切り）……………… 2〜3本

粉ざんしょう …………適量
ごま油 ………… 小さじ2

作り方

1 漬け汁を作る。Aをなべに入れて火にかけ、沸騰したら弱火で1分煮て火を止め、あら熱がとれるまでおく。

2 キャベツは一口大にちぎり、塩少々を振る。きゅうりは4cm長さに切って、すりこ木でたたいて軽くつぶし、塩少々を振る。

3 1をビニールに入れ、粉ざんしょう、ごま油を加える。2の野菜の水けをしぼって加え、空気を抜くようにして口を閉じ、冷蔵庫へ入れる。1時間ほど漬ければ食べられる。

＊2日目以降になると味がなじんでさらに美味。大根、かぶ、うりなどでも。

素材コラム

きゅうり

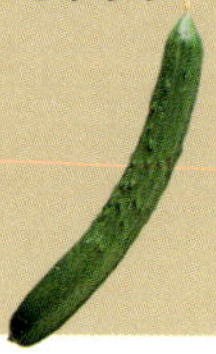

体の熱をしずめて、のどの渇きをうるおす、薬膳では代表的な夏の野菜。水分代謝を促し、利尿効果が高いため、むくみ改善や解毒にも使われます。体を冷やす食材なので、冷え性の強い方は、スープやいため物など火を通しても。

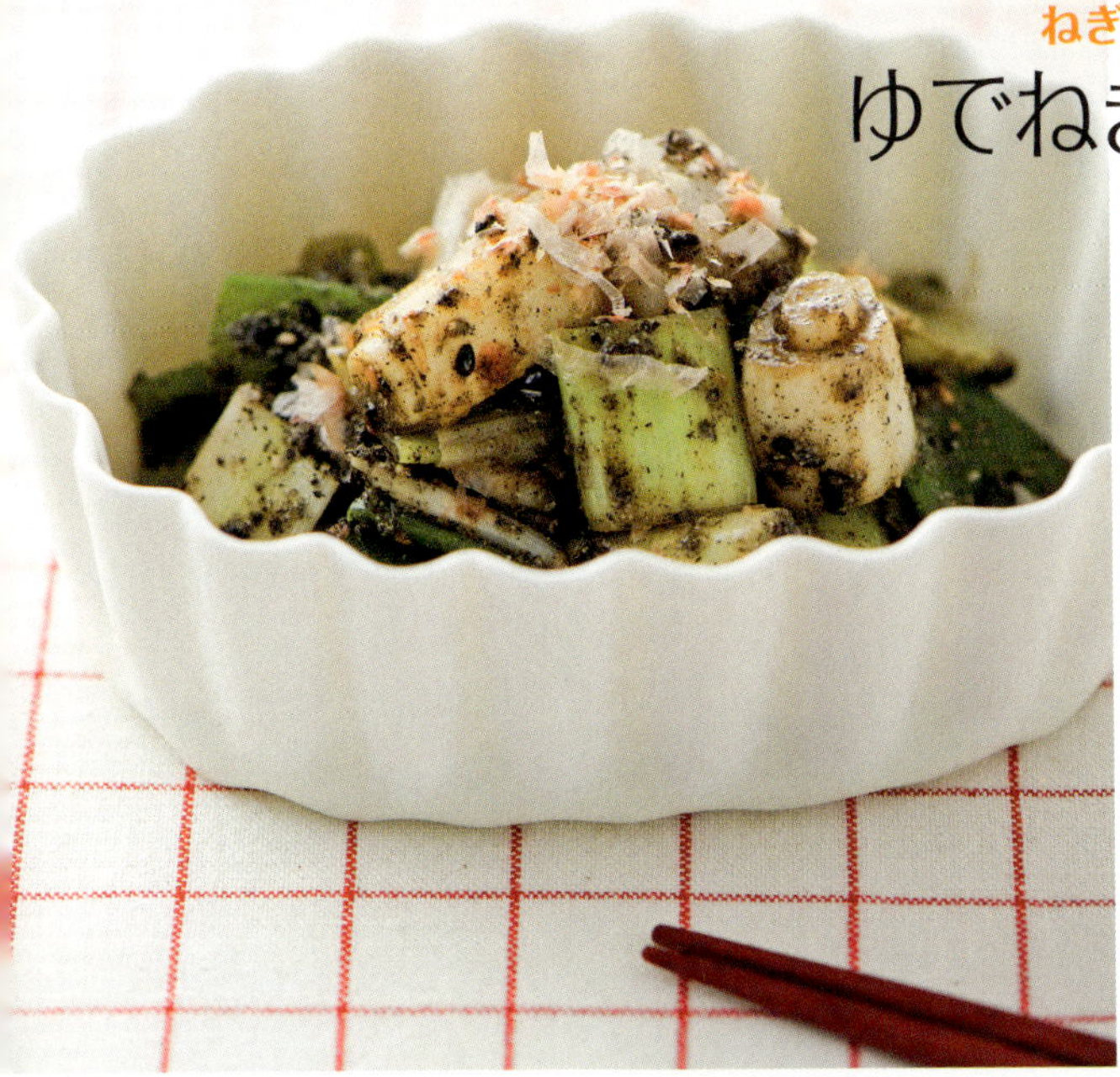

気虚　気滞　陽虚　湿

1人分 51kcal
塩分 0.8g

スピード薬膳おかず。体をあたためる
ねぎがたっぷり食べられます

ゆでねぎのおひたし

材料(2人分)

長ねぎ……………………… 1本
すり黒ごま ………… 大さじ1
しょうゆ …………… 小さじ2

作り方

1 長ねぎを適当な大きさに切り、熱湯に入れて1分ほどゆで、とり出して冷ます。

2 1を1cmほどの長さに切り、ごま、しょうゆをかけてまぜる。好みで削り節をかける。

血虚　陰虚

1人分 69kcal
塩分 1.0g

お酒のつまみに。のりの香りで食欲もアップ

いかとしめじののりあえ

材料(2人分)

いか(刺し身用)…… 1ぱい分
しめじ ……………… 1/2パック
のり(全径)……………… 1枚
A
　酢 ……………… 小さじ1/2
　塩 ……………… 小さじ1/4
　ごま油 ………… 小さじ1
　しょうがのしぼり汁…… 少々

作り方

1 しめじはほぐして熱湯でさっとゆで、ざるにとって冷ます。のりは手でちぎってこまかくする。

2 ボウルにいかと1を合わせ、Aを加えてよくまぜる。

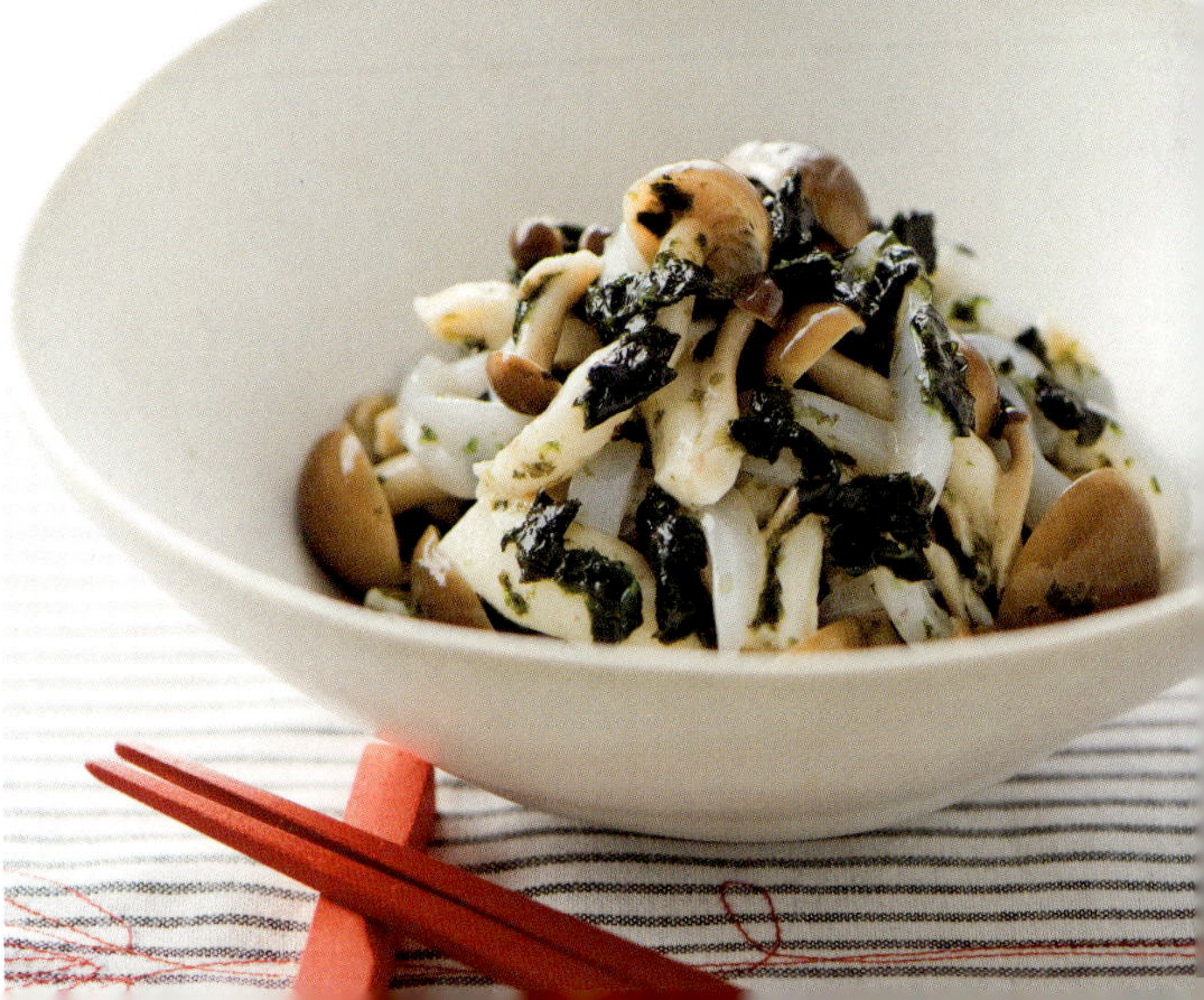

気虚 気滞 陰虚 湿

（1人分 70kcal
塩分 1.0g）

**消化を促す一品なので、
肉料理のつけ合わせにおすすめです**

じゃことキャベツのコールスロー

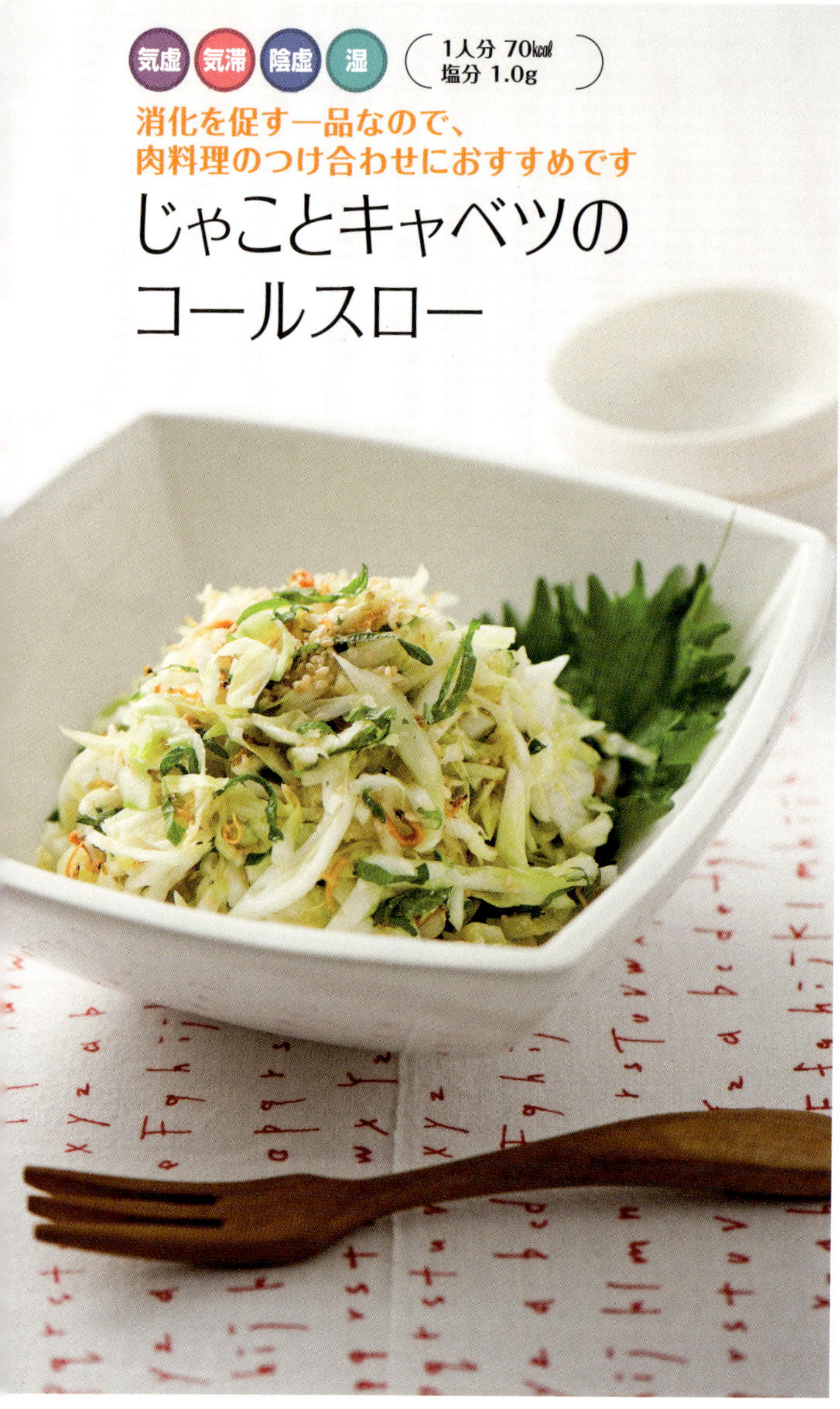

材料（2人分）

キャベツ……150g（約$\frac{1}{6}$個）
青じそ……7枚
しらす干し……15g（約大さじ3）
塩……小さじ$\frac{1}{6}$
すり白ごま……適量
ごま油……大さじ$\frac{1}{2}$

作り方

1 キャベツはせん切りにして、塩を振って軽くまぜる。5分ほどおいたらざるに上げて、水けをしぼる。青じそは2枚を残しせん切りにする。

2 しらす干しはアルミホイルにのせて、オーブントースターで2～3分あぶり、香りが立ったらとり出して、ホイルごと手でもんでこまかくする。

3 1、2をボウルに入れ、ごまとごま油を加えてまぜ合わせる。器にしそを添えて盛りつける。

素材コラム

キャベツ

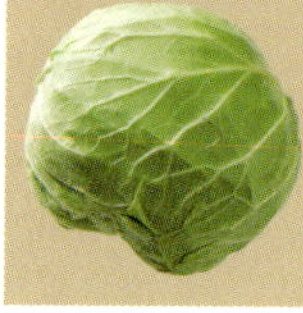

キャベツに含まれるビタミンUは胃粘膜を保護し、胃腸薬の成分として使われています。中国でも昔から胃腸を丈夫にする食材とされ、生キャベツのしぼり汁は胃潰《かい》瘍《よう》の痛みを緩和する薬膳ジュースの一つです。

血虚　瘀血　陰虚　湿

（1人分 108kcal　塩分 1.3g）

常備菜に。ひじきでもおいしくできる、デトックス効果の高い薬膳

金針菜ときくらげのいため煮

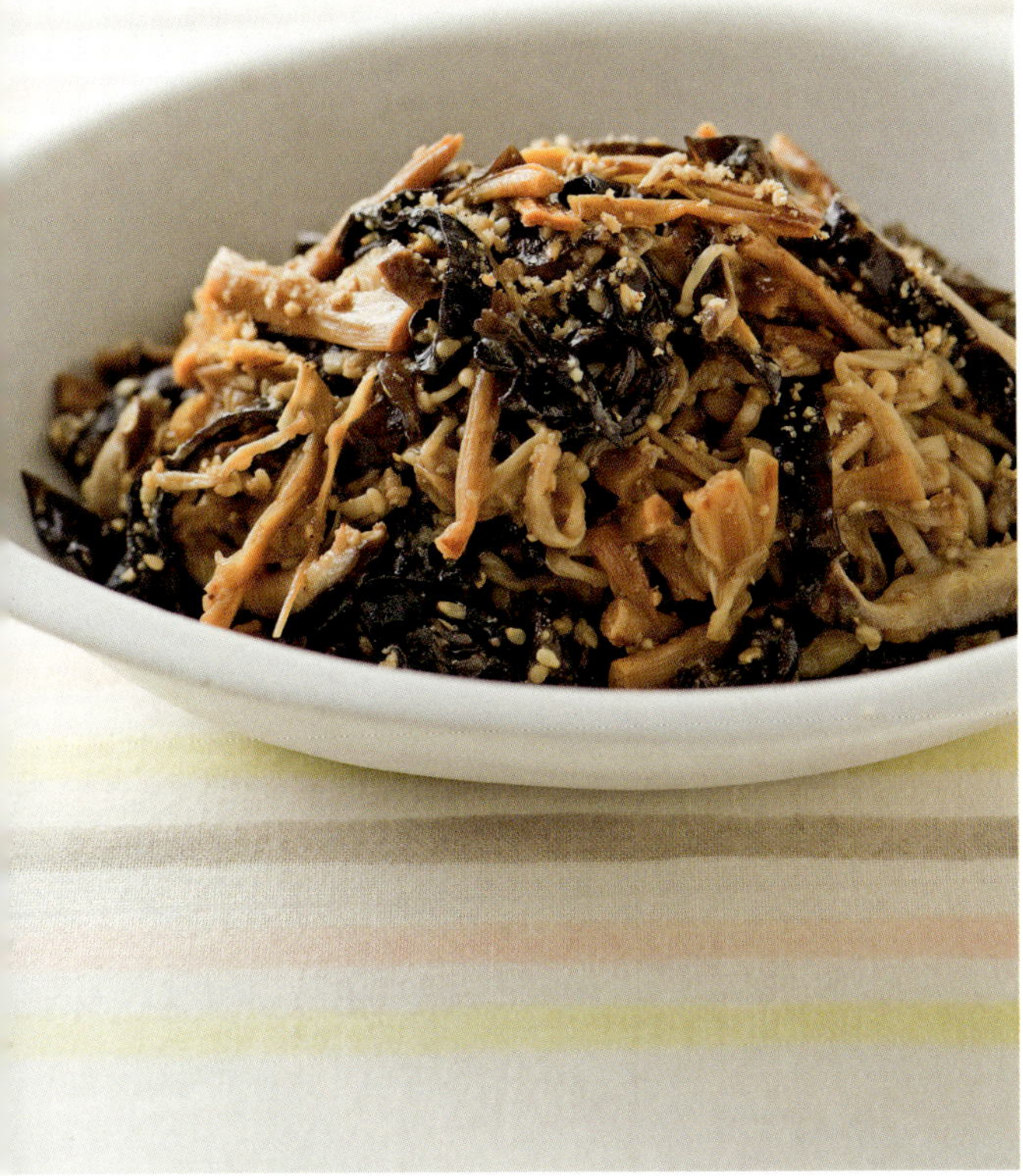

材料（2人分）

- 金針菜（乾燥）または ひじき（乾燥）………… 10g
- 干ししいたけ ………… 中2個
- きくらげ（乾燥）………… 3g
- えのきだけ … 50g（½パック）
- すり白ごま ……… 大さじ1強
- ごま油 ……………… 大さじ½
- A
  - 酒、みりん、しょうゆ ……………… 各大さじ½
  - 塩 ………… 約ふたつまみ

作り方

1 金針菜はさっと洗って、かぶる程度の水（約½カップ）に20分ほどひたしてもどす（もどし汁はとっておく）。つけ根のかたい部分を切り落とし、3等分に切る。ひじきの場合も同様に水でもどす。もどし汁はとっておく。

2 干ししいたけはかぶる程度の水（約½カップ）を注いで20分ほどひたしてもどす（もどし汁はとっておく）。石づきの部分を切り落として、細切りにする。

3 きくらげは洗って、たっぷりの水に20分ほどひたしてもどす（もどし汁は捨てる）。かたい部分を切り落として5mm幅に切る。えのきだけはこまかくほぐす。

4 なべにごま油を熱し、金針菜ときくらげを中火で軽くいため、続けてえのき、干ししいたけも加えていためる。

5 しんなりしてきたら、1と2のもどし汁とAを加え、3～4分弱火で煮る。水分がほぼなくなったら、ごまを加えてまぜる。

素材コラム

金針菜

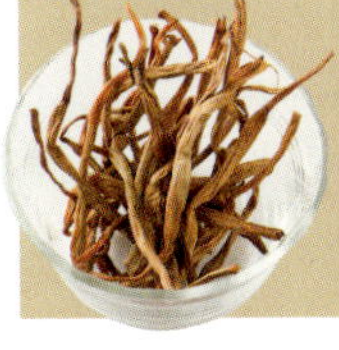

ユリ科のホンカンゾウのつぼみを乾燥させたもの。血液をきれいにして補い、また「湿熱」といわれる体内にこもった毒素を排出する力にすぐれています。別名「忘《ぼう》憂《ゆう》草《そう》」ともいわれ、精神安定効果もあります。中華食材店やインターネットの通信販売で購入可能。

ごはんに炊き込んだり、パスタで食べたり……。ワンディッシュでいただいたりすれば、薬膳だからと構えたりせずに、手軽に気軽に始められます。

ごはん、めん類など

気虚　気滞　陽虚　湿

1人分 327kcal
塩分 1.8g

体をあたためるしょうがを
コンスタントに食べるなら、ごはんです！

しょうがごはん

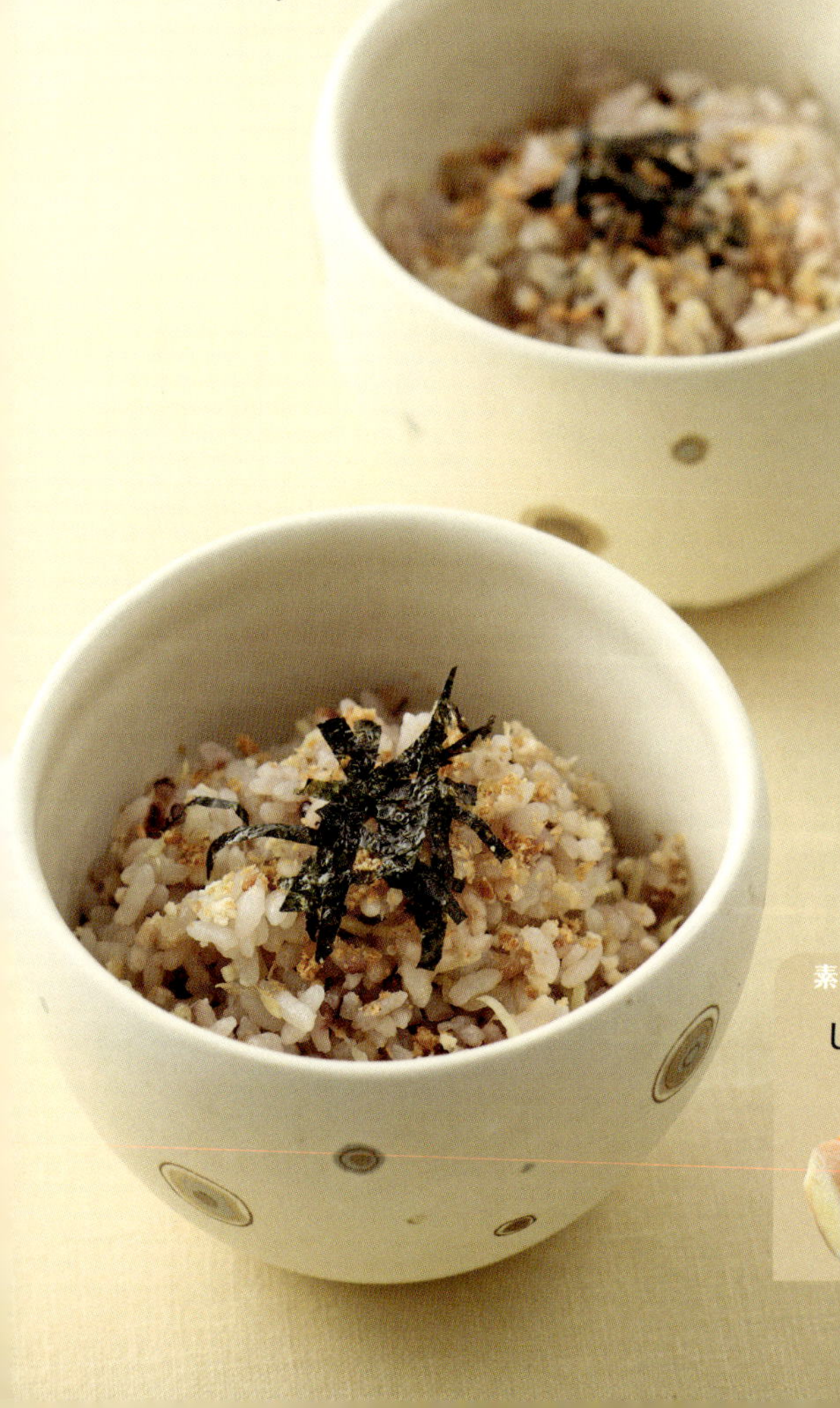

材料（3～4人分）

米	2合（360ml）
しょうが	60g
油揚げ	1枚
こぶ	5cm角
酒	大さじ1
塩	小さじ1
薄口しょうゆ	小さじ2
すり白ごま、もみのり	各適量

作り方

1 こぶは、水2.5カップ（500ml）につけておく。米は洗ってざるに上げる。

2 しょうがは皮をむいてせん切りにし、1cm長さに切る。油揚げは熱湯をかけて油抜きをして、みじん切りにする。

3 炊飯器に米を入れ、こぶを水ごと入れ、2、酒、塩、しょうゆを加えてまぜ、普通に炊く。

4 炊き上がったら全体をまぜ、器に盛り、ごま、もみのりをのせる。

素材コラム

しょうが

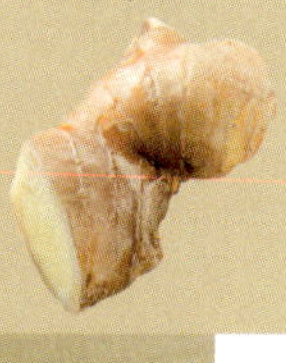

よく使われる薬効の高い野菜で、胃液の分泌を促して胃腸の働きを活発にし、消化力を高めます。さらに血液循環を促して全身をあたため、発汗させる働きがあるため、体にこもった水分を発散させてくれます。

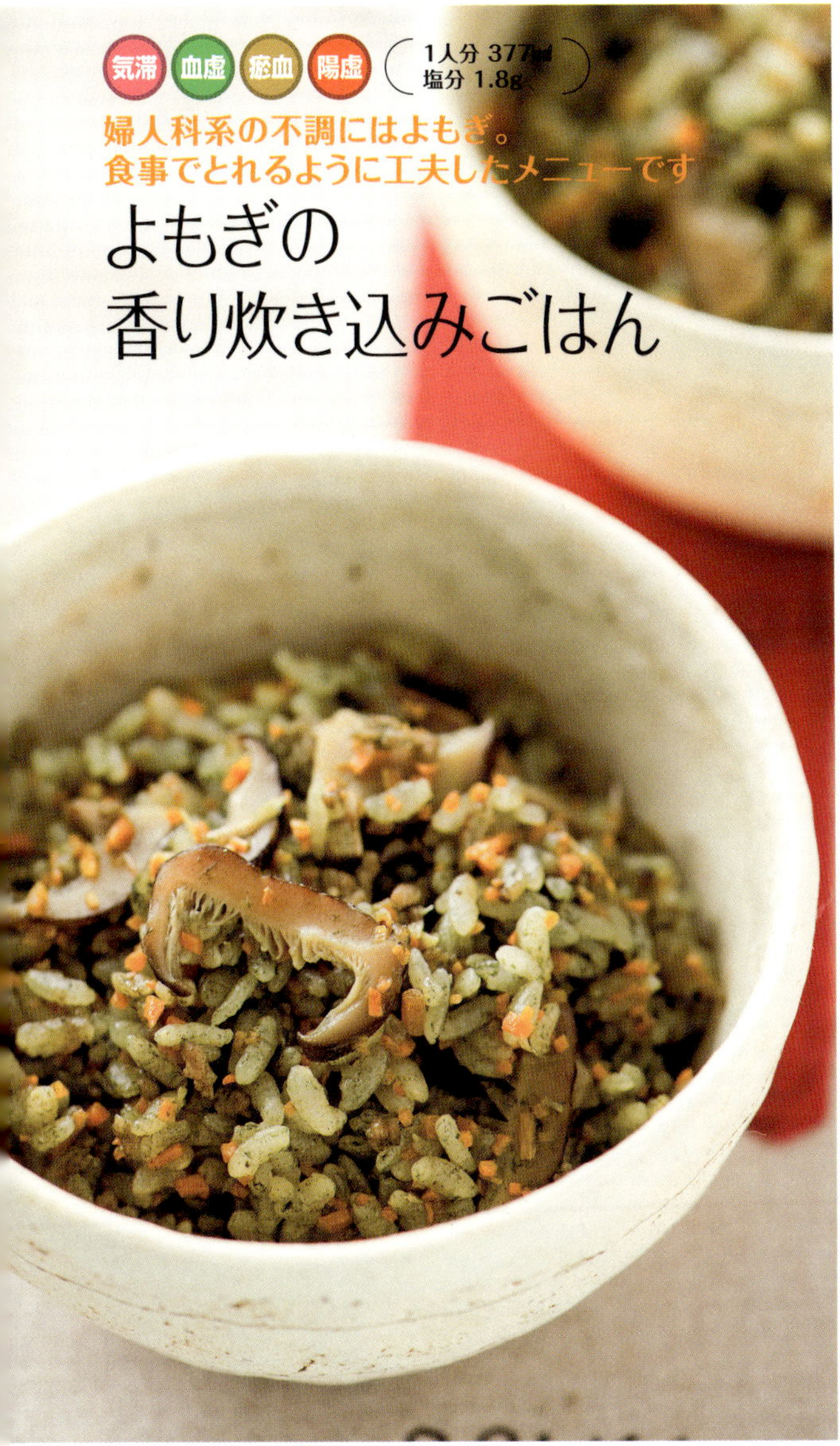

気滞　血虚　瘀血　陽虚

（1人分 377㎉
塩分 1.8g）

婦人科系の不調にはよもぎ。
食事でとれるように工夫したメニューです

よもぎの香り炊き込みごはん

材料（2～3人分）

米	1.5合（270ml）
干ししいたけ	中3個
にんじん	½本（100g）
豚ひき肉	60g
よもぎの粉末	大さじ1
しょうが（みじん切り）	ひとかけ
サラダ油	小さじ2
塩	小さじ¼
酒、しょうゆ	各大さじ2

作り方

1 米は洗ってざるに上げておく。干ししいたけは、ひたひたの水にひたしてもどす。

2 にんじんは皮をむいてみじん切り、もどした干ししいたけは半分に切って薄切りにする。もどし汁は水と合わせて1.5カップ（300ml）にする。

3 フライパンにサラダ油、しょうがを入れて弱火にかけ、香りが立ったらひき肉を入れてほぐしながらいためる。にんじん、しいたけも加えていため、しんなりしたら塩、酒、しょうゆで味をつけ、火を止めて冷ます。

4 炊飯器に米を入れ、しいたけのもどし汁と水を合わせたものを注ぎ、3とよもぎを加えてまぜ合わせ、普通に炊飯する。炊き上がったら全体を底からまぜる。

素材コラム

よもぎ

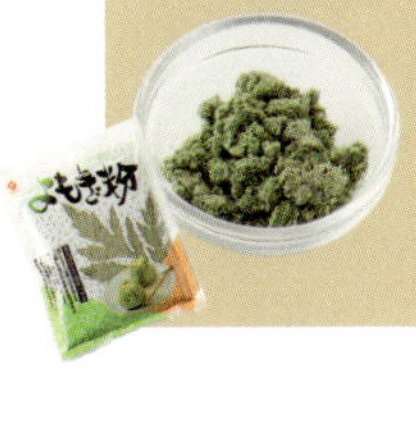

血を巡らせ、月経不順の生薬としても使われ、子宮をあたためる効果もあります。旬の春先に生をつんで使えば、香りもパワーも高いですが、通年手軽に使うなら、よもぎ粉でもOK。和菓子のよもぎもちの材料として、スーパーで購入可能です。

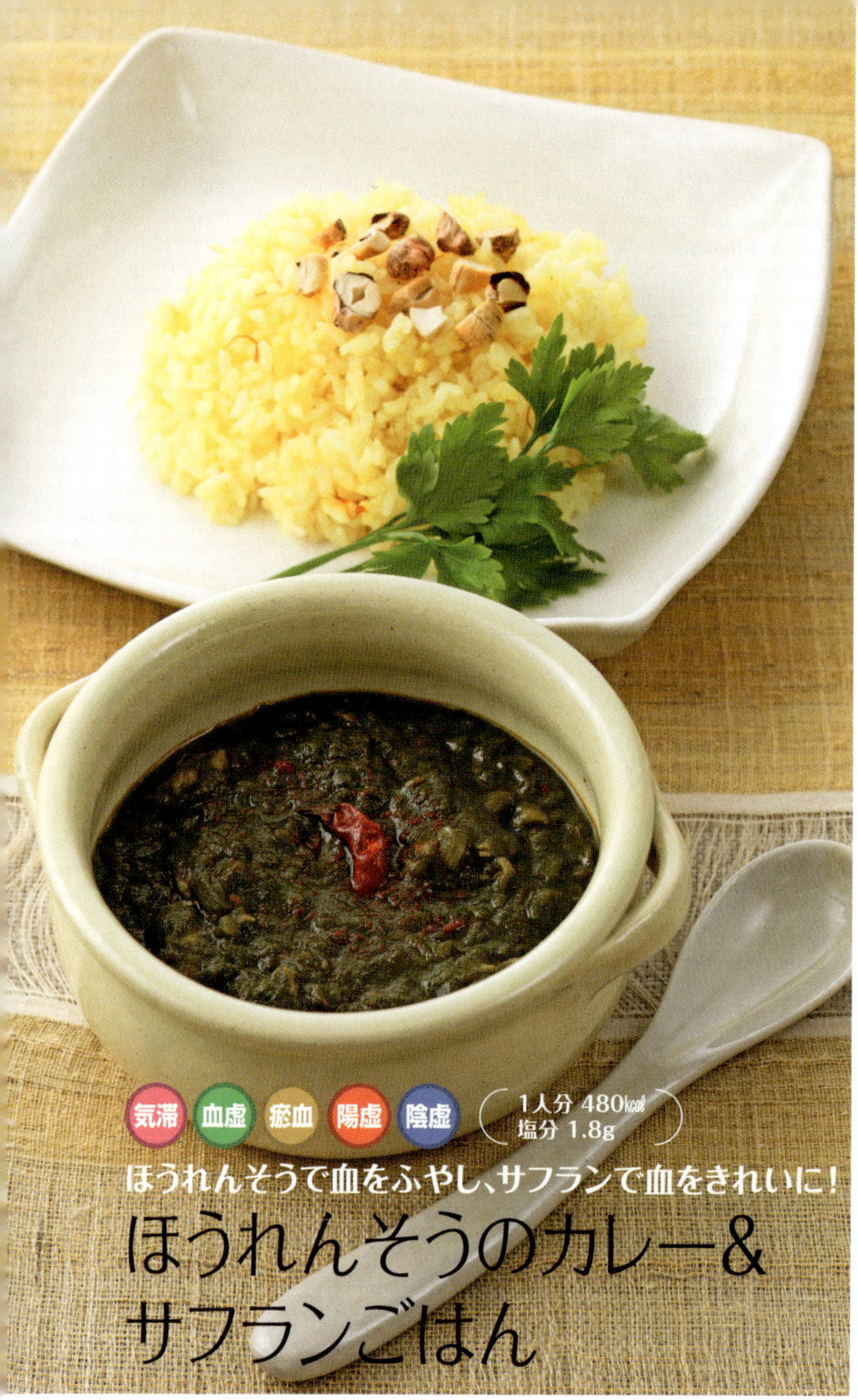

気滞 血虚 瘀血 陽虚 陰虚

（1人分 480kcal
塩分 1.8g）

ほうれんそうで血をふやし、サフランで血をきれいに！

ほうれんそうのカレー＆サフランごはん

材料（約4人分）

鶏もも肉 ………………… 200g
玉ねぎ ……………………… 1個
にんにく ………………… 1かけ
トマト水煮缶 … ½缶（200g）
ほうれんそう
……… 1～1.5束（250g）
クミンシード ………… 小さじ1
ガラムマサラ ……… 大さじ1
チリパウダー ……… 小さじ1
サラダ油 …………… 大さじ2
塩 …………… 小さじ1～1.5

作り方

1 鶏肉は1.5㎝角に切る。玉ねぎ、にんにくは皮をむいてみじん切りにする。トマトの水煮はこまかく刻む。

2 ほうれんそうはたっぷりの湯でゆでてざるに上げ、適当な大きさに切る。ミキサーに入れ、水100mlを加えてペースト状にすりつぶす。ミキサーがなければ包丁で刻んでもOK。

3 なべにサラダ油、クミンシードとにんにくを弱火にかけ、香りが立ったら玉ねぎを加えて中火でしんなりするまでいため、鶏肉を加えてさらに3～4分いためる。

4 ガラムマサラ、チリパウダー、トマトの水煮、塩を加え、煮立ったら弱火にして7～8分煮込む。2のペーストを加え（刻んだほうれんそうの場合は水100mlを足す）、約3分煮、塩（分量外）で味をととのえる。器に盛り、好みでチリパウダー（分量外）と赤とうがらしをのせる。サフランライスを添える。

サフランライスの作り方

1 米2合（360ml）を洗ってざるに上げておく。

2 水2カップ（400ml）にサフラン10本を30分ほどつけておく。

3 炊飯器に1、2を入れて普通に炊飯する。炊き上がったら、刻んだカシューナッツを散らし、イタリアンパセリを添える。

素材コラム

サフラン

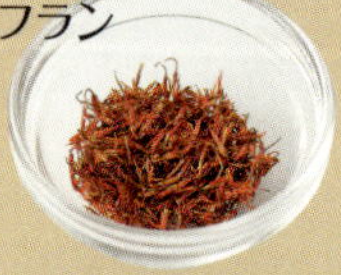

サフランは薬膳では古い血液「瘀血《おけつ》」をとり除く食材。子宮筋腫《きんしゅ》や卵巣嚢腫《のうしゅ》、月経痛が激しいなどは瘀血のサイン。スープに加えたり、ごはんに炊き込むのが簡単です。

気滞　血虚　陰虚

（1人分 110kcal
塩分 0.6g）

軽食でもつまみでも。
手軽に始められる薬膳です

トマトとしらすの和風ブルスケッタ

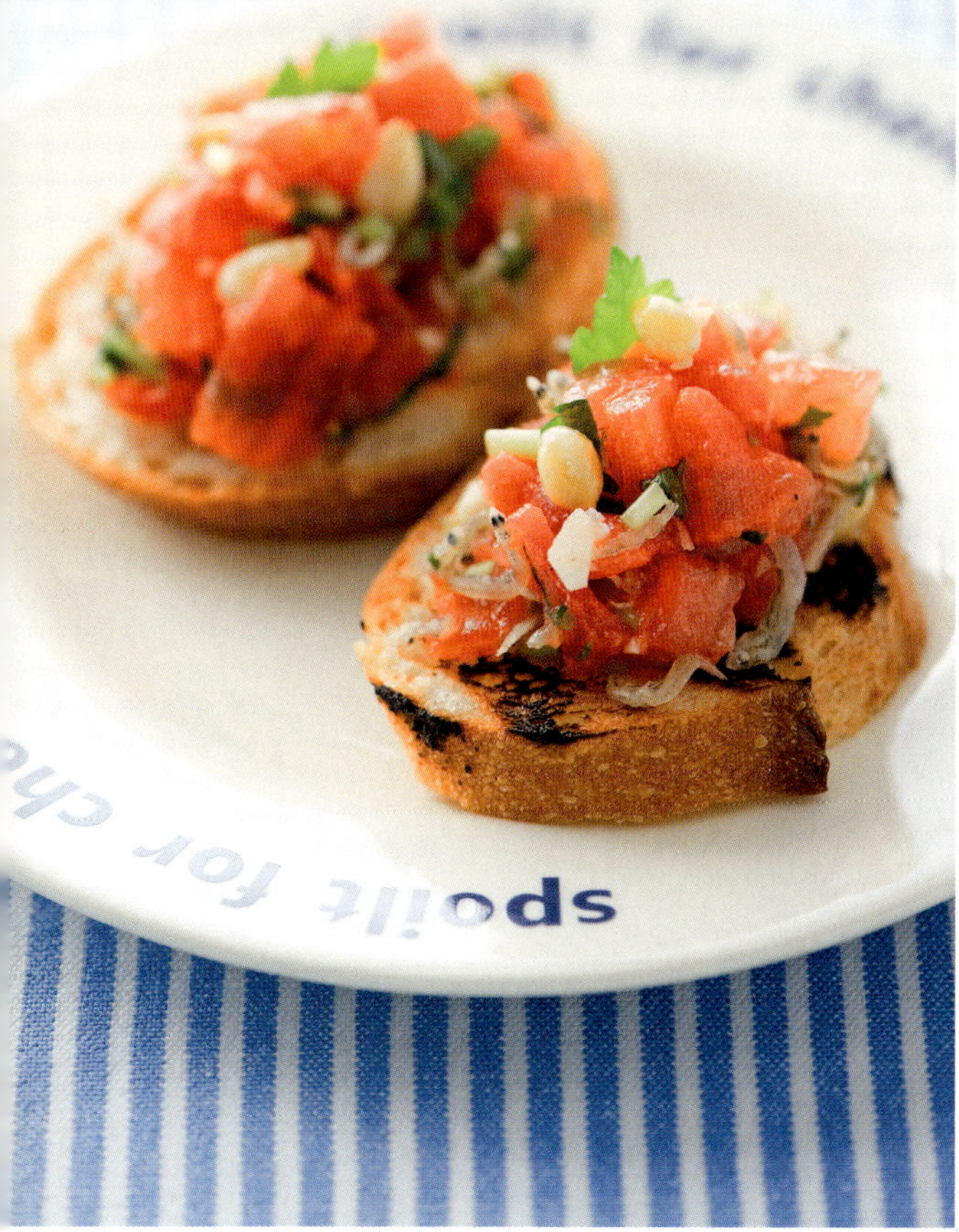

材料（約4人分）

トマト …………………… 小2個
しらす ……………… 大さじ2
にんにく（みじん切り）
…………………… ひとかけ
三つ葉……………… 5～6本
フランスパン …… 薄切り8枚
オリーブ油 ………… 大さじ1
松の実……………… 大さじ1
塩、こしょう ………… 各少々

作り方

1 フライパンにオリーブ油、にんにく、しらすを入れ、ごく弱火でふつふつする程度に火を通し、にんにくが薄いきつね色になったら火を止める。

2 トマトは1cm角ほどに刻む。三つ葉はこまかく刻む。

3 ボウルに1、2を入れ、松の実を加えて、塩、こしょうで味をととのえて軽くまぜる。

4 フランスパンを軽くトーストし、上に3を適量ずつのせる。

食べ方アドバイス

別盛りにして、食べるときにのせても。フランスパンのほか、クラッカーやトーストでも。おもてなしの前菜にも。

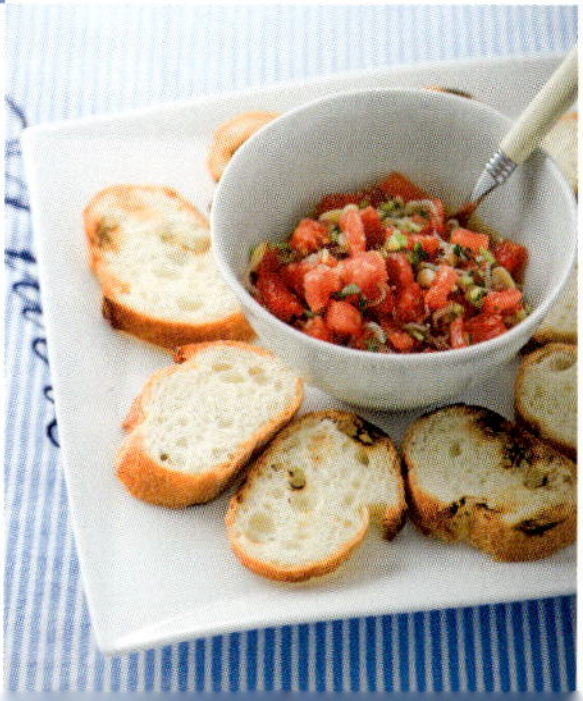

気虚　湿　（1人分 462kcal　塩分 2.0g）

野菜の自然な甘みとのど越しのよさ。食欲がないときにおすすめ

とうもろこしの冷たいスパゲッティ

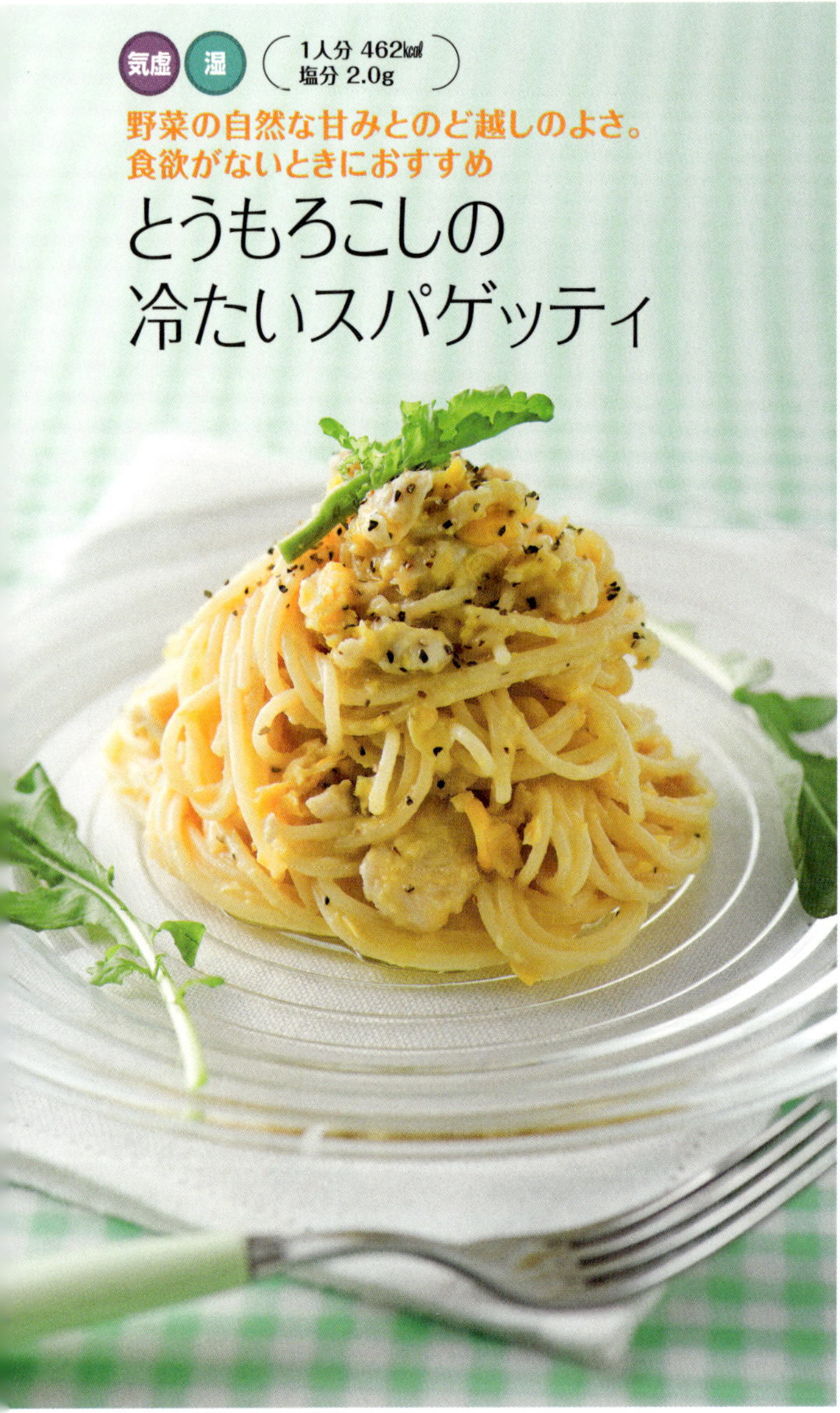

材料（2人分）

- 鶏ささ身 …………………… 80g
- 酒 …………………… 大さじ1
- コーンクリーム（缶詰）… 150g
- 豆乳 …………………… 120ml
- 塩、あらびき黒こしょう… 各適量
- 細めのスパゲッティ…… 160g
- オリーブ油 …………… 少々
- ルッコラまたは貝割れ菜…適量

作り方

1 フライパンにささ身、酒、塩ひとつまみ、水約$\frac{1}{2}$カップ（100ml）を加えて火にかけ、ふたをして弱火で5分ほど蒸し煮にする。冷めたら手で小さくほぐす。汁はとっておく。

2 ボウルにコーンクリーム、豆乳、水$\frac{1}{2}$カップ、塩小さじ$\frac{1}{3}$、1のゆで汁を加えてまぜ合わせる。

3 なべに熱湯を沸かして塩適量を加え、スパゲッティを袋の表示に従ってゆでる。ゆで上がったら水にとって冷やし、ざるに上げ、水けをよくきる。

4 2に1、3を入れてまぜ合わせ、味をみて足りなければ塩で味をととのえる。皿に盛って、オリーブ油、黒こしょうを振る。ルッコラを添える。

＊時間があれば、ゆでたとうもろこしの実をはずしたもの、または冷凍コーンで作るとさらにおいしい。その場合は、作り方2で、材料といっしょにミキサーにかけてペースト状にする。

素材コラム

とうもろこし

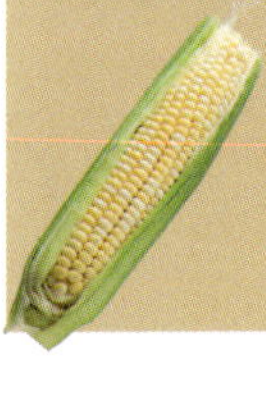

胃腸の働きをととのえ、利尿効果がある野菜です。ふだんは捨ててしまう、実についている毛は特に利尿効果が高く、漢方では煎じてお茶として使われます。旬の時期はぜひ葉つきを購入し、実も毛も余すところなく利用しましょう。

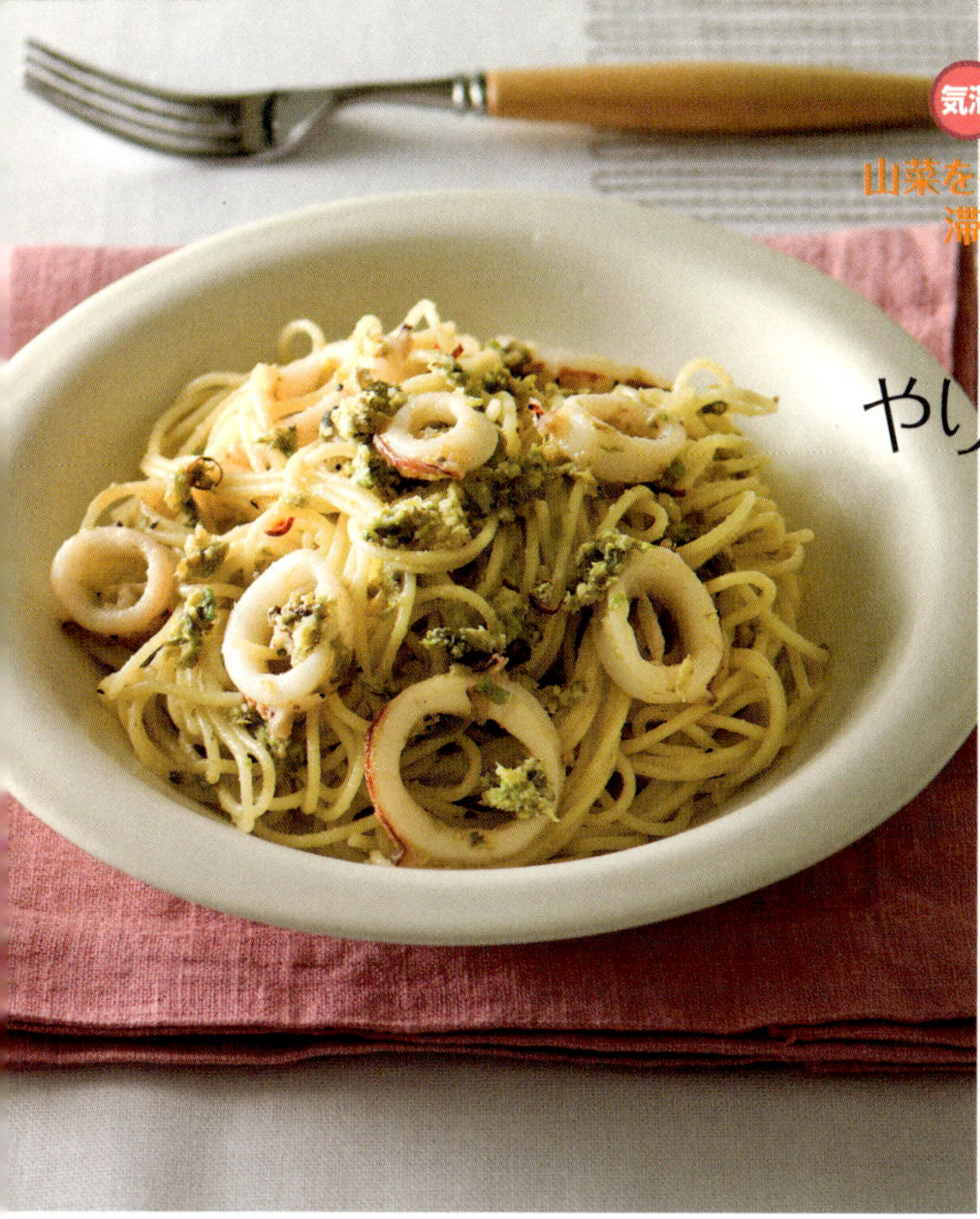

気滞　血虚　陰虚

1人分 471kcal
塩分 2.2g

山菜をイタリア風に。香りと苦みで
滞った気の流れをスムーズに

ふきのとうと
やりいかのパスタ

材料（2人分）

ふきのとうペースト
（作りやすい分量）

- ふきのとう……………120g
- アーモンドパウダー …30g
- 塩 ………………小さじ$\frac{1}{2}$
- オリーブ油…………大さじ2

やりいか…約$\frac{1}{2}$ぱい（正味120g）
にんにく ………………$\frac{1}{2}$かけ
スパゲッティ ………約140g
赤とうがらし（輪切り）…2〜3個
オリーブ油 ……………大さじ1
白ワイン ………………大さじ2
塩、こしょう ……………各適量

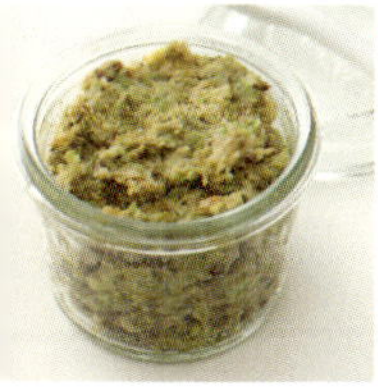

ふきのとうのペースト。刻んでゆでることでアクを除き、オリーブ油とまぜることで食べやすくなる。トーストにのせてもおいしい。

素材コラム

ふきのとう

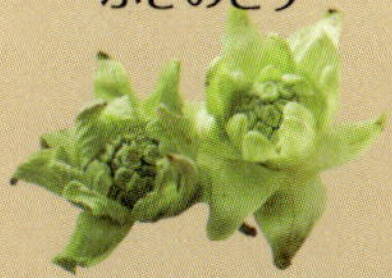

ふきの花のつぼみで、中医学では、そのほろ苦さと芳香から健胃薬として用いられます。春に芽の野菜を食べることは、冬から春へと体を目覚めさせると同時に、たまった毒や老廃物を排出する働きがあるとされます。

作り方

1 ふきのとうペーストを作る。ふきのとうは洗ってこまかく刻み、熱湯で2分ほどゆでる。ざるに上げて流水に1分ほどさらす。水けをよくしぼってボウルに入れ、アーモンドパウダー、塩、オリーブ油を加えてまぜ合わせる。

2 やりいかは新鮮なものを用意し、骨をはずして輪切りにする（やりいかはわたが少なくおいしいのでわたはとらず使う）。げそは2〜3本ずつに切る。

3 なべに熱湯を沸かして塩適量を加え、スパゲッティを袋の表示に従ってゆで始める。

4 ボウルにふきのとうペースト大さじ2を入れ、スパゲッティのゆで汁を大さじ2加えてときのばしておく。

5 フライパンにオリーブ油とにんにく、赤とうがらしを火にかけ、香りが立ったら2のいかを入れ、塩、こしょう各少々をしていため、白ワインを注ぐ。

6 スパゲッティがゆで上がったら水けをきって5に加え、4も加えてまぜる。塩で味をととのえる。

＊ほたるいかでもおいしくできます。
＊ふきのとうペーストは冷蔵庫で1週間程度保存可能。長期保存は冷凍庫で。
＊食べすぎ防止のため、スパゲッティの量は少なめに設定してあります。

気虚 血虚 陽虚 陰虚

（1人分 439kcal
塩分 1.8g）

冷たいめん料理は、胃を守る
「ねばねば食材」と食べればだいじょうぶ

オクラ、納豆、山いものスタミナそば

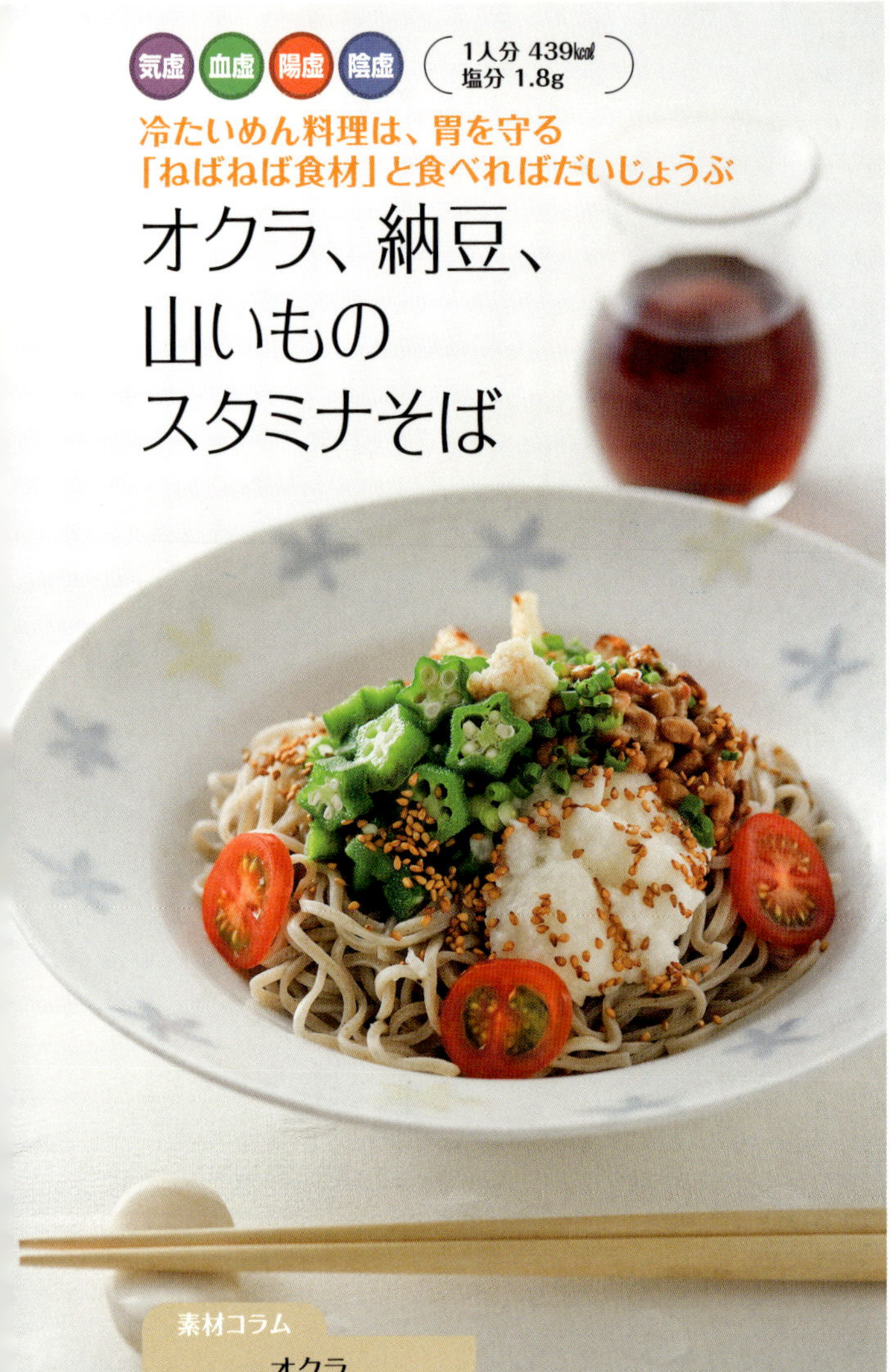

材料（2人分）

オクラ……………………4本
納豆………………2パック
山いも………………10cm
油揚げ………………1/2枚
そば（乾めん）……………2束
ミニトマト（薄切り）…2～4個分
いり白ごま、刻みねぎ、
しょうが（すりおろし）…各適量
塩……………………適量
めんつゆストレート　120～150ml

作り方

1 オクラは塩少々で軽くもんで水洗いし、輪切りにする。山いもは皮をむき、すりおろすか、ビニールに入れてすりこ木でたたいてつぶす。油揚げはオーブントースターで表裏に焦げ目がつく程度に焼き、細く切る。

2 そばはたっぷりの熱湯でゆで、流水にさらして水けをきる（市販のゆでそばでもOK）。

3 器にそばを盛り、油揚げ、オクラ、まぜた納豆をのせ、めんつゆをかける。ミニトマト、ごまと刻みねぎ、しょうがを添える。

素材コラム

オクラ

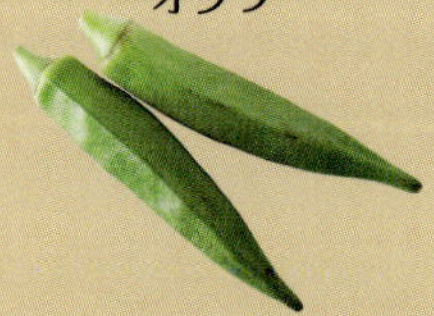

エジプトでは紀元前から栽培されていたといいます。切り口のねばねばはムチン質で、胃もたれを解消し、胃腸の働きをととのえる働きがあります。薬膳では滋養強壮効果があるとされ、疲労や夏バテによく使われる食材です。

＊めんつゆを手作りするとさらにおいしい。

作りやすい分量（約4人分・でき上がり量250ml）は、水2カップ（400ml）に削り節20g、こぶ5cm角1枚、しょうゆ大さじ5、みりん大さじ5をなべに入れて火にかけ、沸騰したら弱火で10分ほど煮る。ペーパータオルでこして、しっかりしぼる。冷めたら、冷蔵庫で冷やす。たくさん作って冷蔵庫で約5日保存可能。

気虚　血虚　瘀血　湿

（1人分 384kcal
塩分 1.6g）

乾物とそのもどし汁も利用して、味わいと薬効を無駄なく使います

黒豆と干し野菜のチャーハン

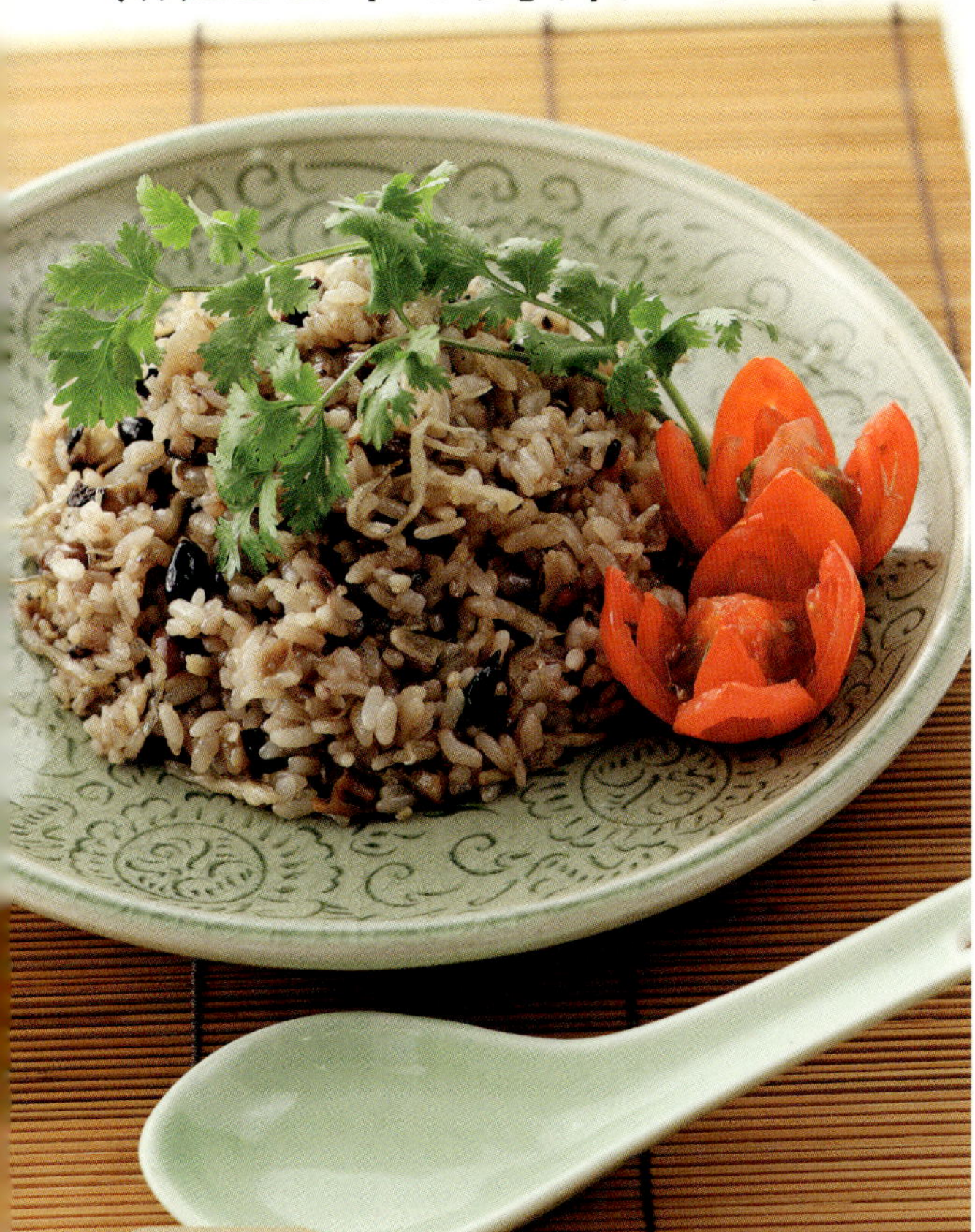

材料（2人分）

- 切り干し大根 …………… 5g
- 干ししいたけ ………… 中2個
- 黒豆（黒豆茶用） … 大さじ1
- ちりめんじゃこ……… 大さじ2
- サラダ油 …………… 小さじ2
- にんにく（薄切り） …… 1かけ
- しょうが（薄切り） …… 1かけ
- ごはん…茶わん2杯分（300g）
- ナンプラーまたは
  薄口しょうゆ……… 大さじ1
- 香菜《シャンツァイ》なければ三つ葉 ……適量
- ミニトマト ………………… 4個

作り方

1 切り干し大根と干ししいたけはひたひたの水に15分ほどひたしてもどし、水けをしぼる。切り干し大根は1cm長さに、干ししいたけは7mm幅に切る（もどし汁はとっておく）。

2 黒豆は器に入れ、熱湯1/4カップ（50ml）を注いで皿などでふたをして5分おく（もどし汁はとっておく）。

3 フライパンにサラダ油、にんにく、しょうがを弱火にかけ、香りが立ったら、じゃこ、切り干し大根、しいたけを入れていためる。続いて2の黒豆を汁ごと入れ、1のもどし汁大さじ3、ナンプラーも加えて、水分がほぼなくなるまで煮る。

4 ごはんをほぐしながら加えていため、器に盛り、香菜、ミニトマトを添える。

素材コラム

切り干し大根

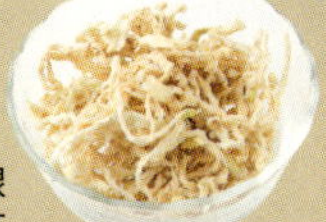

薬膳では、大根の効能は「下気」といわれます。つまり「気」を下へ流して、腸の掃除をしたり、体内にたまった毒素や余分な水分を排出したり、カゼなどで詰まった痰《たん》を下におろしてすっきりさせたりと薬効の高い食材です。しかし、生の大根は体を冷やしたり、下痢の原因になる場合も。切り干し大根など、日に干したり、熱を加えると、体を冷やす働きが弱まって使いやすくなります。

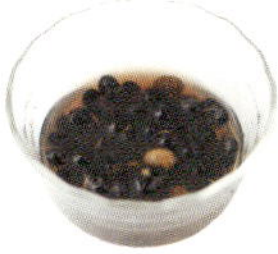

黒豆茶用の黒豆は焙煎してあるため、湯につけると汁はもちろん、豆もすぐにやわらかくなって食べられる。

気虚 気滞 血虚 瘀血 陽虚 陰虚 湿

（1人分 432kcal 塩分 1.3g）

多めに作って冷凍しておくと便利。
ごはんにまぜてチャーハンにも使える！

豆と根菜のドライカレー

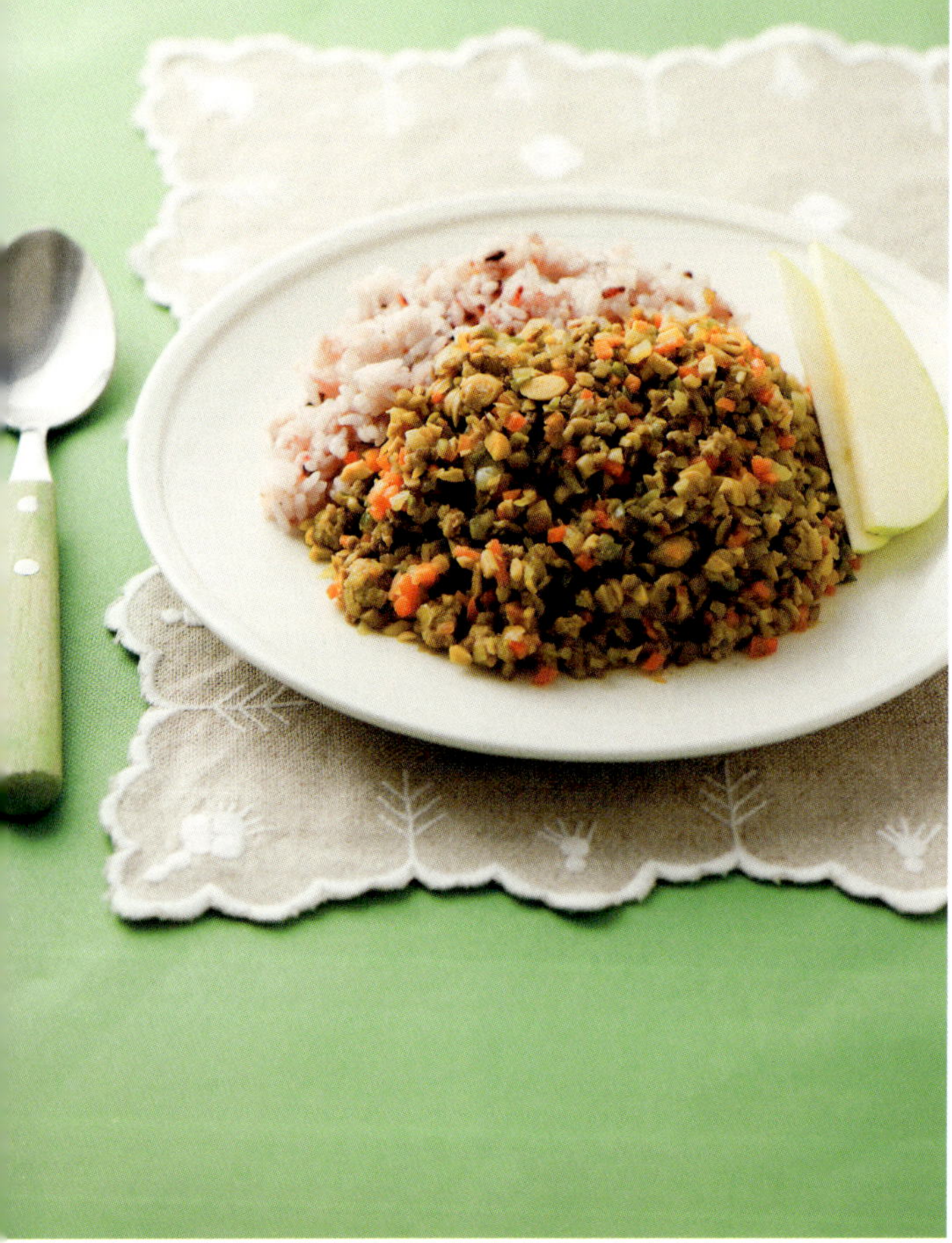

材料（作りやすい分量・4人分）

- 豚ひき肉 …… 100g
- ゆで大豆（水煮缶） …… 100g
- 玉ねぎ …… 1個（200g）
- にんじん …… $\frac{1}{2}$本（100g）
- ごぼう …… 80g（約$\frac{1}{2}$本）
- ピーマン …… 2個
- サラダ油 …… 小さじ2
- A
  - 水 …… $\frac{1}{2}$カップ（100ml）
  - 酒 …… 大さじ2
  - 塩 …… 小さじ1
  - カレー粉 …… 大さじ1
- 雑穀入りごはん …… 茶わん4杯分

作り方

1 ゆで大豆はみじん切りにする。玉ねぎ、にんじんは皮をむいてみじん切りに、ごぼうは包丁で軽く皮をこそぎ落とし、みじん切りに。ピーマンはへたと種を除き、みじん切りにする。

2 フライパンにサラダ油を熱し、ひき肉を中火でいため、色が変わったら玉ねぎを加えていためる。しんなりしたら、ごぼう、にんじん、ピーマンを加えてさらに2～3分いためる。

3 2にAを加え、ふたをして火を通し、材料がやわらかくなったらふたをとって強火にし、まぜながら水分をとばす。

4 器に雑穀入りごはんと3を盛り合わせる。あればりんごの薄切りを添えて。

素材コラム

大豆

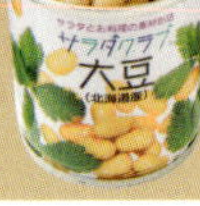

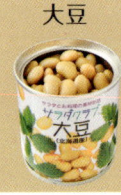

胃腸の働きを高め、体力をつける素材です。栄養学的には、女性ホルモンに似た働きのイソフラボンを含み、骨《こつ》粗《そ》鬆《しょう》症《しょう》予防や更年期の不調にも効果があります。

血虚　瘀血　陽虚　陰虚

（1人分 556kcal 塩分 3.0g）

さば缶やトマト缶を使って
簡単・手軽にできる！　初めての薬膳料理に

さばの
ミートソースパスタ

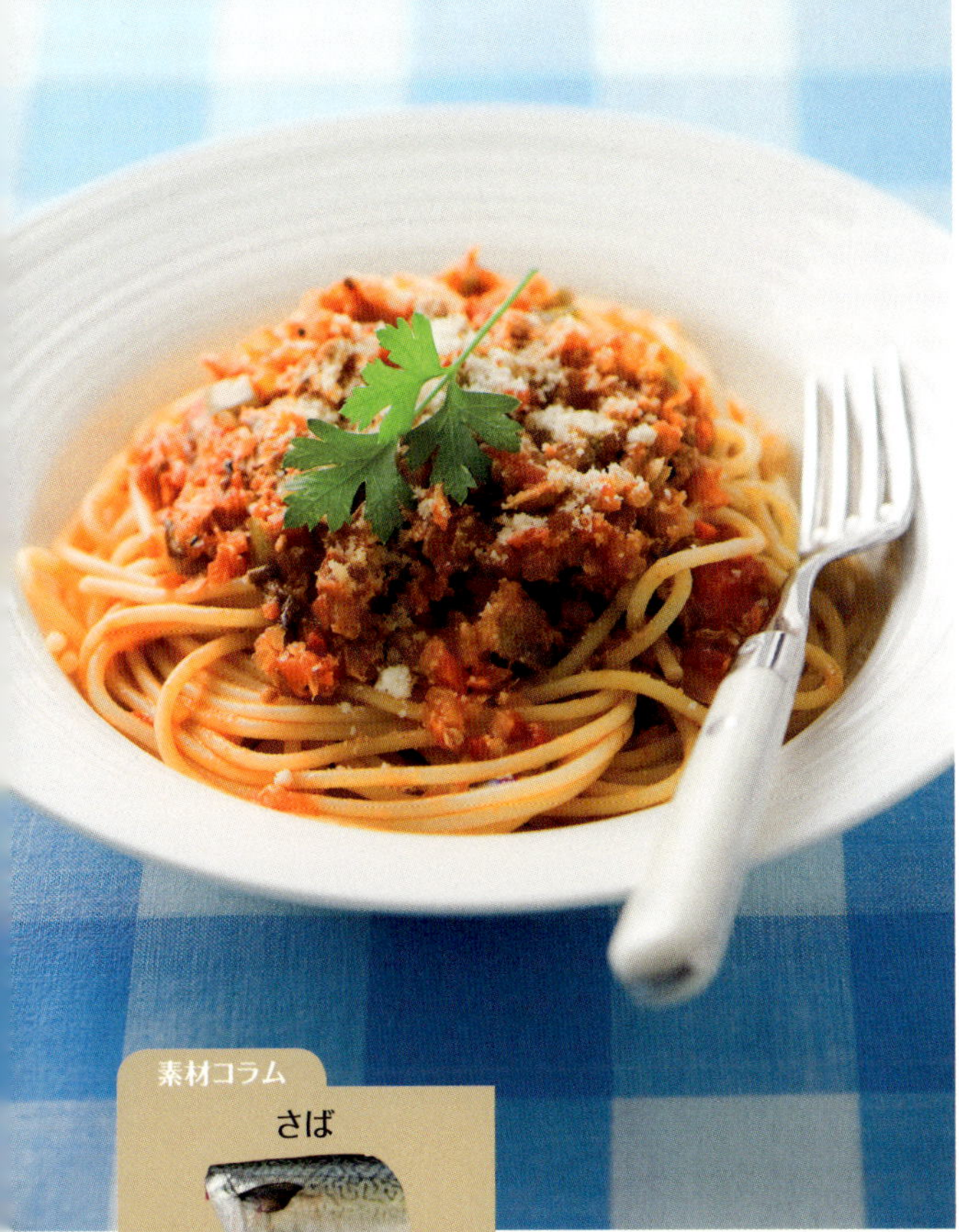

材料（作りやすい分量・3〜4人分）

- 玉ねぎ…………1個（約250g）
- にんじん…………………$\frac{2}{3}$本
- ピーマン……………………1個
- オリーブ油……………大さじ2
- さばの水煮缶………………1缶
- トマト水煮缶（カットタイプ）…………………1缶（400g）
- みそ…………………大さじ1.5
- 塩………………約小さじ$\frac{1}{2}$
- アーモンドパウダー……適量
- イタリアンパセリまたはパセリ…………………………適量
- スパゲッティ…………1人分80g×人数分

作り方

1 玉ねぎ、にんじんは皮をむいてみじん切りにする。ピーマンはへたと種を除き、5㎜角に切る。

2 フライパンにオリーブ油を熱し、玉ねぎを弱火でしんなりするまでいためる。にんじん、さばの水煮を加えてへらでつぶしながらまぜ、トマトの水煮、水$\frac{1}{2}$カップ（100ml）にみそをとかして加え、中火で煮る。

3 にんじんがやわらかくなったら、味をみて塩を加えてととのえ、ピーマンを加えて軽く煮て火を止める。

4 なべにたっぷりの熱湯を沸かして塩適量（分量外）を加えて、スパゲッティを袋の表示どおりにゆでる。

5 **4**がゆで上がったらざるに上げ、**3**と合わせて全体にまぜ、器に盛る。上からアーモンドパウダーをかけ、パセリを飾る。

※アーモンドパウダーは、パルメザンチーズのかわりに使います。パスタやピザのほか、ほうれんそうのおひたしに振ってもおいしい。

素材コラム

さば

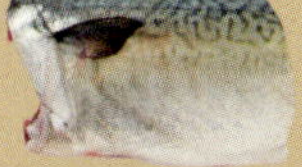

薬膳では、血液中の老廃物を洗い流す食材として知られます。栄養学的にも青魚に含まれるDHAやEPAなどの不飽和脂肪酸は、血液中の余分なコレステロールを減らすことから、血をきれいにして巡りをよくする効能が証明されています。

スイーツ

薬膳のお菓子は、卵や牛乳、バター、白砂糖を使いません。だからアレルギーの心配もなし！　野菜を使ったスイーツも得意です。やさしい甘みの素朴な味をぜひ味わってください。

気虚　血虚　陽虚

（1人分 252kcal　塩分 0.7g）

くるみたっぷりで、体を芯からあたためる効果の高いスイーツ

黒米だんごのくるみ汁粉

材料（作りやすい分量・約4人分）

黒米だんご

- 黒米 …… 大さじ3
- 切りもち …… 100g

くるみ汁粉

- くるみ …… 50g
- 豆乳 …… $\frac{1}{2}$カップ（100ml）
- ココナッツミルク …… $\frac{1}{2}$カップ（100ml）
- 黒砂糖、はちみつ …… 各大さじ1
- 塩 …… ひとつまみ
- A かたくり粉 …… 小さじ2
- A 水 …… 大さじ1

作り方

1 黒米だんごを作る。黒米は洗って炊飯器に入れ、水120mlを加えて1時間ほどおく。切りもちを加えて普通に炊飯し、炊き上がったら、すぐによくかきまぜる。炊飯器からボウルにとり出し、軽く冷ましてから、手に水をつけながら小さく丸める。

2 くるみはたっぷりの湯で軽くゆで、油とクセを除く。

3 ミキサーに2、水約$\frac{2}{3}$カップ（150ml）、豆乳、ココナッツミルクを入れて回し、ペースト状にする。

4 3をなべに移して火にかけ、黒砂糖とはちみつ、塩を加え、ふつふつするぐらいの温度（80度ほど）まであたためたら、弱火で2～3分煮る。Aをまぜたものを加えてとろみをつける。

5 器に4を注ぎ、黒米だんごを浮かべる。

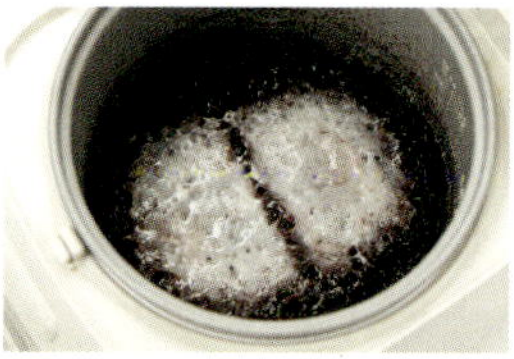

炊飯器で、黒米ともちを合わせて炊飯。写真は炊き上がり。熱いうちによくまぜて、もちと黒米をなじませて。

素材コラム

くるみ

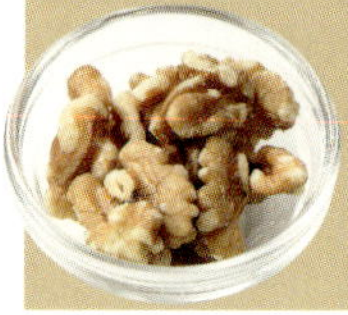

薬膳では木の実は大木になる生命エネルギーを秘めるとされ、生殖エネルギーを司る臓器と考える「腎」を強化する食材です。栄養学的には、くるみは血液サラサラ効果の高いn-3系脂肪酸であるα-リノレン酸を豊富に含む注目の食材です。

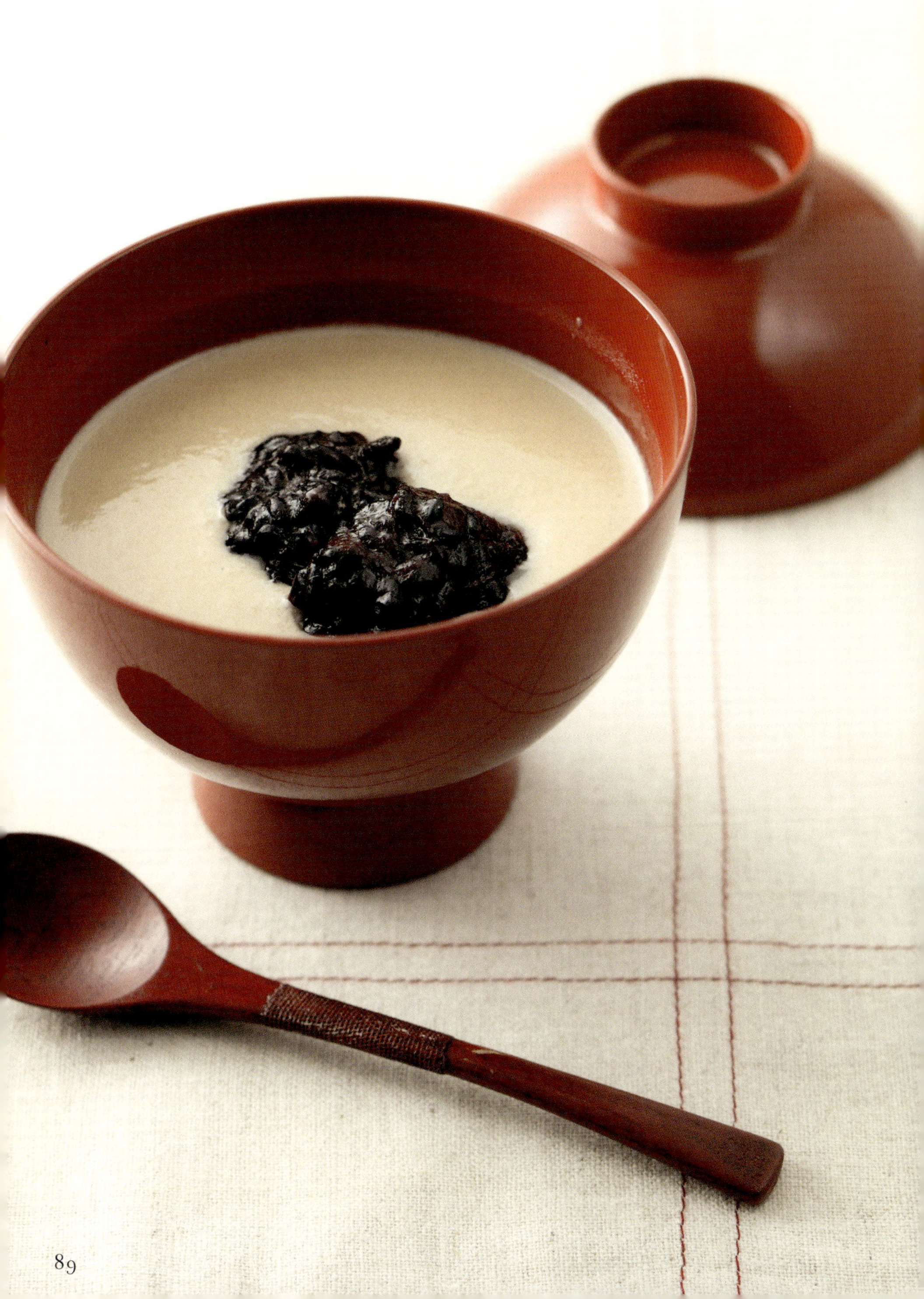

気虚　血虚　陽虚　陰虚

1枚分 106kcal
塩分 0.01g

バターも砂糖も使わず作る薬膳スイーツ。素朴な味わいの焼き菓子

中華ドライフルーツとナッツのクッキー

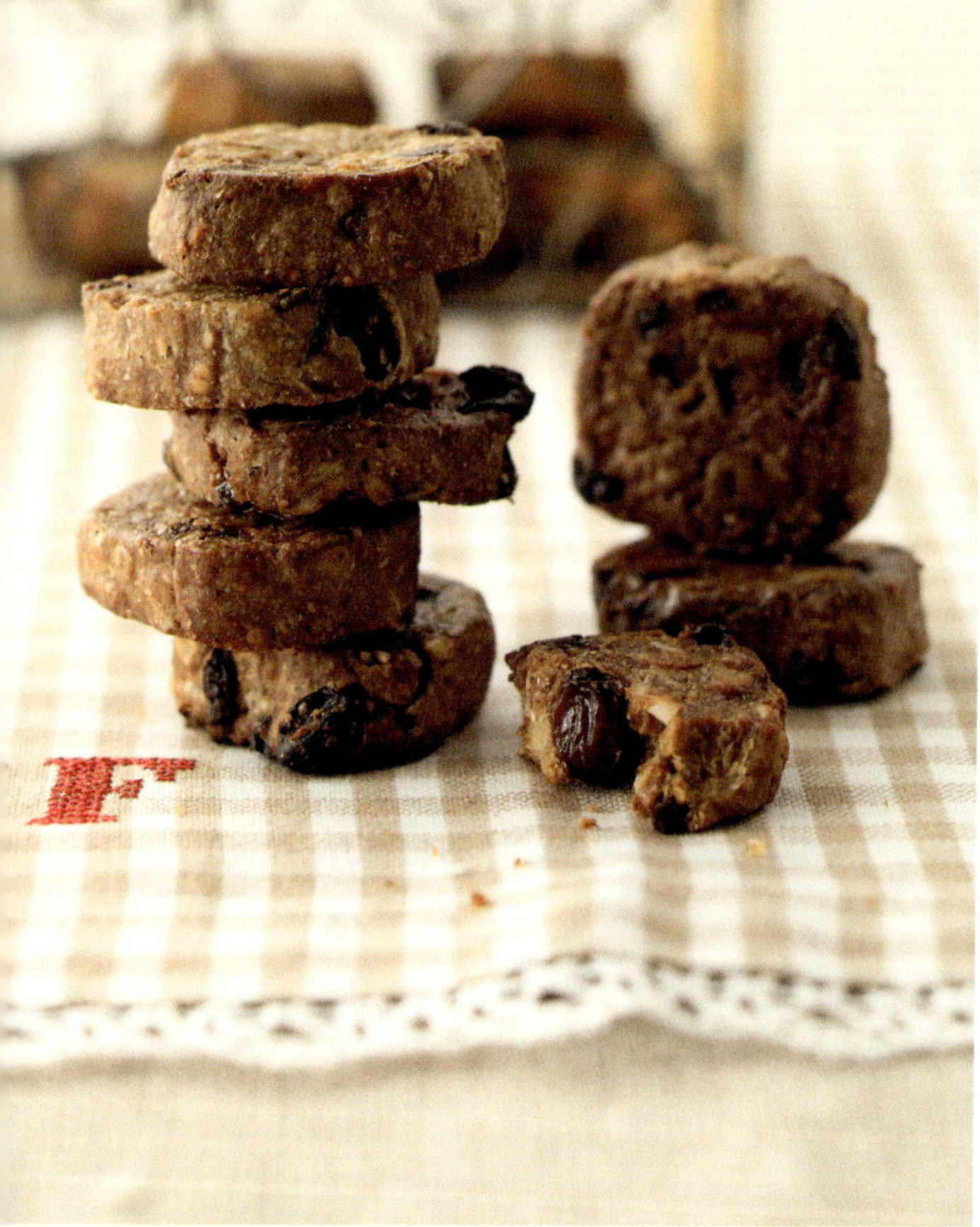

材料（約15枚）

A
- 薄力粉 ……………… 100g
- 全粒粉 ……………… 70g
- オートミール ………… 30g
- はちみつ ………… 大さじ1
- グレープシードオイル … 60ml
- シナモンパウダー …… 少々
- クローブパウダー …… 少々

B
- レーズン … 1/8カップ（20g）
- なつめ（刻む）… 7個（20g）
- クコの実 …………… 20g
- くるみ（刻む）……5個（30g）
- しょうがのしぼり汁… 大さじ2
- 豆乳 …… 1/4カップ（50ml）

豆乳……………………… 少々

作り方

1 ボウルにAを入れて、手でまぜる（ねりすぎないように注意）。ぽろぽろの状態になったら、Bを加えて、均一になるまでまぜる。

2 1の生地を一つにまとめたら、台の上に出して直径3cmほどの棒状にのばす。ラップで包んで冷蔵庫で約30分やすませる。

3 2を1cm幅に切り、オーブンシートを敷いた天板に並べ、表面に豆乳を塗る。180度に熱したオーブンに入れ、約20分焼く。

＊グレープシードオイルがなければ、エクストラバージンオリーブオイルでも。
＊なつめがない場合は、プルーンで代用して。

素材コラム

はちみつ

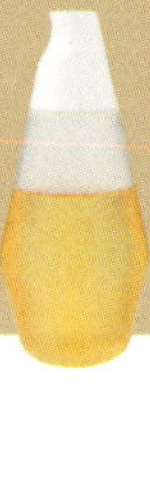

薬膳では砂糖のかわりに甘味料としてよく使用されます。はちみつはビタミン、ミネラルも多く、消化・吸収のよいかたちで含まれています。はちみつは採れた花によって色や風味が違いますが、調理に使う場合はクセのないものがおすすめ。

生地をまとめて棒状にした状態。切りやすいように30分ほど冷蔵庫で冷やして。

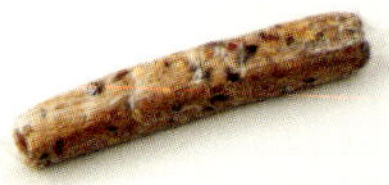

気虚　血虚　陽虚　陰虚

1人分 50kcal
塩分 0.03g

野菜を使ったスイーツ。
仕上げにスパイスの効いたシロップをかけて

スパイスにんじんプリン

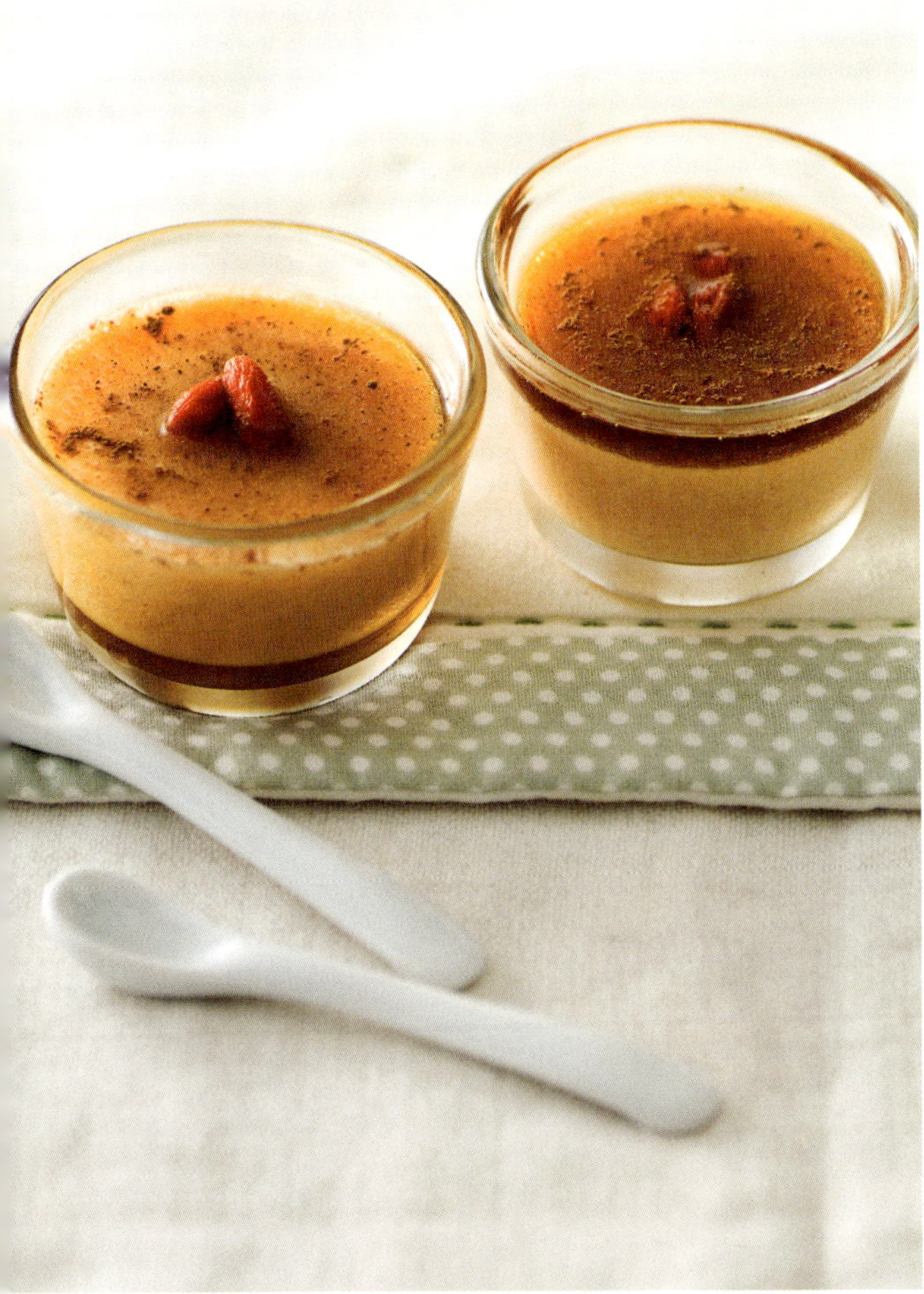

材料（作りやすい分量・3〜4人分）

にんじん ……… ½本（100g）
豆乳 ………………… 120ml
きび砂糖 ……… 大さじ1（10g）
粉ゼラチン ………………… 3g
クコの実 ……………… 大さじ2
メープルシロップ … 約大さじ1
クローブパウダー ……… 少々
シナモンパウダー ……… 4振り

作り方

1 ゼラチンは水大さじ2を注いでもどしておく。

2 にんじんは皮をむいて薄切りにしてなべに入れ、水½カップ（100ml）を注いでふたをし、やわらかくなるまで蒸し煮にする。蒸し汁はとっておく。

3 ミキサーに豆乳、2のにんじんと蒸し汁80ml（足りなければ水を足す）を入れて回し、ペースト状にする。

4 3をなべに移し、1のゼラチンを加えて火にかけ、煮とかす。砂糖も加え、とけたら火からおろす。

5 グラスなどに分けて注ぎ、あら熱がとれたら冷蔵庫に2時間ほど入れ、冷やし固める。

6 クコは少量の水にひたしてもどしておき、水をきって5にのせる。メープルシロップにクローブ、シナモンも加えてかきまぜたものを、上からかける。

素材コラム

シナモン

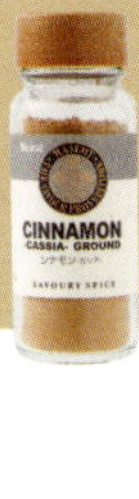

肉桂、桂皮とも呼ばれ、漢方の生薬としても使われます。血行をよくして冷え性の改善、発汗作用のほか、痛み止め、抗菌作用も。消化を促すため、健胃効果も期待できます。

陰虚 湿 （1人分 89kcal 塩分 0.1g）

体内の余分な水分を排出しながら うるおいを保つ、野菜のゼリー

とうがんと パイナップルのゼリー

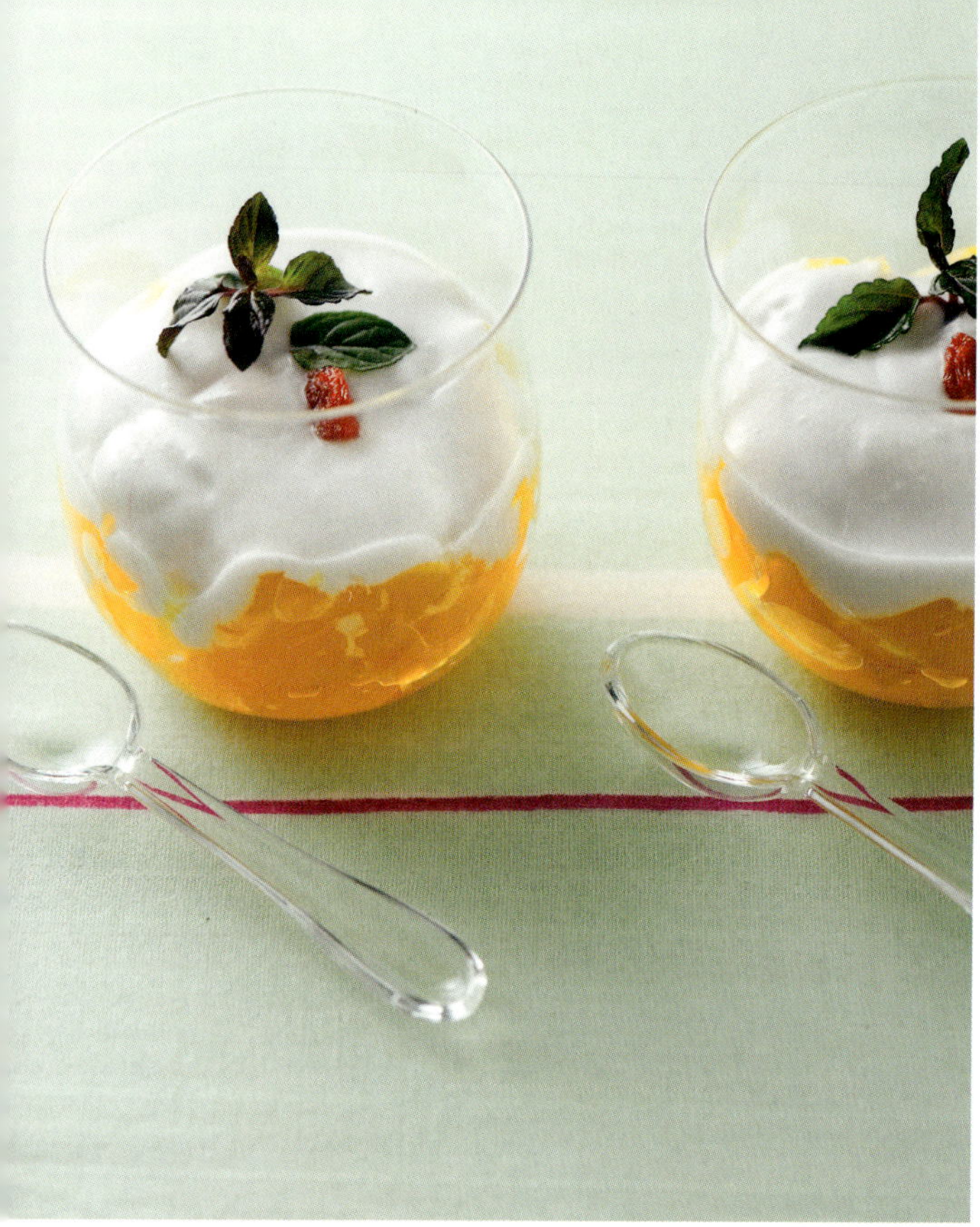

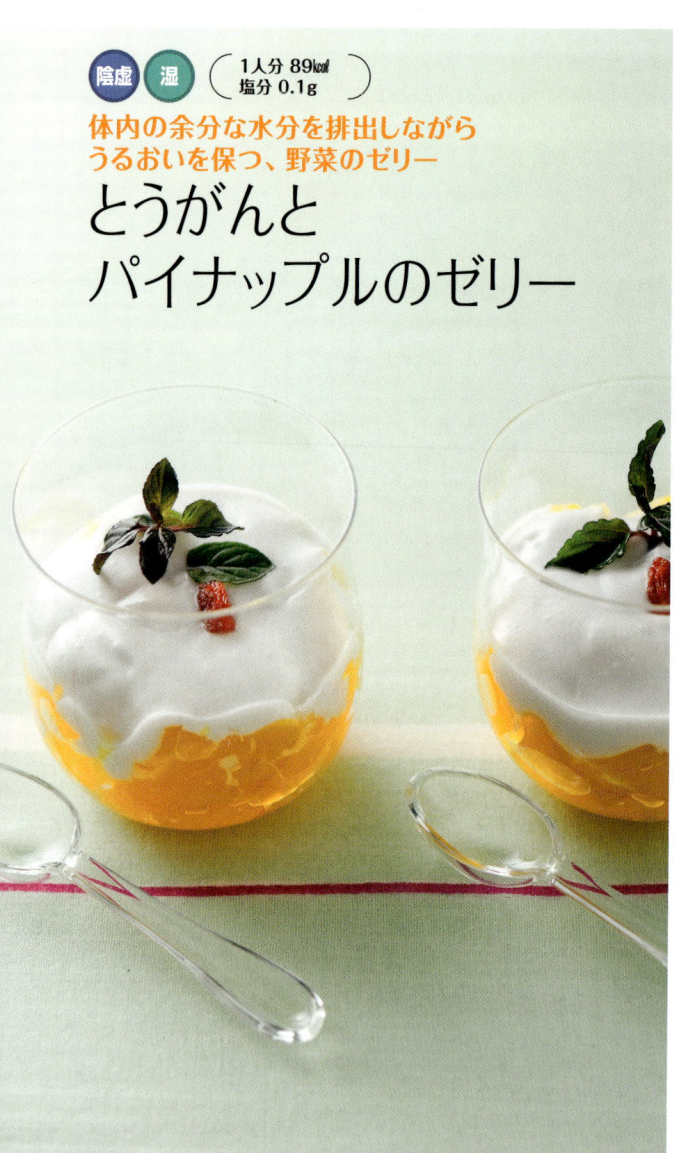

材料（作りやすい分量・約10個分）

とうがん 600g（皮と種を除いて500g）
100%パイナップルジュース ………… 2.5カップ（500ml）
くちなしの実（あれば） …1つぶ
はちみつ ……………… 大さじ3
しょうが ……………… ひとかけ
寒天パウダー ……………… 4g
A ココナッツミルク（缶詰） ………… 1カップ（200ml）
A はちみつ ………… 大さじ2
A 塩 ……………… ひとつまみ

作り方

1 とうがんは皮を薄くむき、1cm角に切る。くちなしの実は殻から出して軽くつぶし、お茶パックに入れておく。

2 なべに1としょうが、水½カップ（100ml）を入れ、火にかける。沸騰したら弱火にし、落としぶたをしてとうがんがやわらかくなるまで煮る。くちなしの実はしぼってしょうがとともにとり出す。

3 別のなべにパイナップルジュースの半量を入れて寒天パウダーを振り入れ、よくまぜてとかす。とうがんとうがんの煮汁100ml（足りなければ水を足す）、はちみつを加えて火にかける。沸騰したら1分ほど弱火で煮て火を止め、残りのジュースも入れてまぜる。

4 3をバットなどに流し、あら熱がとれたら冷蔵庫に1時間ほど入れて冷やし固める。

5 Aをまぜてソースを作り、冷やしておく。

6 4をスプーンですくってグラスに盛り、5のソースをかけ、あればミントやクコの実をあしらう。

素材コラム

くちなし

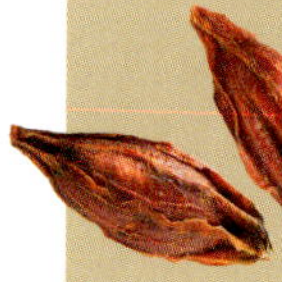

くちなしの実を乾燥させたもので、漢方では山梔子《さんしし》と呼ばれます。料理ではきんとんやたくあんの黄色の着色料でも知られます。薬効としては、利尿作用、鎮静作用、炎症緩和があるとされます。

気虚　血虚　瘀血　湿

（1人分 146kcal
塩分 0g）

**炊飯器でできる小豆スイーツ。
フルーツと組み合わせて季節感を出して**

小豆のおはぎ・いちごソース

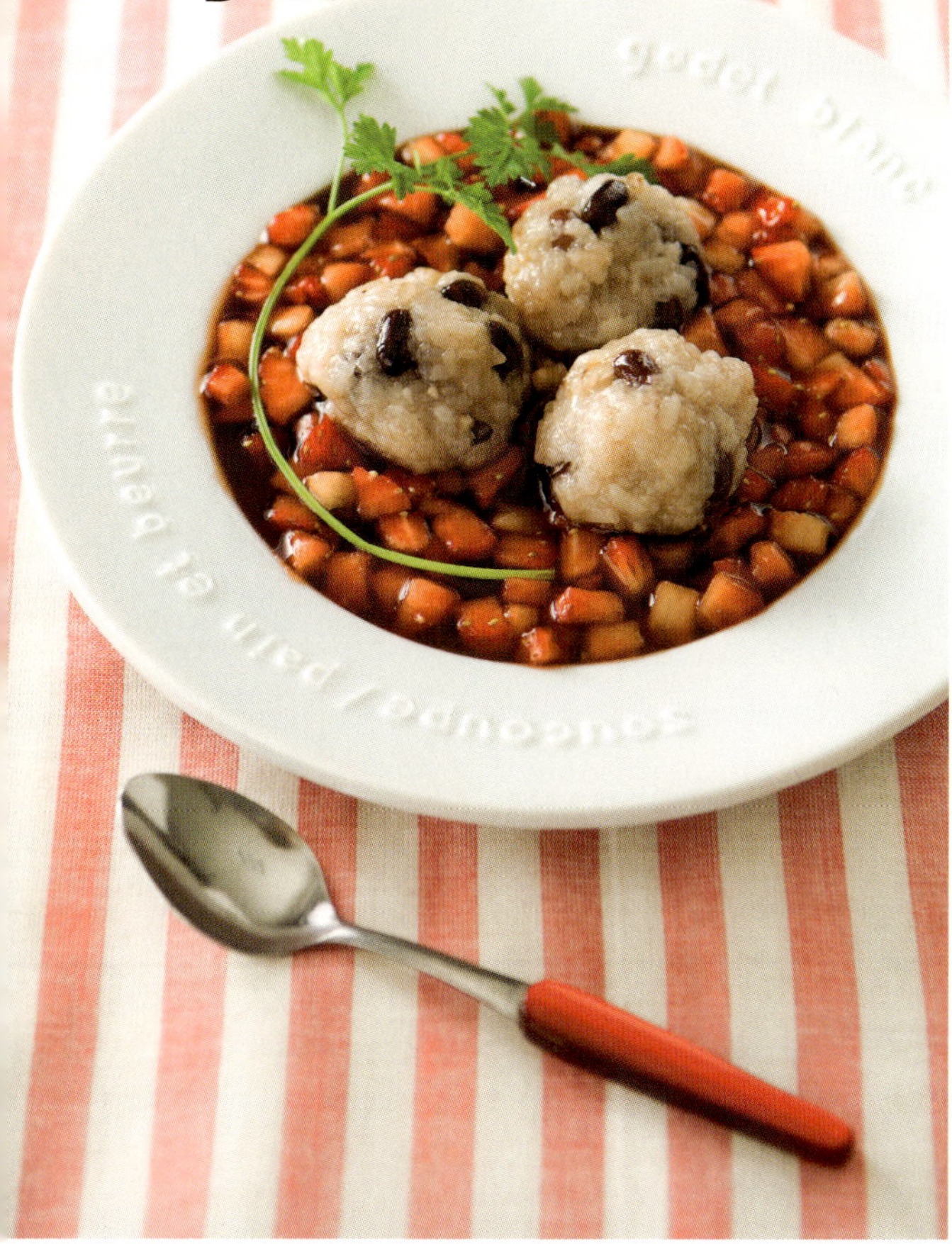

材料(5～6人分)

小豆	25g
もち米	1合（180ml）
いちご	1パック
黒砂糖	40g
酒	大さじ3

作り方

1 小豆は洗う。一度あたためた水筒に入れ、熱湯1カップ（200ml）ほどを注いで上からタオルで巻き、一晩おく。小豆の汁はとっておく。

2 もち米は洗って、かぶるくらいの水に2時間以上つけてから、ざるに上げて水けをきる。

3 炊飯器に1の小豆、2のもち米を入れ、1の小豆の汁100mlを加え、普通に炊飯する。

4 いちごはみじん切りにしてボウルに入れる。酒をなべで煮てアルコール分をとばして加え、黒砂糖も加えてよくまぜ、冷蔵庫に入れて冷やす。

5 3が炊き上がったら、しゃもじでつぶすようにして小豆ごとあらくつぶす。

6 5を一口大に丸める。器に4のいちごソースを敷き、小豆おはぎをのせ、あればセルフィーユを飾る。

素材コラム

小豆

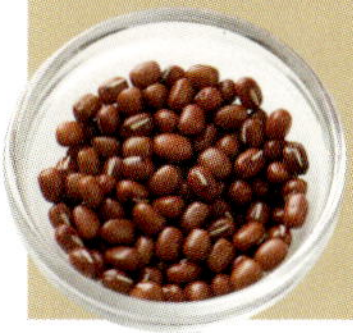

薬膳では赤小豆といい、水分代謝をよくし、利尿効果があるため、むくみに効果的。また解《げ》毒《どく》力《りょく》も高く、血液をきれいにするとされ、アトピーや湿疹などの皮膚病にも用いられます。

小豆は前の晩に熱湯とともに水筒に入れておくと、炊飯器で炊くとちょうどいいやわらかさになる。小豆のもどし汁も使うので、捨てずにとっておいて。

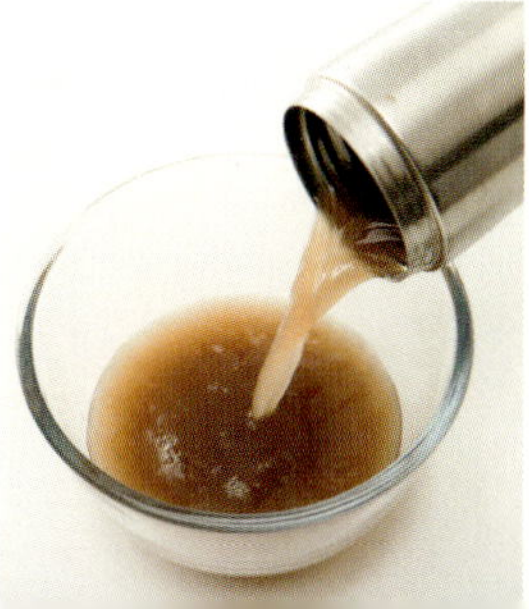

血虚　瘀血　陰虚

1人分 81kcal
塩分 0g

肌やのどの乾燥によい薬膳スイーツ。
うるおい補給に最適です

梨とれんこんのコンポート

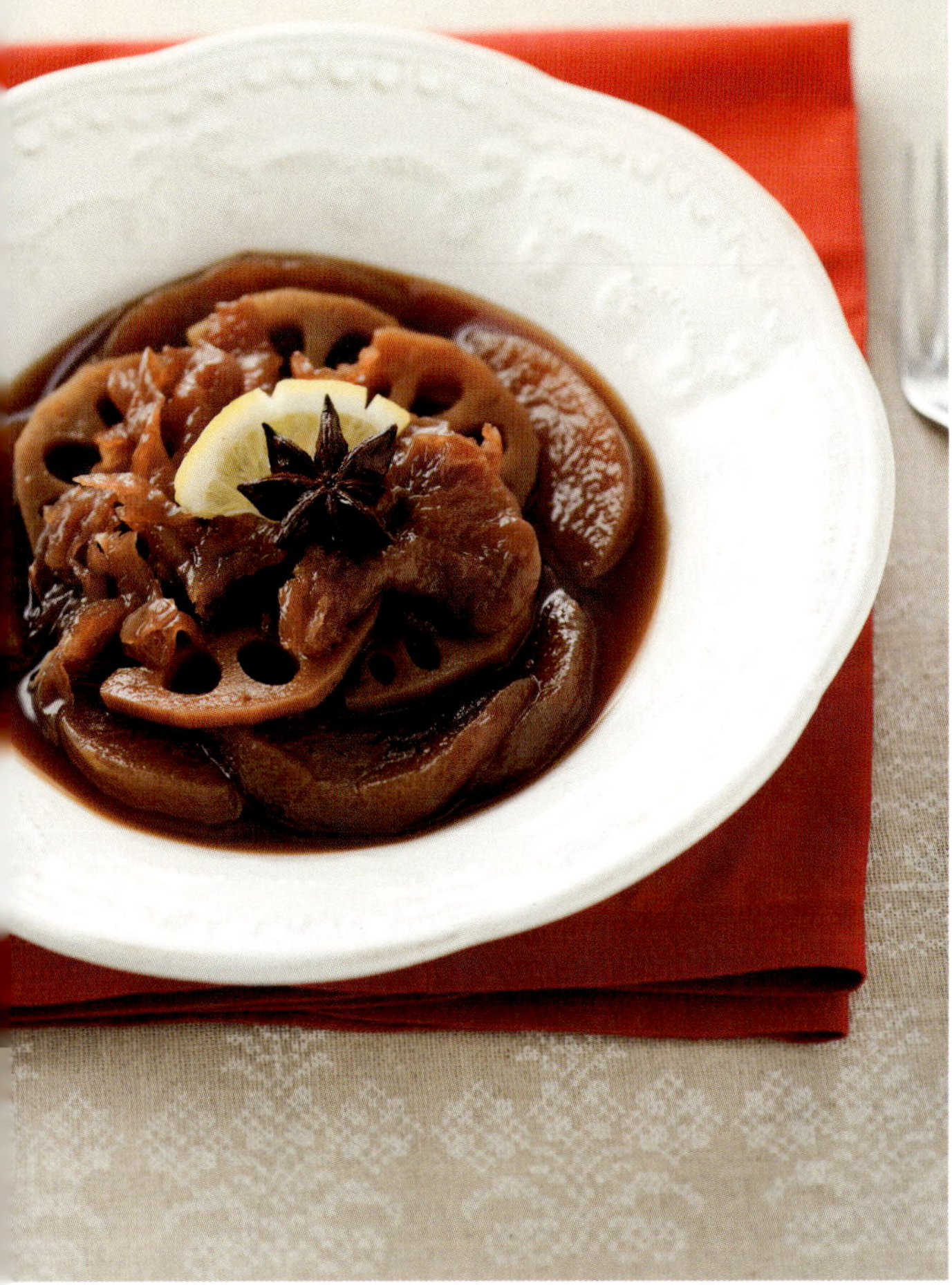

材料（作りやすい分量・3～4人分）

梨 ……………………………1個
れんこん …………50g（小1節）
白きくらげ（乾燥・あれば）… 5g
赤ワイン …… 1カップ（200ml）
黒砂糖………………… 大さじ1
八角（なければシナモン少々）
……………………………1個
レモン …………………… ¼個

作り方

1 白きくらげはよく洗い、たっぷりの水に10分ほどひたしてもどす。梨は皮と芯を除き、8～10等分に切る。れんこんは皮をむき、5㎜幅の半月形に切る。

2 なべに赤ワインと水1.5カップ（300ml）、八角、黒砂糖を入れて火にかけ、煮立って砂糖がとけたら梨、れんこんを加え、やわらかくなるまで、落としぶたをして、弱火で20分ほど煮る。

3 2に白きくらげを加えてさらに5分ほど煮て火を止める。仕上げにレモンの薄切りを添える。

*あたたかいままでも、冷やしてもおいしい。冷蔵庫で2～3日保存可能。

素材コラム

梨

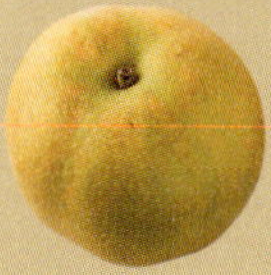

薬膳では、肌や呼吸器をうるおし、体液を補うとされます。また熱をとったり、せきを切ったりする働きもあるとされ、のどの乾燥や軽い炎症などにも用いられます。体を冷やす効果もあるため、下痢ぎみのときは使わないように。

4章

より妊娠力アップのための スペシャルメニュー

女性らしさを引き出すホルモン力アップのために、高齢出産の方や、
流産経験のある方のために。妊娠力により関係する薬膳をご紹介します。
不妊治療で、通院されている方や漢方薬を飲んでいる方は、
治療効果を上げるための食生活の参考になります。

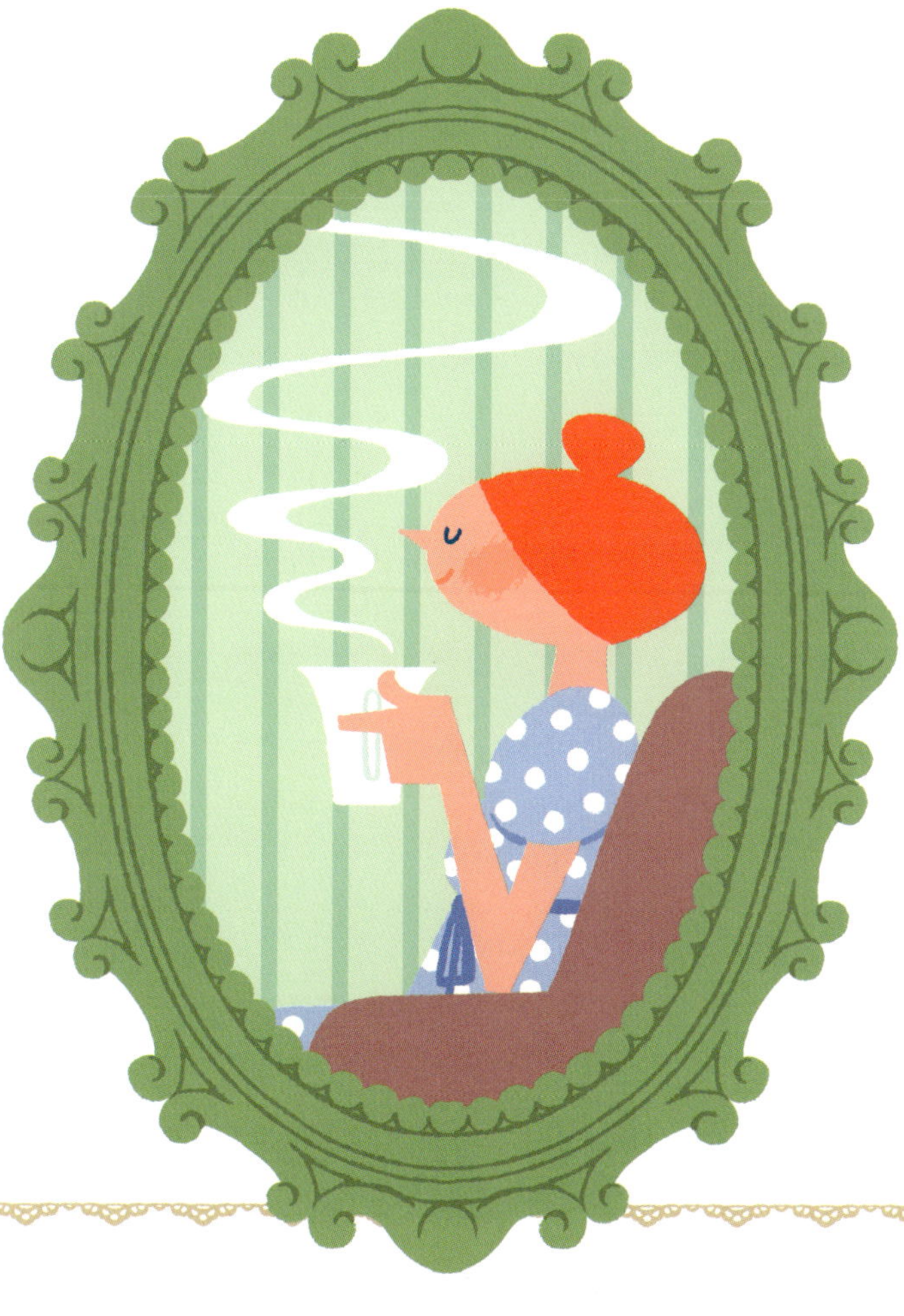

女性らしさをつくり、魅力を引き出す薬膳

やわらかくうるおった肌、血色のよいバラ色のほお……。
女性らしさをつくることは、
妊娠の準備がととのった体をつくることでもあります。
女性の美しさをつくり、魅力を引き出す薬膳です。

中医学では、赤い色の食材は「女性力」に効くといわれます

中医学には「女性は血なり」ということばがあります。これは、月経、出産、授乳など、一生を通して女性は血液を消耗する機会が本当に多いからで、「血」の赤は、女性をイメージさせる色とされています。薬膳の考え方においても、美しくなるための料理、アンチエイジングのための料理など、女性力を上げるのに「赤の食材」は欠かせません。

「赤い食材」は、血をふやします

薬膳には古くから「類《たぐい》のものをもってそれを補う」という考え方があり、赤や黒色は「血」と同じ色とされます。そのため、赤色の食材には補血効果があるといわれ、薬膳では特に女性は積極的に食べるように指導します。たとえばレバー、牛肉の赤身、かつお、そしてなつめや黒ごまなど。栄養学的にいうと、これらは赤血球の原料となる鉄分を豊富に含んでいて、造血作用のある食材です。

「赤い食材」は血の巡りをよくします

また赤い食材は、血液をためる臓器である「肝《かん》」の力を高め、血の巡りもよくするとされます。最新栄養学でも、トマトのリコピン、にんじんのβ-カロテンなどの赤の色素には、強い抗酸化作用があり、血液サラサラ効果が高いことがわかってきました。

「赤い食材」で美しく、そして妊娠力もつけましょう

女性は、毎月、血液を子宮に準備します。さらに妊娠して胎児が子宮内で育っていくには、栄養のある血液が大量に必要となります。妊娠力をつける薬膳とは、血を補い、巡りをよくする、いわば「血」のための薬膳です。タイプ別では「血《けっ》虚《きょ》」と「瘀血《おけつ》」の両方にあたりますので、あわせてそちらもごらんください。「血」は全身に栄養を補給しているので、薬膳料理で肌、髪、つめなどの美容的効果も期待できます。

血虚　陽虚　陰虚　（1人分 117kcal 塩分 0g）

そのまま食べる、クラッカーやパンにのせる、紅茶に入れても

クランベリーとドライフルーツのコンフィチュール

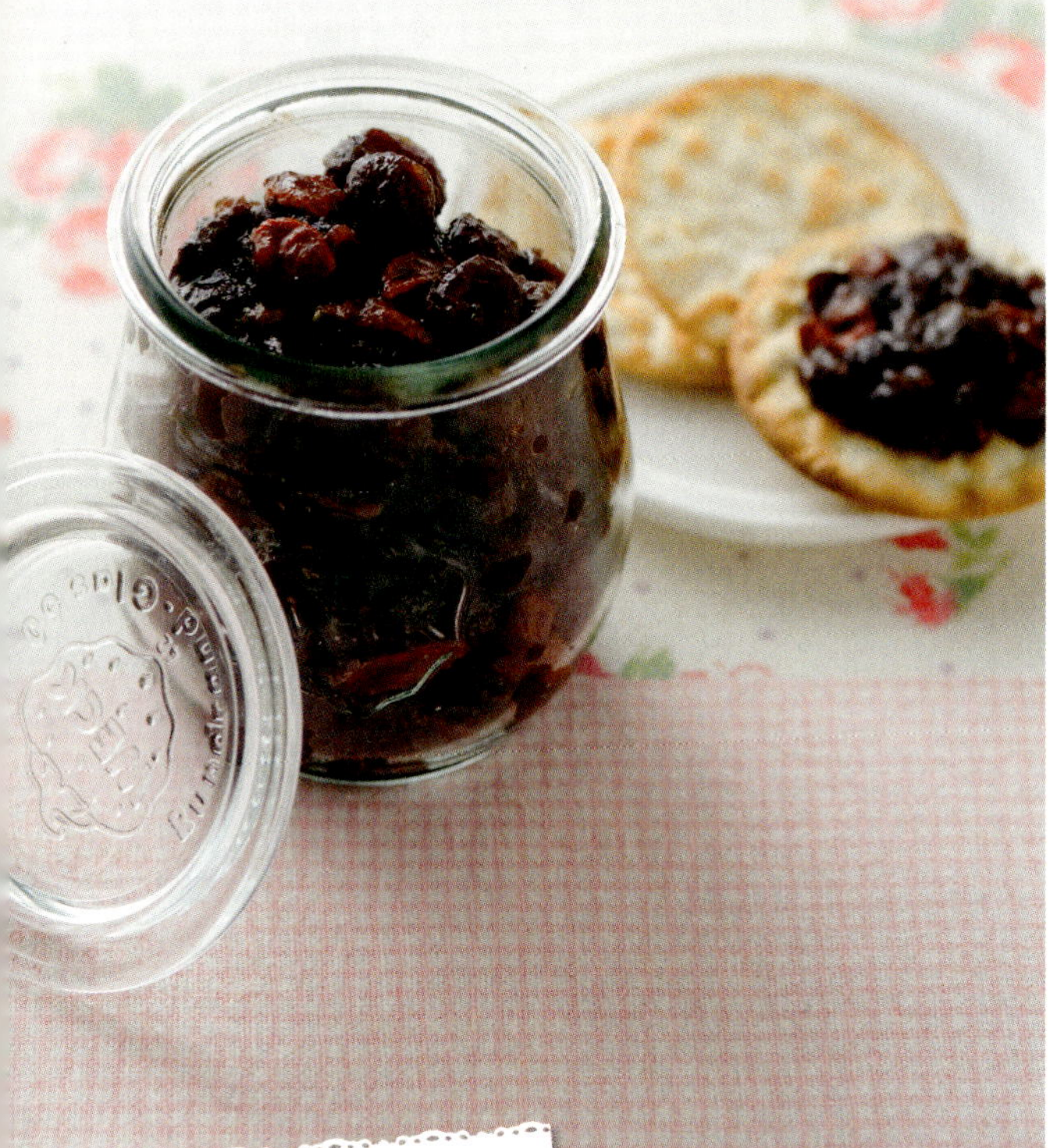

女性らしさのための薬膳料理

材料

- クランベリー ……………… 50g
- クコの実 …………………… 20g
- レーズン …………………… 30g
- プルーン …………………… 30g
- なつめ ……………………… 30g
- 赤ワイン … 1.5カップ(300ml)
- クローブパウダー ……… 少々

作り方

1 クローブパウダー以外の材料をなべに入れ、赤ワインを注いで2時間以上つけておく。

2 なつめは半分に割って、種をとり出す。プルーンを6等分ぐらいに切る。

3 なべを火にかけ、沸騰したら弱火で20分ほど煮る。水分が減って、とろみがついてきたら、好みではちみつを加え、クローブパウダーを振ってなじませ、火からおろす。そのまま冷めるまでおいて、味をなじませる。

女性らしさをつくる食材

【補血効果】

● 赤い食材
なつめ、小豆、クコの実、レバー、牛肉赤身、鴨肉、かつお、鮭など

● 黒い食材
黒ごま、黒米、黒豆、レーズン、プルーン、黒きくらげなど

【血液の流れをよくする】

● 赤い食材
トマト、パプリカ、にんじん、とうがらし、ベリー類（クランベリー、ラズベリー、カシス、いちご、ブルーベリー）

● 紫の食材
黒豆、なす（皮部分）、紫いも、トレビス、赤じそ

血虚　陰虚

（1人分 284kcal
塩分 1.0g）

赤のトマトを加えると、
見た目も華やか、うまみもアップ！

トマトチャンプルー

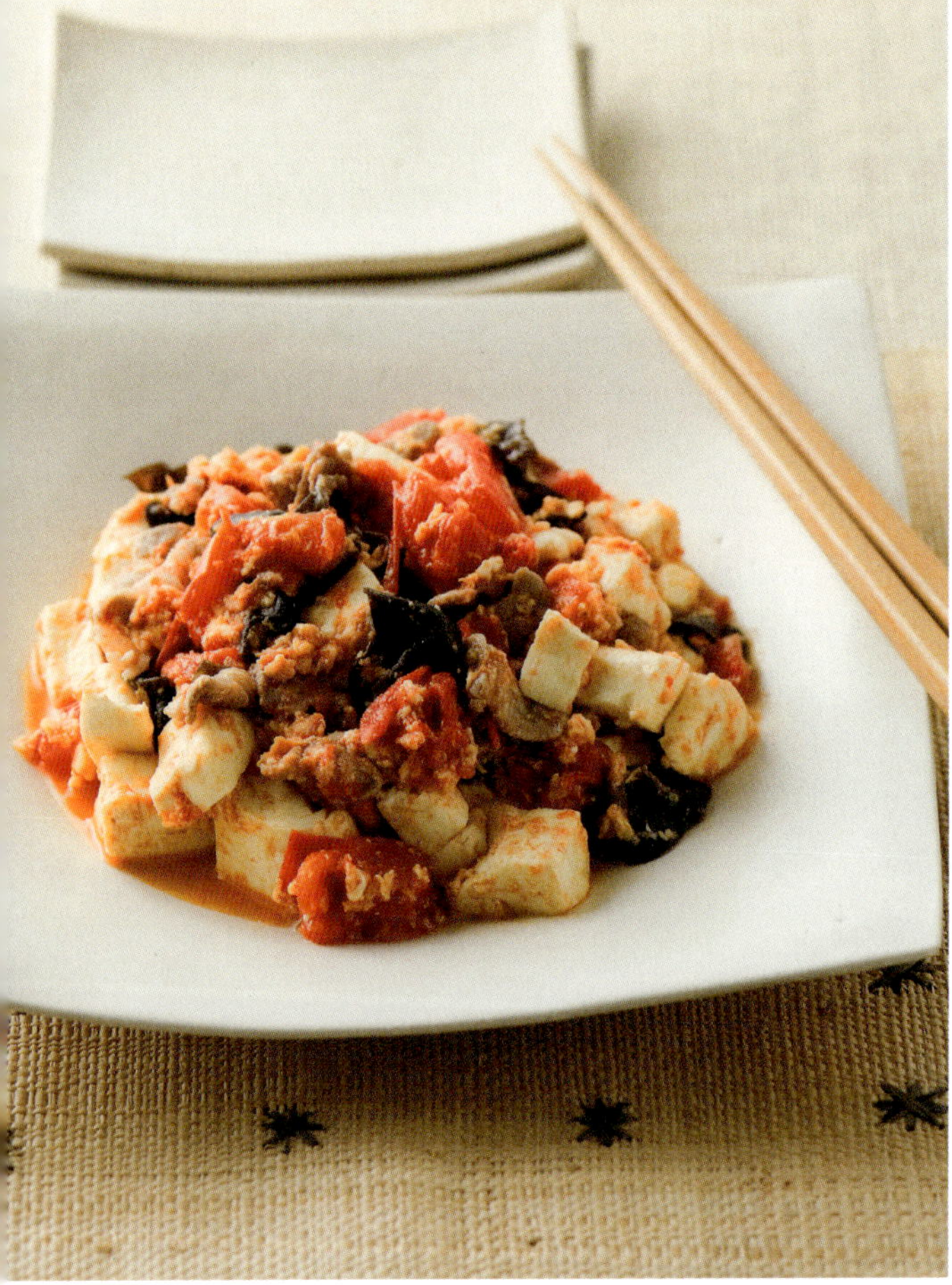

材料(2人分)

- 豚肉 ……………………… 70g
- A｛塩、こしょう………… 各少々
- 木綿どうふ …………… 1/2丁
- きくらげ（乾燥） ……………… 大2個（5g）
- トマト ……… 大1個（200g）
- 卵（割りほぐす） ………… 1個
- サラダ油 …………… 小さじ3
- みりん …………… 大さじ1.5
- 塩 ………………… 小さじ1/3

作り方

1 豚肉は一口大に切り、Aで下味をつける。とうふはペーパータオルに包んで水をきり、一口大に切る。きくらげはかぶるくらいの水に20分ほどひたしてもどし、1cm幅に切る。トマトはざく切りにする。

2 フライパンにサラダ油小さじ2を熱し、卵を流し入れて、中火でほぐしながらいため、とり出す。

3 2のフライパンにサラダ油小さじ1を足して熱し、豚肉をいためる。とうふ、トマト、きくらげ、みりん、塩を加えて軽くまぜながら2分ほどいため煮にする。

4 水分が減ったら、2の卵を戻し入れてまぜ合わせる。

素材コラム

トマト

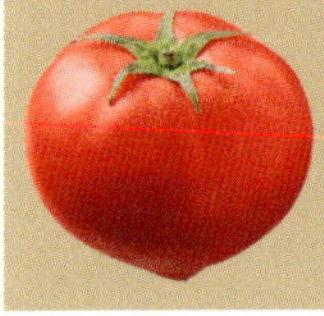

体の余分な熱を除き、利尿作用がある一方、体に必要な体液をふやす働きも持ち、「体をあたためすぎずに、気力と血液を補う」野菜として、夏におすすめ。栄養学的には、トマトの色素・リコピンに高い抗酸化作用が認められ、生活習慣病予防のほか、アンチエイジング効果も。

気滞　血虚　瘀血

（1人分 62kcal
塩分 0.9g）

**あたたかくても、冷やしてもおいしい。
ワインといっしょに楽しみたい前菜**

パプリカとしめじのイタリアン温サラダ

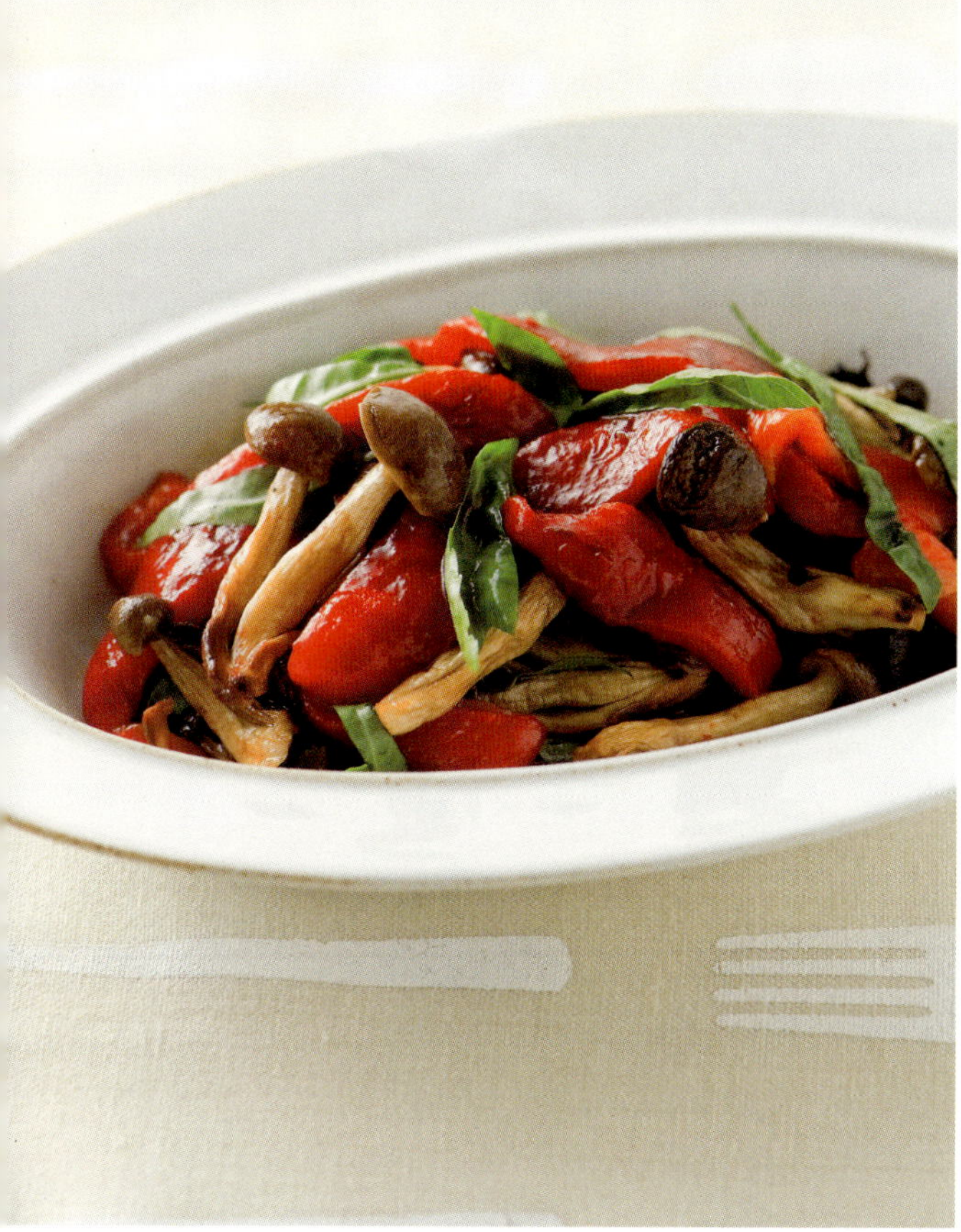

材料（2人分）

パプリカ（赤）……………… 1個
しめじ ………………… 1パック
塩 ………………… 小さじ$\frac{1}{3}$
バルサミコ酢 ……… 小さじ2
オリーブ油 ………… 小さじ2
バジルの葉 ………… 3～4枚

作り方

1 焼き網にパプリカをのせ、表面が真っ黒になるまで焼く。アルミホイルで包んでしばらくおき、黒くなった皮をむいてへたと種を除き、1cm幅に切る。

2 しめじを適当にほぐし、焼き網で焼く。

3 1、2をボウルに入れ、塩、バルサミコ酢を加えてまぜる。塩がとけたらオリーブ油を加えてまぜ合わせ、バジルを刻んであえる。

＊焼き網がない場合は、パプリカは縦半分に切ってから、しめじはほぐしてから、魚焼きグリルで表面を焼いてもOK。

素材コラム

パプリカ

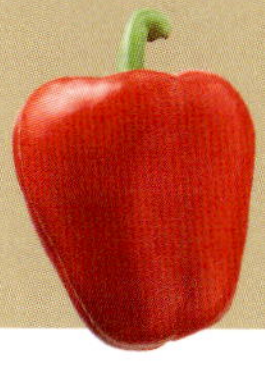

中医的には、気の巡りをよくし、瘀血をとり除きます。ストレスを受け止める臓器「肝」の高ぶりをしずめるといわれ、気持ちをリラックスさせる効果も。ビタミンCは普通のピーマンの2倍以上。赤の色素はカプサンチンで、抗酸化力が強い色素成分です。

高齢出産のために体を若々しく保つ薬膳

薬膳はもともと、中国王朝の支配階級の人たちのために研究、発展してきたもので、究極の目的は「不老不死」。体を衰えさせないアンチエイジングには、独特の考え方があります。高齢出産のための薬膳にはこの考え方を応用します。

臓器「腎」のパワーが若さのカギ

中医学では、老化現象は、臓器「腎《じん》」と深いかかわりがあると考えています。「腎」とは、現代医学でいう泌尿器系、生殖系、神経系や内分泌系、さらに脳の一部の働きまでも含む、独特の概念だと思ってください（10ページ参照）。

「腎」には命の火が宿っていて、腎のパワー（中医学では腎精という）が、人の発育から老化などの体の変化や、生殖活動を司っていると考えています。

女性は7年周期で体が大きく変わります

『黄帝内経』という中国最古の漢方の医学書には、すでに腎精について説明されています。それによると、女性の体は、7年ごと（7才、14才、21才、28才、35才、42才、49才）の腎精の充実と減少によって変わっていくといいます。14才で月経が始まり、28才で腎精が頂点に達すると、35才から腎精が衰え始め、49才で閉経。腎のパワーのイメージをグラフにしてみると、下のようになります。ちなみに男性の場合は8年周期ですが、男女ともに、その節目の時期には、体調や精神のバランスが大きく変わるといわれています。

高齢出産のためにいちばん重要なのは、「腎」のパワー

さて、高齢出産ですが、本来ならば腎

女性の年齢と「腎」のパワーの変化

「腎」エネルギーを補えば、老化はゆるやかに!!

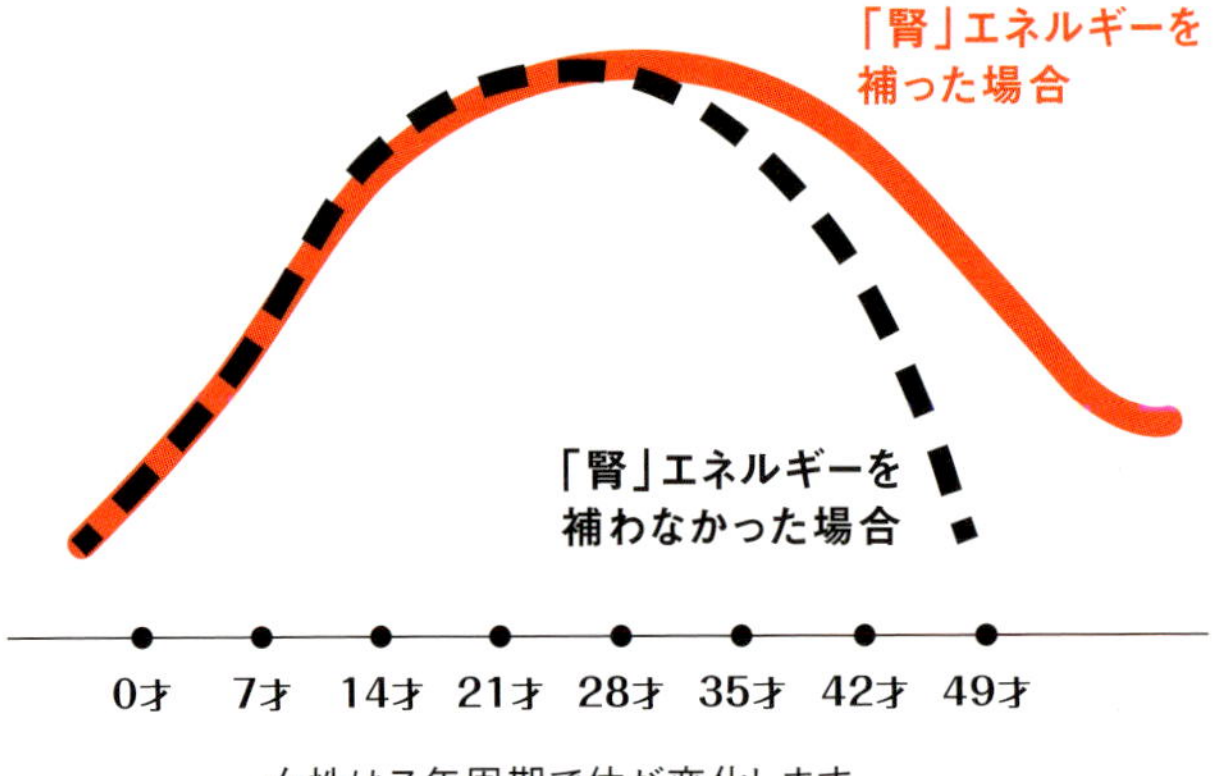

女性は7年周期で体が変化します。

精が衰え始めた時期に、最も腎の生殖エネルギーを消費する妊娠・出産をするということになります。このため、高齢出産で大切なのは、本来は急カーブで落ちていく「腎」のパワーをいかに落とさずにキープして、体を若く保つか。いわゆるアンチエイジングなのです。

「腎」を強化する食生活をきょうから始めましょう

「腎」を強化、エネルギーを補う薬膳は、大きく3つに分けられます。

腎精を補い、腎そのものを強化。これには山いもなどのねばねば野菜、黒ごま、黒豆などの黒い色の食材を食べましょう。

「腎」に宿る命の火を大きくする。これには、くるみなどのナッツ類、ラムやうなぎなどの動物性タンパク質を。36ページの「陽虚」の食材をあわせて参考に。

「腎」にうるおいを補う。これには、豚足や豚の皮、鶏の手羽先などのゼラチン質のもの。カキ、しじみ、いか、すっぽんなどの魚介類。アボカドやゆり根、里いもなどのねばねば、しっとり野菜など。40ページの「陰虚」の食材を参考に。

　腎に効果がある食材を毎日少しずついろいろとりまぜて、コンスタントに食べるようにしましょう。

　また、過労やストレス、睡眠不足も腎のパワーを消耗させます。夜はしっかり寝て、昼間は動く。あたりまえですが、規則正しい生活が大切です。また、胃腸の消化・吸収が「気」や「血」をつくり、それが体全体を巡ることで「腎」のパワーにもなります。35才を過ぎると、消化酵素も減って消化力も落ちてきます。暴飲暴食は厳禁。胃腸のケアも忘れないでください。

高齢出産のための薬膳食材

【腎を強化する食材】

- 山いも（長いも、やまといも）、里いも、はすの実、オクラ、栗など
- **黒い色の食材**
  黒豆、黒米、黒ごま、きくらげ、ひじき、はすの実、ブルーベリー、烏骨鶏の肉など

【腎に宿る火を大きくする】

- にら、どじょう、うなぎ、えび、カシューナッツ、くるみ、ラム肉などの脂肪が少ない赤身の肉類、クミン、クローブ、フェンネルシードなどのスパイス類

【腎にうるおいを与える】

- 豚足、豚の皮や耳、鶏手羽先、きくらげ、白きくらげ、クコの実、カキ、いか、ほたて、しじみ、あさり、すっぽん、なまこ、ゆり根、アボカドなど

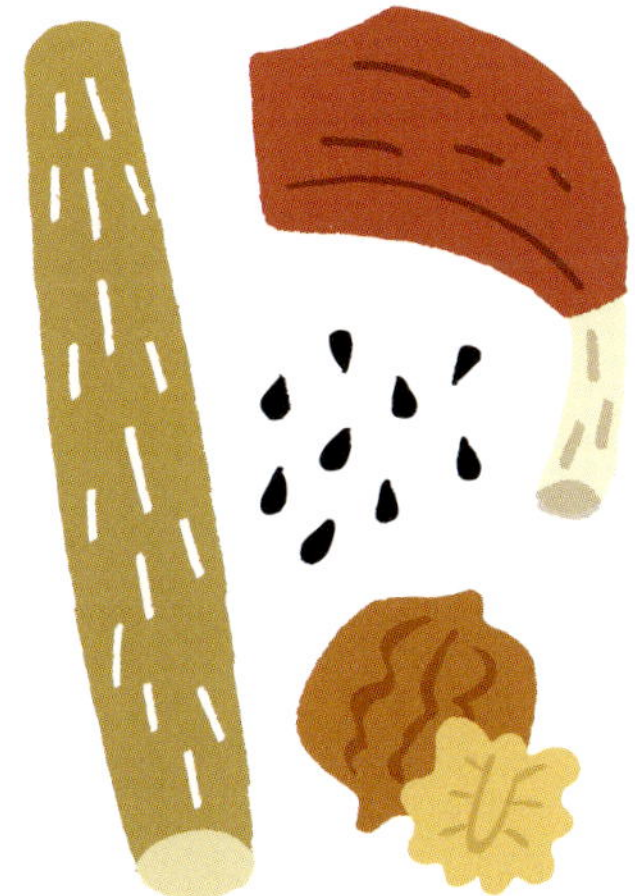

気虚 気滞 陽虚 陰虚

（1人分 129kcal
塩分 1.2g）

**ねばねば食材は毎日食べると
体が確実に変わり、基礎体力もつきます**

山いもと納豆のお焼き風

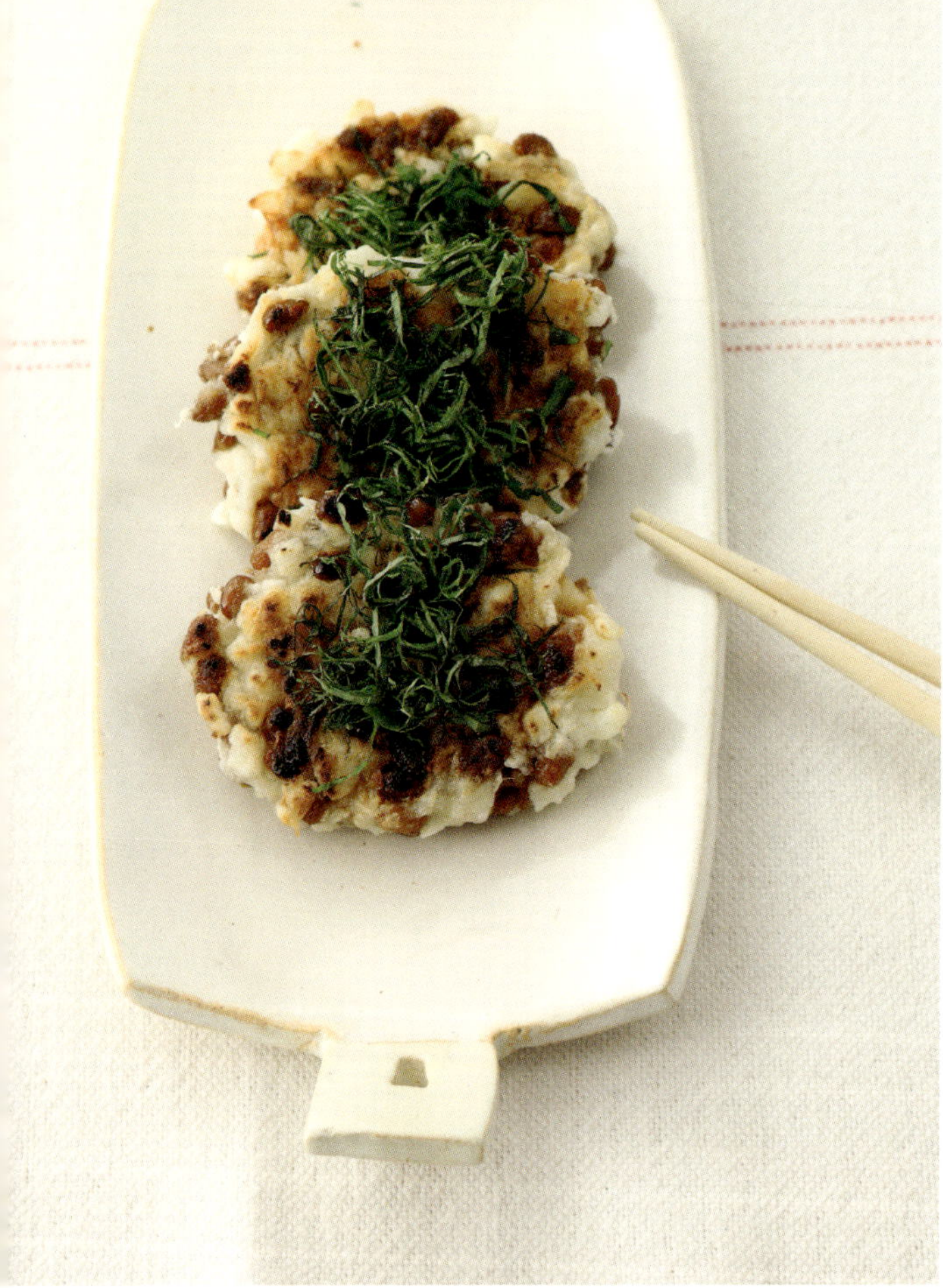

材料（2人分）

長いもややまといも	80g
納豆	1パック
かたくり粉	大さじ1
塩	ひとつまみ
サラダ油	小さじ2
青じそ（せん切り）	2枚
しょうゆ	適量

作り方

1 長いもは皮をむき（スプーンでこそぐようにしてむくと簡単にむける）、ポリ袋に入れ、タオルに包んですりこ木でたたいてあらくつぶす。

2 ボウルに納豆を入れてねり、1のいも、かたくり粉、塩を加えてまぜる。

3 フライパンにサラダ油小さじ1を入れて熱し、2を薄い小判形にして並べ、中火で焼く。焼き色がついたらひっくり返して、サラダ油小さじ1を回し入れ、ふたをして弱火でさらに2分ほど焼く。

4 器に盛り、青じそをのせ、しょうゆをかける。

素材コラム

納豆

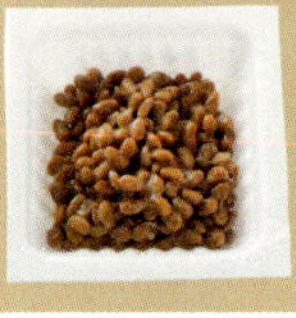

大豆は薬膳的には気のエネルギーを高め、体力をつけるなどの効能がありますが、納豆は大豆を発酵させた分、消化・吸収がよく、納豆菌のねばねばには高い保湿力もあり、うるおい力もアップ。腸内の善玉菌をふやして腸内環境をととのえるので、免疫力の強化にも。

気虚　気滞　血虚　陰虚

1人分 334kcal
塩分 1.5g

焼き肉はスパイスをきかせ、
香味野菜と合わせて食べるのが薬膳風です

生野菜たっぷり、豚肉のしょうが焼き

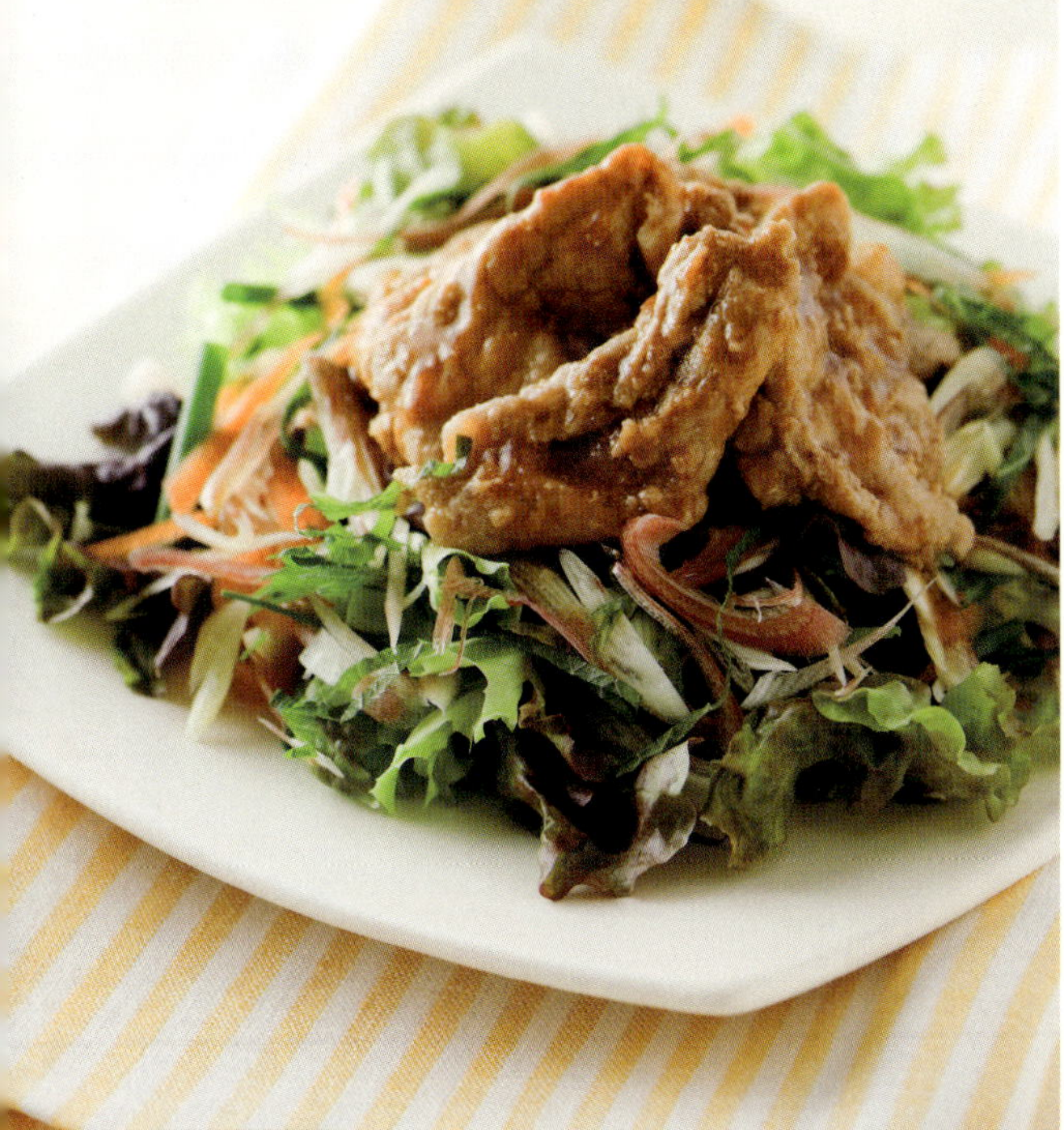

材料（2人分）

豚ロース薄切り肉 …… 180g
サラダ油 …………… 小さじ2
A
- クミンパウダーまたはカレー粉 ………………… 小さじ$\frac{1}{2}$
- 粉ざんしょう …… 小さじ$\frac{1}{4}$
- にんにく（すりおろし）… $\frac{1}{2}$かけ
- しょうが（すりおろし）… 1かけ
- しょうゆ ………… 大さじ1
- 100%りんごジュース ………………… 大さじ3

サニーレタスやグリーンリーフ …………………… 5枚程度
にんじん ………… 3～4cm
みょうが ………………… 2個
青じそ …………………… 5枚
万能ねぎ ………… 3～4本

作り方

1 Aを合わせて焼き肉だれをつくる。

2 豚肉は一口大に切り、1につけて20分ほどおく（時間がないときは手でもむ程度でOK）。

3 レタスは手でちぎる。にんじんはピーラーで薄くむく。みょうが、青じそは細切りにする。万能ねぎは3cmほどの長さに切る。よくまぜてから器に盛る。

4 フライパンにサラダ油を熱し、2の豚肉を中火でいためる。

5 4を野菜の上にのせ、たれをフライパンで煮詰め、茶こしでアクをこしながら、野菜の上から回しかける。

素材コラム

青じそ

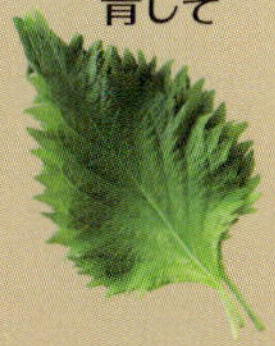

薬膳では、胃腸の働きを高めたり、吐きけ止めに使う食材です。独特の芳香が食欲を増し、体の気の巡りをよくするため、夏バテにも最適。また、胸から腹部のウツを払うとされ、ストレスによる胸のつかえやおなかの張りに効果的です。

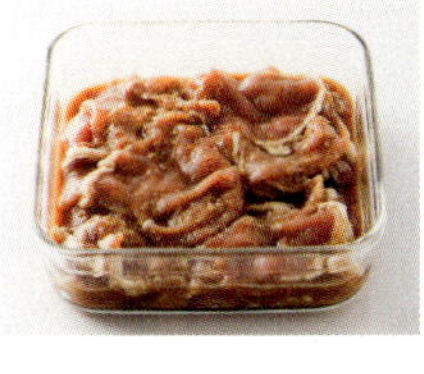

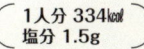

肉料理は消化が悪いと敬遠されがちですが、胃液の分泌を盛んにするスパイスだれにつけ込むことで消化がよくなる。

流産経験のある方のための薬膳

薬膳をとり入れて、食事を改善することで母体を修復し、体力を養うことができます。薬膳で基本となる体づくりをすることで、病院での治療効果も上がると考えてください。

中医学では、習慣性の流産の原因は4タイプに分かれます

中医学では1~2回の流産は特に問題にされません。3回以上の流産は「滑《かっ》胎《たい》」といい、現代医学では習慣性の流産をさし、原因を4タイプに分けています。

タイプ1 「腎」のパワーが弱っている状態

生命エネルギーや生殖機能を司るとされる臓器「腎」の力不足のタイプです。生まれつき腎のパワーが弱い虚弱体質の方、ストレスやプレッシャーにさらされている、流産によって腎のパワーが弱っているなどが原因にあげられます。

腎には封臓作用といって、尿や精液、体液などをためて保つ力があるとされます。腎が衰えることでその作用が弱まり、胎盤を維持することができないため、流産につながるといわれます。

ふだんから、頻尿や膀胱炎《ぼうこうえん》などの泌尿器科系のトラブルがある方、疲れやすく元気がない、腰やひざの冷えやだるさ、めまいや耳鳴り、月経が遅れがちという方は注意しましょう。タイプ別では「陽《よう》虚《きょ》」の方があてはまるので、36ページのアドバイスも参考に。

タイプ2 胃腸が弱く、必要な栄養やエネルギーが足りない状態

タイプ別でいうと、「気《き》虚《きょ》」と「血《けっ》虚《きょ》」の複合タイプで、「気血虚弱」といいます。胃腸の消化・吸収がうまく機能せず、体内を巡る「気」エネルギーや「血」の栄養が不足。「気」や「血」は胃腸での消化・吸収によってつくられます。気には、体の中で内臓が一定の場所にとどまって支える役目も担っているため、気が不足すると胎盤を支えられません。また、血が不足することで胎盤に栄養が与えられない、不育の状態になります。

特に生まれつき胃腸の弱い方、疲れや冷えなどで胃腸の調子をくずしやすい、下痢をしやすい方にみられます。ふだんから疲れやすい、息切れがする、顔色が悪いなどの方は薬膳で体質改善を。タイプ別「気虚」（20ページ）、「血虚」（28ペ

ージ）のアドバイスもごらんください。

タイプ3 体液が足りない、子宮がうるおい不足の状態

タイプ別でいうなら「陰虚《いんきょ》」です。体内を巡る「水」の不足で、体液が不足の状態。もともと陰虚の体質に加え、妊娠、流産と繰り返すことで、必要以上に体液を消耗したため、さらにうるおい不足に。中医学では「陰虚血熱」といいます。

ふだんから、顔のほてり、胸のあたりがもやもやと熱がこもる、口やのどの渇き、月経量が少なく、経血に粘りがあるなどの場合は、薬膳で体質改善を。タイプ別の「陰虚」（40ページ）のアドバイスも参考にしてください。

タイプ4 血の巡りが悪く、滞った状態

タイプ別でいうなら「気滞」と「瘀血《おけつ》」の複合タイプで、「瘀血内祖」といいます。体内を巡る「気」のエネルギーが悪化、「血」の巡りが悪くなり、滞った状態です。瘀血の症状が強く、子宮内膜《ないまく》症《しょう》や子宮筋腫《きんしゅ》などの婦人科系疾患をかかえている方も少なくないはず。まずは、血の滞りを除いて血流を改善することを体質改善の目標にしましょう。タイプ別「瘀血」（32ページ）、「気滞」（24ページ）のアドバイスも参考にしてください。

流産→妊娠には「肝」と「腎」の強化を

中医学では、習慣性の流産の考え方が現代医学と少し違います。流産を繰り返すことは、何度も妊娠するというようにとらえます。何度も生殖エネルギーを大量に使うことになりますから、「腎」が消耗します。また、子宮に大量の血液を準備するので、「肝」の機能も強化しなくてはいけません。特に、現在、体外受精にチャレンジされている方、これから考えられている方は、自身が持つ体質にかかわらず、「腎」と「肝」のパワーを高める食生活がとても重要です。左記におすすめ食材をご紹介しますが、あわせてタイプ別の「陽虚」「血虚」「瘀血」「陰虚」、「女性らしさを目覚めさせる薬膳」（96ページ）、「高齢出産のための薬膳」（100ページ）も参考にしてください。

「腎」の生命エネルギーを高め、「肝」の血をふやし、巡りをよくする食材

【腎の強化】

- 山いも（長いも、やまといも）、里いも、はすの実、オクラ、栗など
- 黒い色の食材
  黒豆、黒米、黒ごまなど
- ナッツ類や木の実
  カシューナッツ、くるみ、クコの実など
- ラム肉などの脂肪が少ない赤身の肉類、豚足、豚の皮や耳、鶏手羽先
- 魚介
  カキ、いか、ほたて、しじみ、あさり、すっぽん、なまこ、
- ゆり根、アボカドなど

【肝の強化】

- 赤い食材
  なつめ、小豆、クコの実、レバー、牛肉赤身、鴨肉、かつお、鮭、トマト、パプリカ、にんじん、とうがらし、ベリー類（クランベリー、ラズベリー、カシス、いちご、ブルーベリー）
- 黒い食材
  黒ごま、黒米、黒豆、レーズン、プルーン、黒きくらげなど
- 紫の食材
  黒豆、なす（皮部分）、紫いも、トレビス、赤じそ

陽虚 （1人分 204kcal 塩分 1.3g）

体をあたためる効果の高い3つの素材をいため合わせました

えびとにら、くるみのいため物

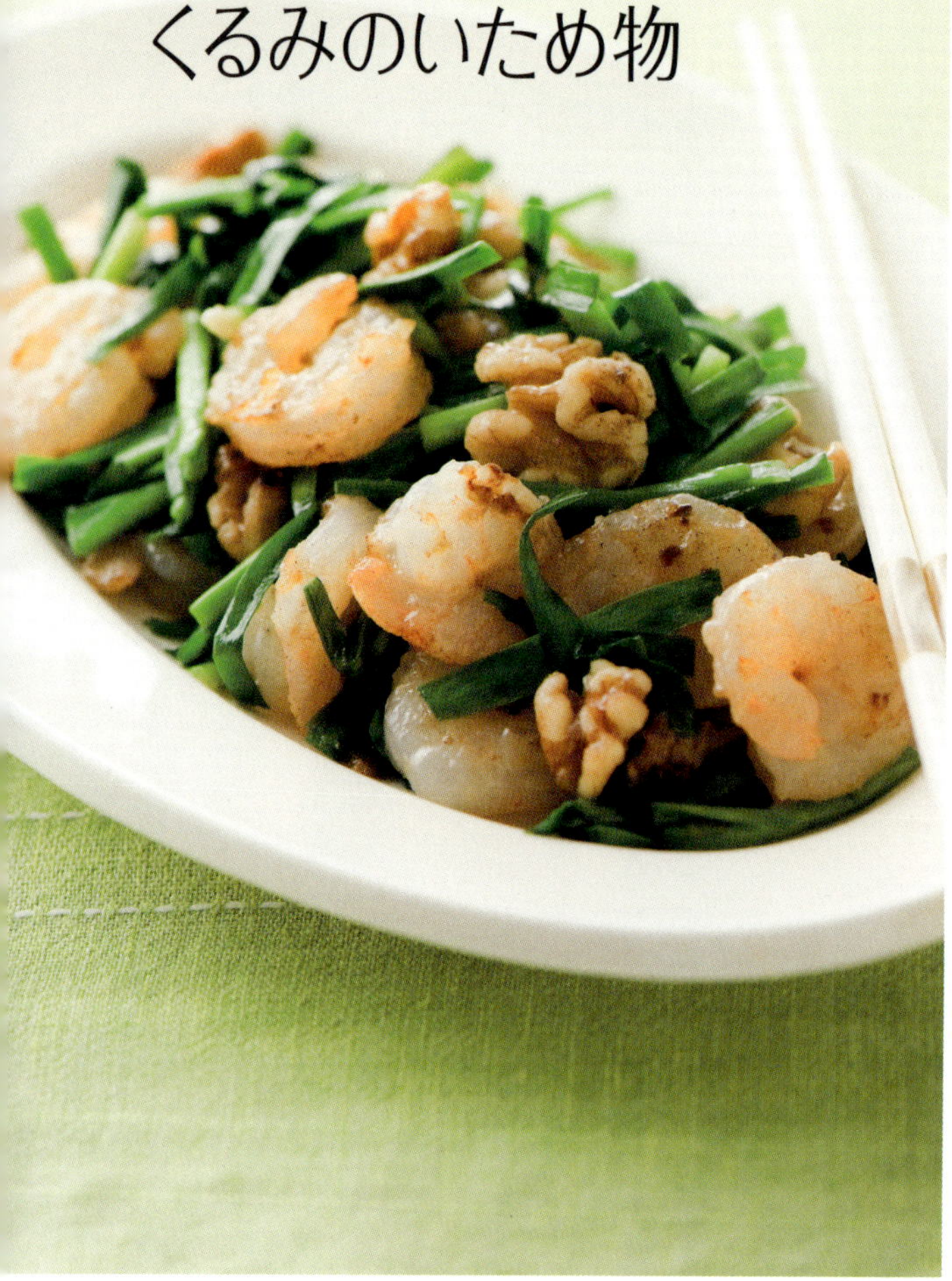

材料(2人分)

むきえび ……………… 120g

A
- かたくり粉 ……… 小さじ$\frac{1}{2}$
- サラダ油 ……… 小さじ$\frac{1}{2}$
- 塩 …………… ひとつまみ

にら ……………………… 1束

くるみ …………………… 40g

しょうが（みじん切り） …………………… ひとかけ

サラダ油 …………… 小さじ2

B
- 酒 ……………… 大さじ1
- 塩 ……………… 小さじ$\frac{1}{3}$
- こしょう ……………… 少々

作り方

1 えびはAで下味をつけておく。にらは3cm長さに切る。

2 フライパンにサラダ油を熱し、1を入れて中火でいためる。えびの色が変わったら、しょうが、くるみを加えていため、続けてにらを加える。にらがしんなりしたら、Bを合わせて加え、ざっとまぜて火を止める。

素材コラム

えび

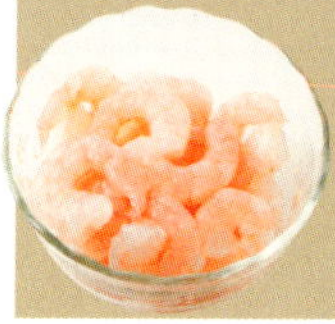

栄養学的には低カロリー・高タンパク質なので基礎体力をつけるのに最適ですが、薬膳的にも体の機能の強化や抵抗力を養うとされます。また、性機能を高め、腰やひざの冷えによいとされます。ただしアレルギーのある方は食べすぎないように。

気虚　血虚　陽虚　陰虚

1人分 182kcal
塩分 0.6g

はすの実はホクホクして、豆に似た食感と味。サラダに最適です

はすの実と豆のイタリアンサラダ

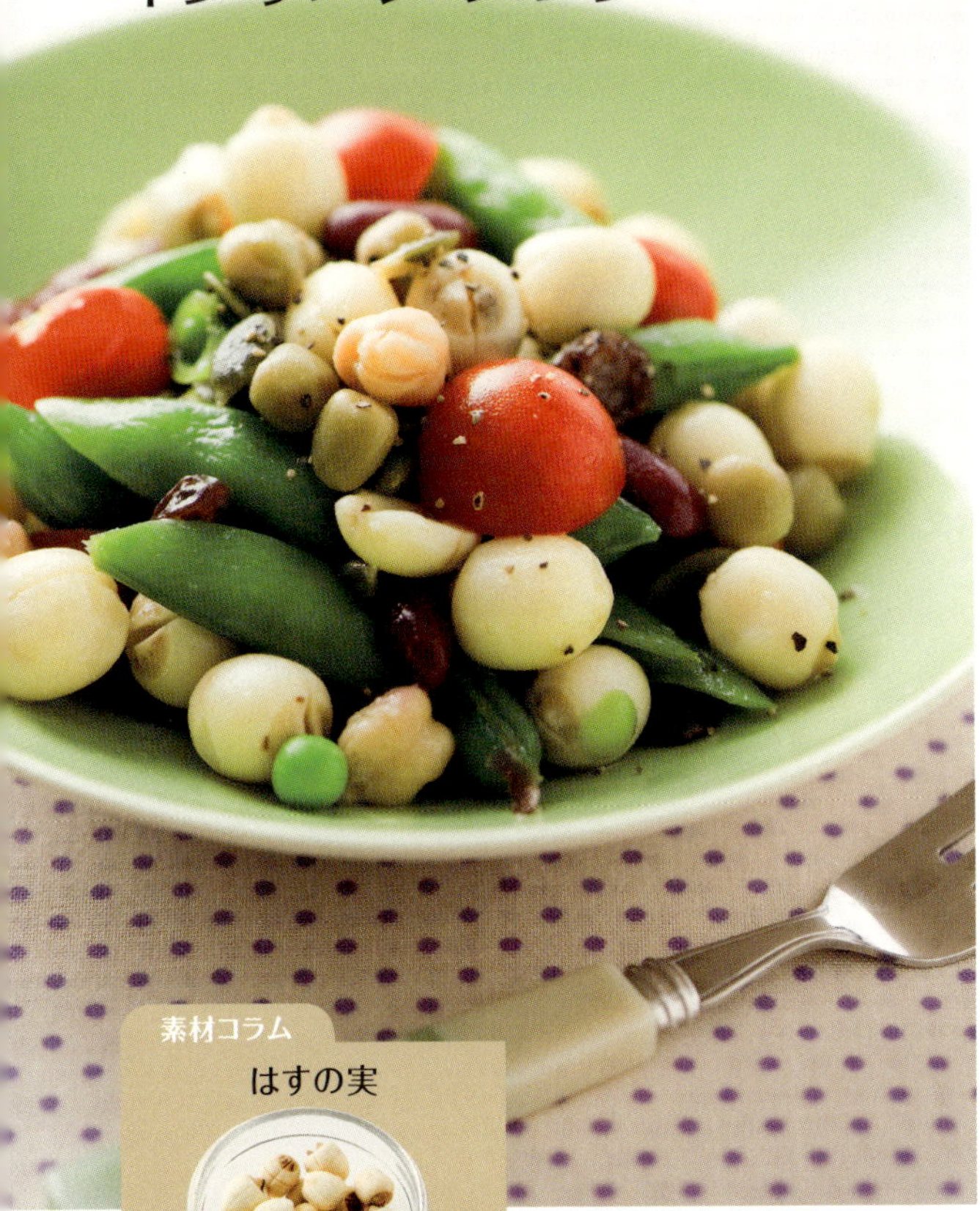

材料（作りやすい分量・約4人分）

- はすの実 …………………… 50g
- ミックスビーンズ（缶詰など） 100g
- レーズン …………………… 30g
- かぼちゃの種または松の実、くるみ … 大さじ2
- ミニトマト ……………… 12個
- スナップえんどうやブロッコリー、オクラなど 100g
- ルッコラ …………… 4～5株
- A
  - レモン汁 ……… 大さじ2
  - 塩 ……………… 小さじ1/2
  - こしょう ……………… 少々
  - はちみつ………… 小さじ2
  - オリーブ油 ……… 大さじ1
- しそ油 ……………… 大さじ1

作り方

1 はすの実をもどす。はすの実はかぶるくらいの水に一晩つけておく。

2 1をつけ汁ごと炊飯器に移し、水の量が少なければ、さらにかぶるまで水を加え、普通に炊く（このときにふきこぼれないように、小さな陶器の皿をかぶせて入れるとよい）。炊き上がったらざるに上げる。

3 Aをボウルに合わせてまぜ、2のはすの実、ミックスビーンズとレーズンを加えて、10分ほどおく。

4 食べる直前にミニトマト、ゆでたスナップえんどうルッコラ、かぼちゃの種、しそ油を加えてかきまぜ、器に盛る。

＊はすの実は、別の方法でもやわらかくすることができる。あたためた保温ポットに洗ったはすの実を入れ、熱湯を注ぐ。タオルで巻いて一晩おく。ポットからとり出し、15分ほどやわらかくなるまで煮る。

素材コラム

はすの実

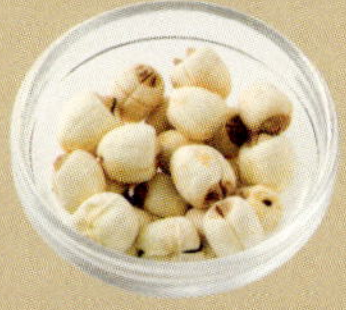

れんこんの地上に出た花の実。「腎」を補う作用が強いとして、古来から滋養の食材とされ、精進料理でもよく使われます。精神を安定させるため、不眠症には効果が高く、胃腸の働きも補い、下痢、食欲不振なども改善します。漢方薬局のほか、最近はインターネット通販で購入可能。

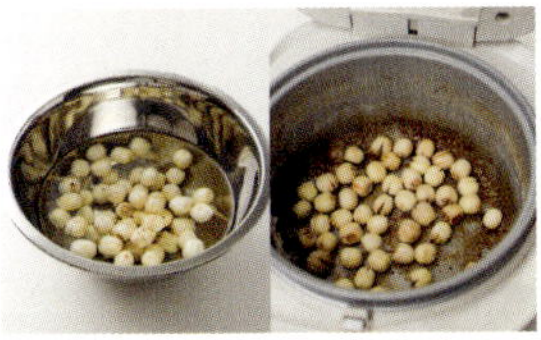

はすの実はまず水でもどし、そのあと米を炊く要領で。炊飯器で炊くとやわらかくなる。ごはんにいっしょに炊き込むほか、スープの具材やいため物などでもおいしい。

気虚　血虚　陰虚

（1人分 90kcal
塩分 0.9g）

胃腸にやさしく、肌をうるおし、
おだやかに体力をつけるスープです

ゆり根と山いもの和風ポタージュ

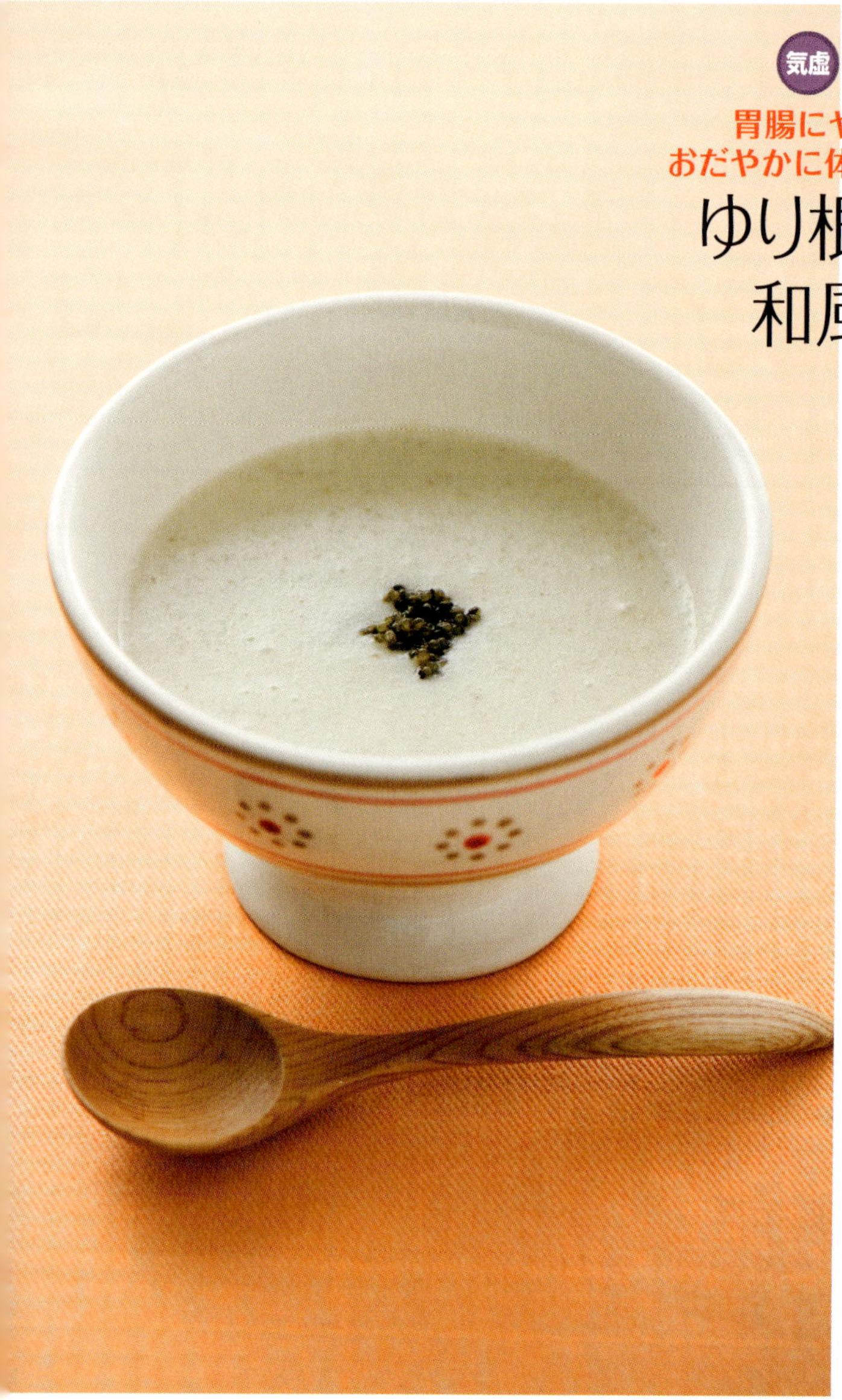

材料（作りやすい分量・4人分）

ゆり根	50g
長いもや山いも	150g
玉ねぎ	100g（約1/2個）
こぶ	5cm角1枚
白みそ	大さじ1
豆乳	80ml
塩	適量
サラダ油	小さじ2

作り方

1 こぶは水1.5カップ（300ml）につけておく。ゆり根はひとかけずつはずし、水で洗う。長いもは洗って皮をむき、5mmほどの厚さに切る。玉ねぎは皮をむいて薄切りにする。

2 なべにサラダ油を熱し、玉ねぎを弱火でいためる。透き通ったらゆり根、長いもを加えて軽くいため、1の水とこぶを注いで強火にする。沸騰したら弱火にしてふたをし、10分ほど煮る。こぶはとり出す。

3 2をミキサーにかけてなめらかにする。

4 白みそ、豆乳を加えて味をみて足りなければ塩で味をととのえる。器に盛り、あればとんぶりをあしらう。

素材コラム

ゆり根

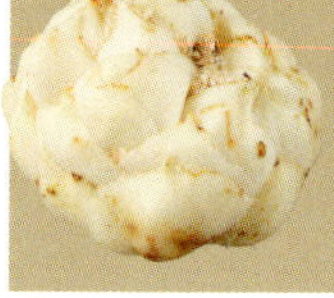

のどの乾燥や痛み、乾燥肌をしっとりさせるなど保湿効果の高い食材とされます。また、不眠やイライラをとり除くなどの心の不調にも使われます。そのまま蒸して食べてもホクホクしておいしいです。

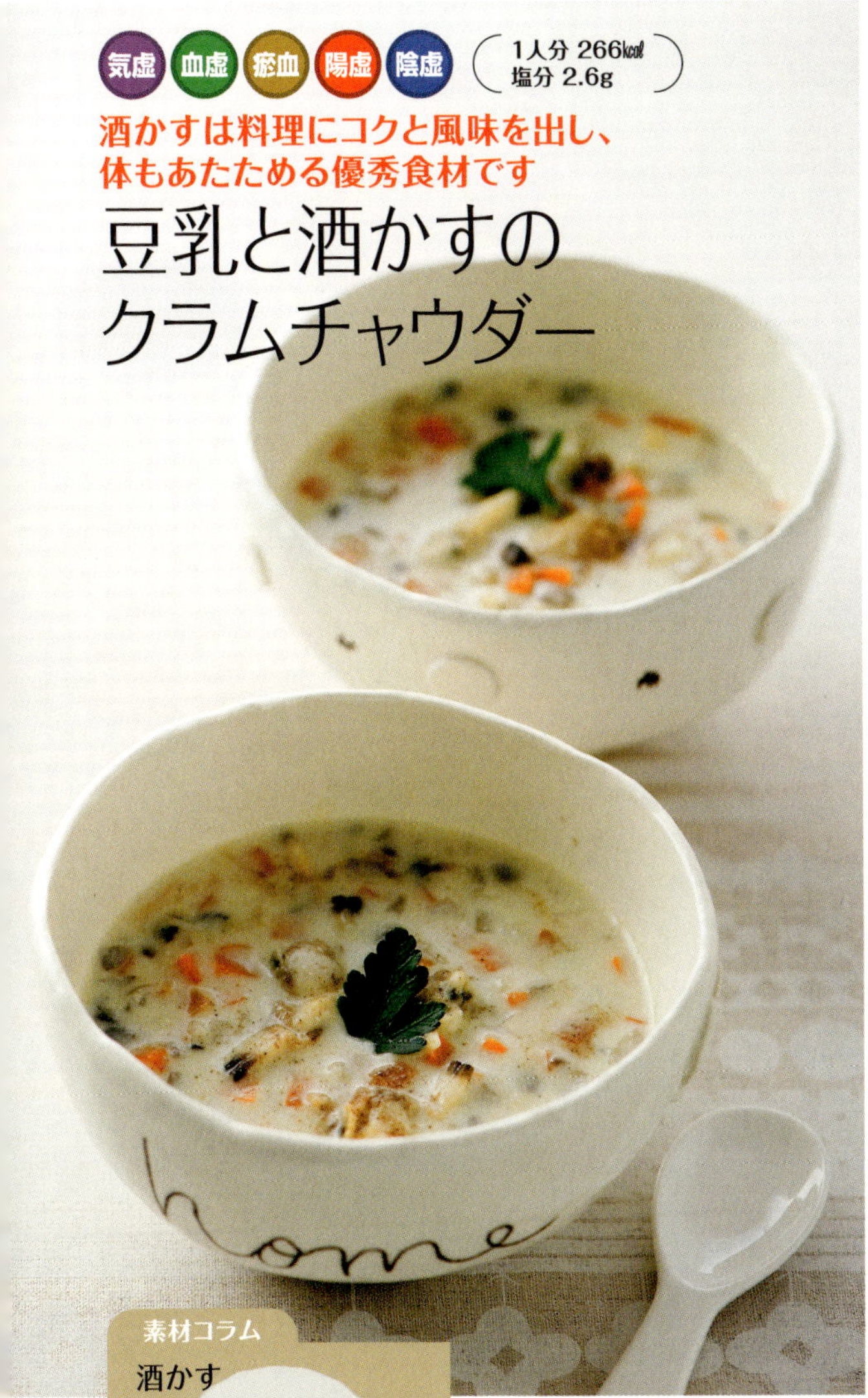

気虚　血虚　瘀血　陽虚　陰虚

1人分 266kcal
塩分 2.6g

酒かすは料理にコクと風味を出し、体もあたためる優秀食材です

豆乳と酒かすのクラムチャウダー

材料（2人分）

あさり …… 400g
玉ねぎ …… 80g（約1/2個）
里いも …… 80g（中2個）
にんじん …… 100g（約1/2本）
マッシュルーム …… 4個
酒 …… 1/4カップ
サラダ油 …… 小さじ1
小麦粉 …… 大さじ1.5
A
- 豆乳 …… 1カップ
- 酒かす …… 大さじ2
- 白みそ …… 大さじ1.5

塩、こしょう …… 各適量
ディルまたはイタリアンパセリ …… 適量

作り方

1 あさりは海水程度の塩水につけて砂出しをする。野菜はすべて5㎜角ほどに切る。

2 なべに洗ったあさりと水2カップ（400ml）、酒を入れて火にかける。沸騰してあさりの口が開いたら火を止め、あさりとスープを分ける。あさりは身を殻から出す。

3 なべにサラダ油を熱して玉ねぎをいため、透き通ったらにんじん、マッシュルームを加えていためる。小麦粉を加えてしっとりするまでいためる。

4 3に2のあさりのスープを加え、沸騰したら弱火でかきまぜながら5分ほど煮る。里いもを加えてさらに3分ほど煮る。

5 Aを合わせてときのばし（みそこしを使うと便利）、4に加えまぜる。あさりの身を戻し入れ、味をみて塩、こしょうを振り、ディルなどを散らす。

素材コラム
酒かす

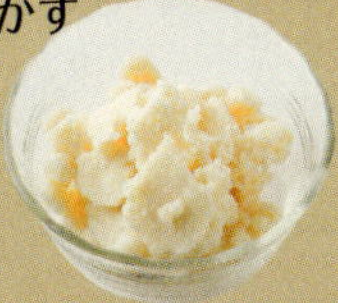

発酵したもろみから清酒をしぼったあとに残ったもので、成分は清酒にならなかった白米、麹、酵母菌。重量の15～20％が酵母菌なので、ビタミンやミネラルなども豊富。薬膳では、発酵食品は主に血行を促進し、体をあたためる効能があります。

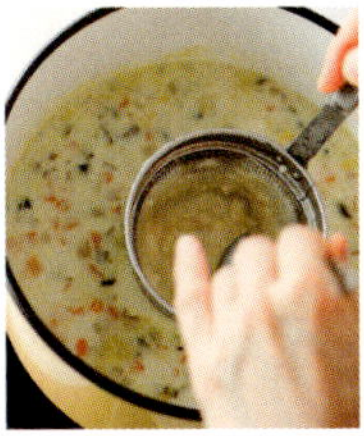

酒かすはそのままでは汁にとけにくいので、豆乳や白みそと合わせてねりまぜてから汁にとくとやりやすい。あればみそこしなどを使うと簡単。

血虚　陰虚

1人分 472kcal
塩分 2.0g

具材たっぷりの釜揚げ風めん。
補血効果の高い黒ごまだれでいただきます

黒ごまつけめん

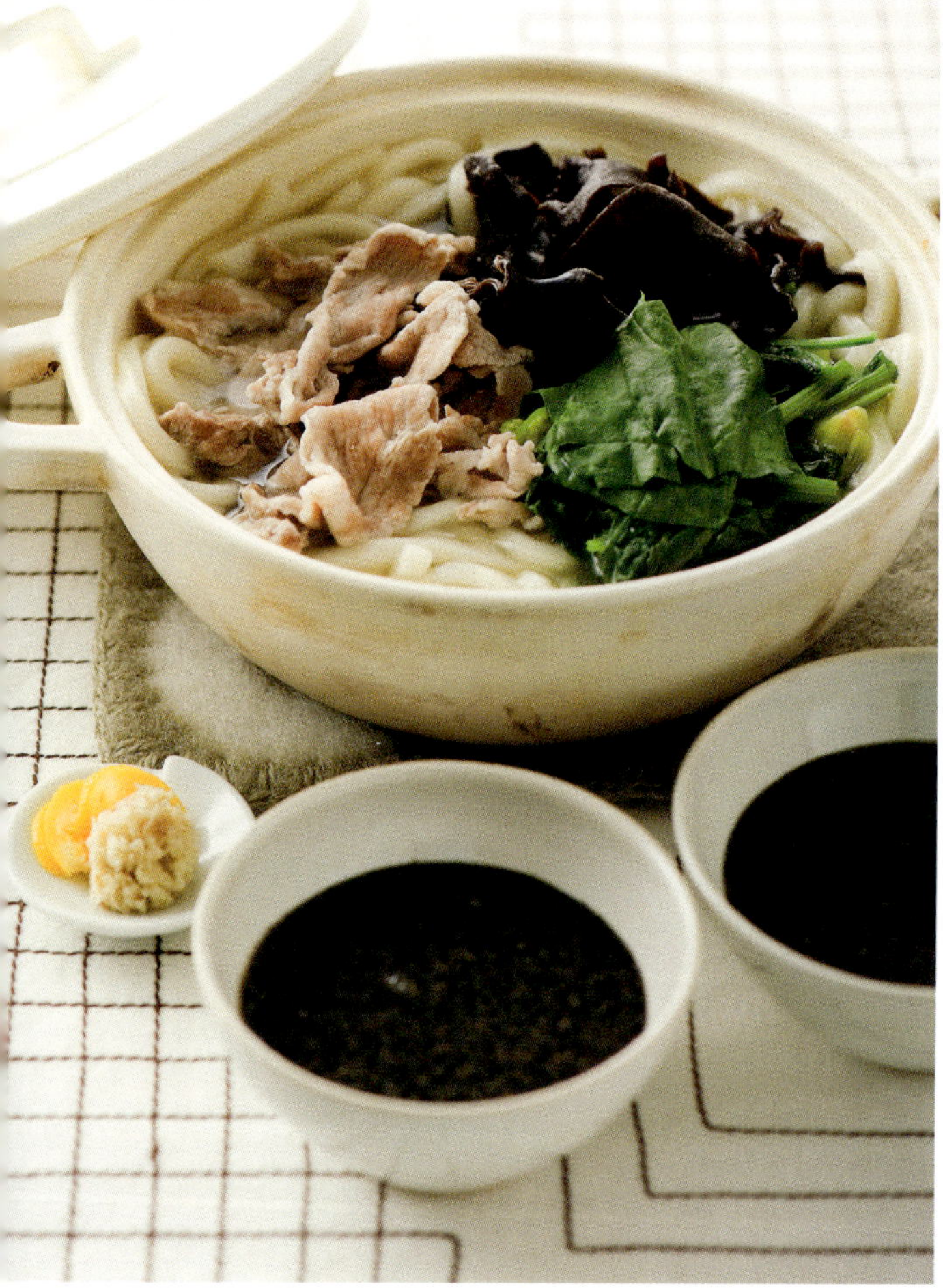

材料（2人分）

- うどんまたはそば …………… 2玉
- 豚ロース薄切り肉 …… 120g
- ほうれんそう …………… 1束
- きくらげ（乾燥）………… 5g

黒ごまだれ

- ねり黒ごま ……… 大さじ1
- めんつゆ（表示どおりに希釈したもの）…………………… 150ml
- すり黒ごま ……… 大さじ2

しょうが（すりおろし）…… 少々

作り方

1 うどんはゆでておく（冷凍めんまたはゆでめんは、3で直接なべに入れる）。豚肉は一口大に切る。ほうれんそうは3cm長さに切る。きくらげは水につけてもどしておく。

2 黒ごまだれを作る。ボウルにねりごまを入れ、めんつゆを加えてとかす。すりごまを加える。

3 なべに水を多めに入れて火にかけ、沸騰したらめんを入れ、ほぐれたら、豚肉とほうれんそう、きくらげを上にのせる。沸騰して火が通ればよい。しょうがとあればゆずの皮を添え、黒ごまだれでいただく。

素材コラム

黒ごま

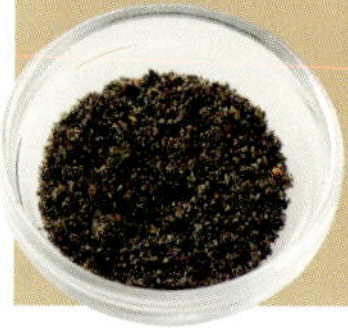

薬膳では、「血」を補い、「体液」をふやす非常に滋養効果が高い食材です。肌や髪が乾燥しやすい方、貧血ぎみの方、冷え性の方にも向きます。栄養学的にも、ごまは体に必要なアミノ酸や不飽和脂肪酸、カルシウムなどのミネラルも豊富なバランス食品です。

5章

男性不妊には薬膳レシピ

男性の妊娠力アップのためのスペシャル講座です。
男性は性周期がないので、女性よりも食生活で体が変わりやすく、
薬膳の結果があらわれやすいのです。食事で体をととのえることは健康への近道。
毎日のおかずに使えて、男性にも食べやすいメニューを選びました。

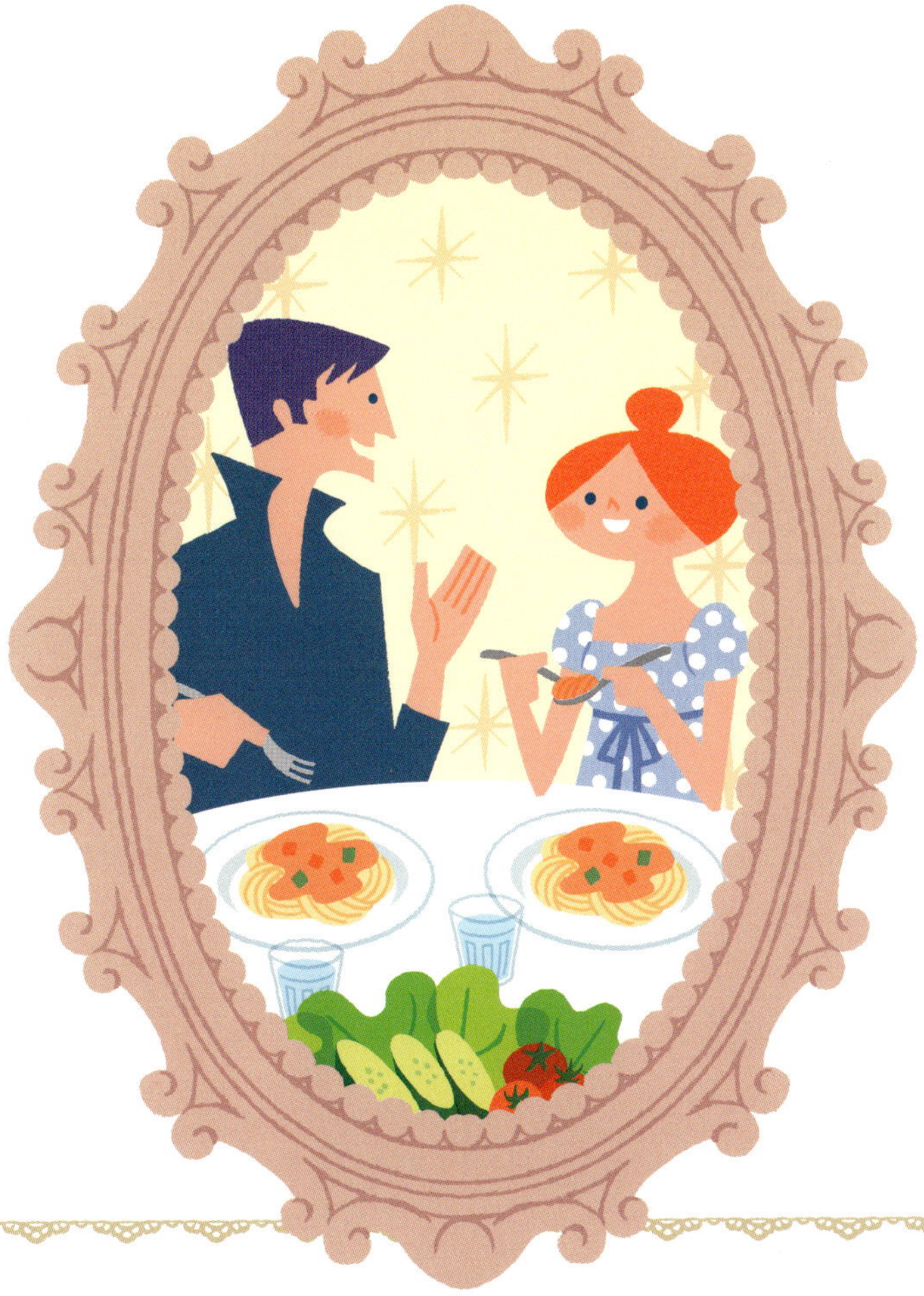

男性の妊娠力をアップする薬膳

男性の場合、セックスのパワーと結びつけられるため、すぐに精力増強を考えがちですが、これは体質が合わなければ危険な場合もあります。

男性の妊娠力アップにも、「腎」のバランスが大切。大きく分けると2つの方法があります

生命エネルギーや生殖活動にはすべて臓器「腎《じん》」がかかわってきます。これは男性も女性も同じこと。男性の場合は大きく2つのタイプに分かれます。まず、「腎」に宿る命の火の勢いが弱い「陽虚《ようきょ》」タイプ。もう一つは、「腎」に流れる体液（陰液）が不足している「陰虚《いんきょ》」タイプです。

いわゆる精力増強をうたう漢方やサプリメントは、腎の炎を大きくするための、強力な動物生薬《しょうやく》に偏っていて、逆タイプの方が使うと症状が悪化することもあり、タイプの見きわめが大切です。

タイプ1 「腎」の炎が弱いパワー不足。いわゆる草食系タイプ

36ページの「陽虚」タイプの方に多くみられます。臓器「腎」に宿る命の火が弱いため、体に冷えがあります。冷えは男女に関係なくあるのですが、特に男性の場合、自分では気がつかないことも多いので、パートナーの方が気がついてあげることも大切です。また、ＥＤ（勃起《ぼっき》障害）の症状がある場合もあるので、男性として否定されたように感じる方や、逆にパートナー側が自分に魅力がないのではと深刻に悩む場合もあります。

このタイプの男性は、セックスに弱いわけではなく、体が熱しづらいので、セックスに興味が薄い、興奮しにくいだけなのです。またこのタイプは、ストレスや疲れがたまっていたり、生まれつき胃腸が弱い「気虚《ききょ》」タイプなどで、胃腸の働きが弱っている場合も多くみられます。精力剤は効果が強いので、胃腸が丈夫な方はよいですが、弱っている場合は逆効果に。まずは、薬膳で食生活の改善と強化から始めてみましょう。体質別「陽虚」のほか、20ページの「気虚」のアドバイスも参考にしてください。

生活アドバイスとしては、冷えがある場合は、とにかくあたためます。入浴はゆっくりとつかり、寝るときは湯たんぽなど外側からあたためるのもおすすめ。

また、経絡《けいらく》の流れをよくして体をあたためるよう、パートナーがマッサージをしてあげるのも効果があります。

タイプ2 体液不足による、妊娠力低下。体のうるおい不足です

男性の場合、特に多くみられるのが、こちらのタイプ。体質別の40ページ「陰虚」があてはまります。体を巡る要素「気《き》」「血《けつ》」「水《すい》」の「水」＝体液が不足しています。体液は精液のもとでもあるため、妊娠力には大きな影響があるといえます。

特に体液は、睡眠不足、目の使いすぎ、過労、ストレスなどで著しく消耗します。現代男性は体液不足になりやすい環境に囲まれているので、日ごろの食生活でのケアは重要だといえるでしょう。

このタイプは、いわゆる精力剤はNGです。精力剤は「腎」のパワーを強め、火の勢いを強くするため、体ののぼせが強くなり、さらに体液を消耗して症状が悪化してしまいます。体液をおだやかにふやしながら、体の余分な熱を除く薬膳でバランスをとっていきます。

おすすめ食材の中でも、特に「陰虚」の男性に効果が高いのは、カキ、すっぽんです。カキは現代栄養学的には、精子に欠かせないミネラルの亜鉛を豊富に含んでいます。すっぽんは「陰虚」の症状には効果が早く、効きめが高いので、のぼせやめまいなどの症状が強い場合はおすすめです。

男性の妊娠力を上げる おすすめ食材

【腎のパワーを強化する食材】

くるみ、栗、クコの実、にら、長ねぎ、しょうが、ういきょう、シナモン、クローブ、うなぎ、えび、ラム肉、山いも、はすの実、ごま

【体液を補う食材】

すっぽん、カキ、あわび、しじみ、いか、はまぐり、豚足や豚皮、松の実、クコの実、きくらげ、セロリ、せり、トマト、菊の花、はちみつ、山いも

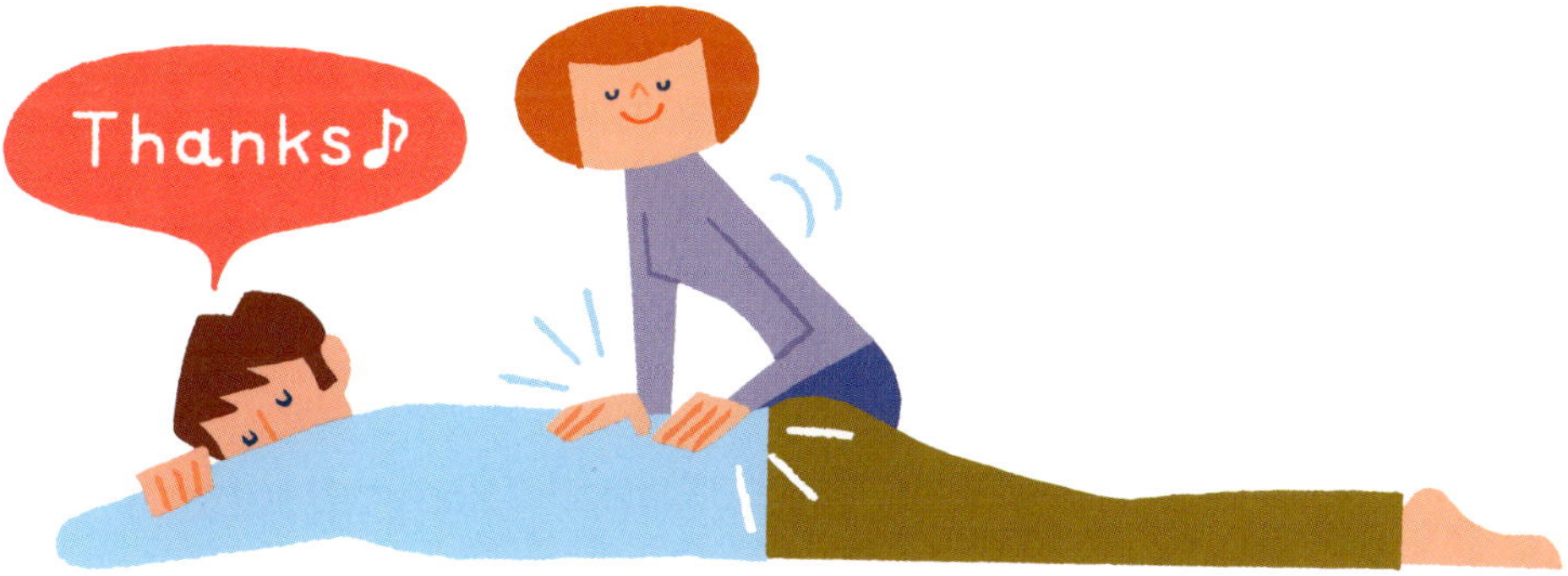

血虚 陰虚

（1人分 19kcal
塩分 0.6g）

ストレスが多く、寝汗をかく人に。
湯飲み1杯分を1日2回ほど飲んで

しじみスープ

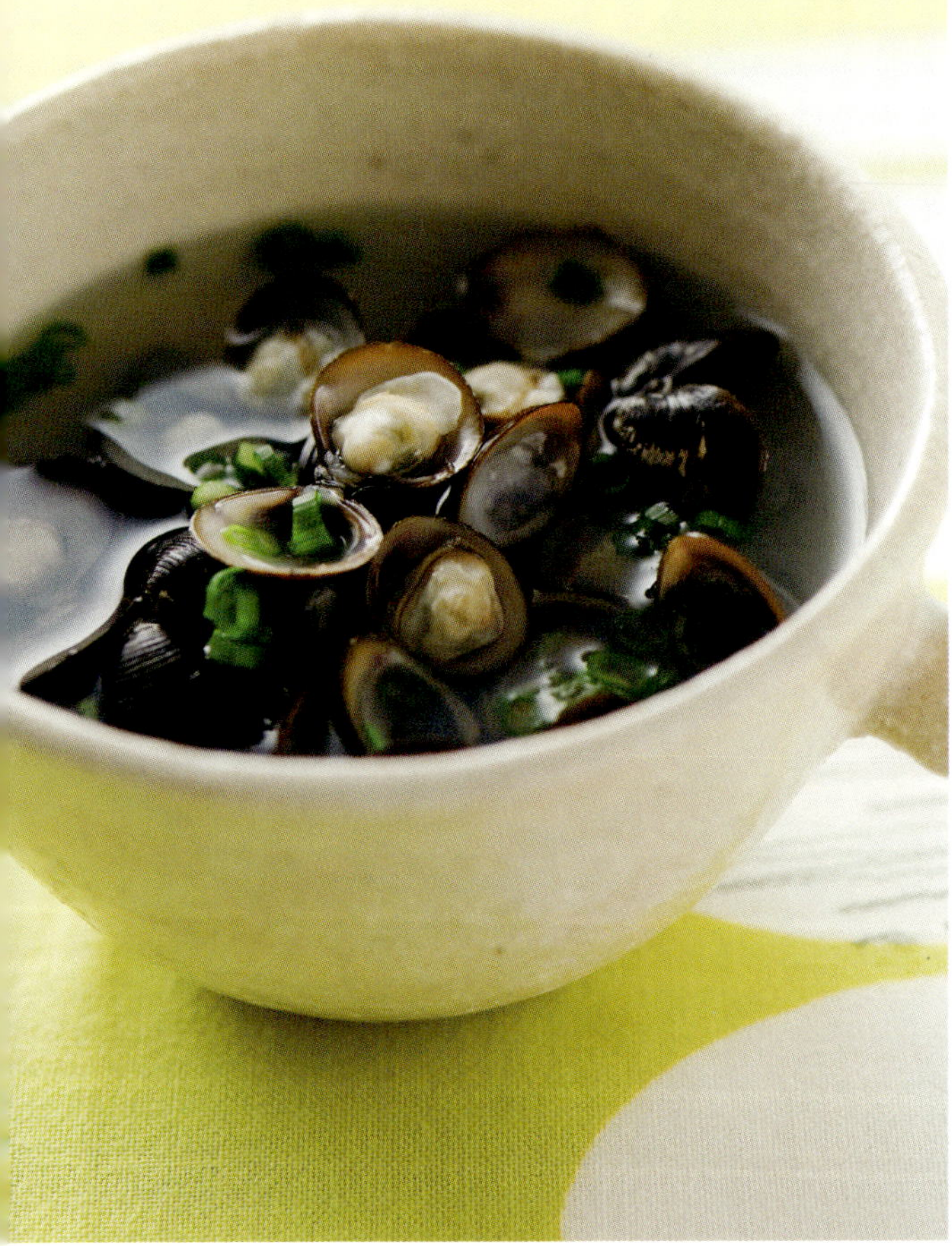

材料（約4杯分）

しじみ …………………… 300g
酒 …………………… 大さじ2
しょうがのしぼり汁… ひとかけ分
塩 …………………… 小さじ1/4
薄口しょうゆ ……… 小さじ1

作り方

1 しじみは殻をこすり合わせるようによく洗う。

2 なべに入れ、水2.5カップ（500ml）、酒を加えて火にかけ、沸騰したら弱火にし、アクを除き、5分ほど煮る。しょうがのしぼり汁、塩、しょうゆを加えて味をととのえる。好みで刻んだ万能ねぎを散らす。

*保存するときは冷蔵庫で。その場合はあたため直して飲む。

素材コラム

しじみ

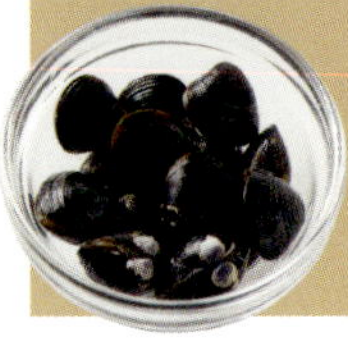

肝、腎に効く食材の一つ。体の余分な熱をとり去って尿の出をよくします。尿酸値が高い人などによいでしょう。また補血効果があり、貧血にも効果があります。栄養学的にもアミノ酸が豊富で肝臓の働きを高めます。

血虚　陰虚　（1人分 204kcal　塩分 1.2g）

缶詰やレトルトを使えば、
すっぽんスープや雑炊が手軽に楽しめます

即席すっぽん雑炊

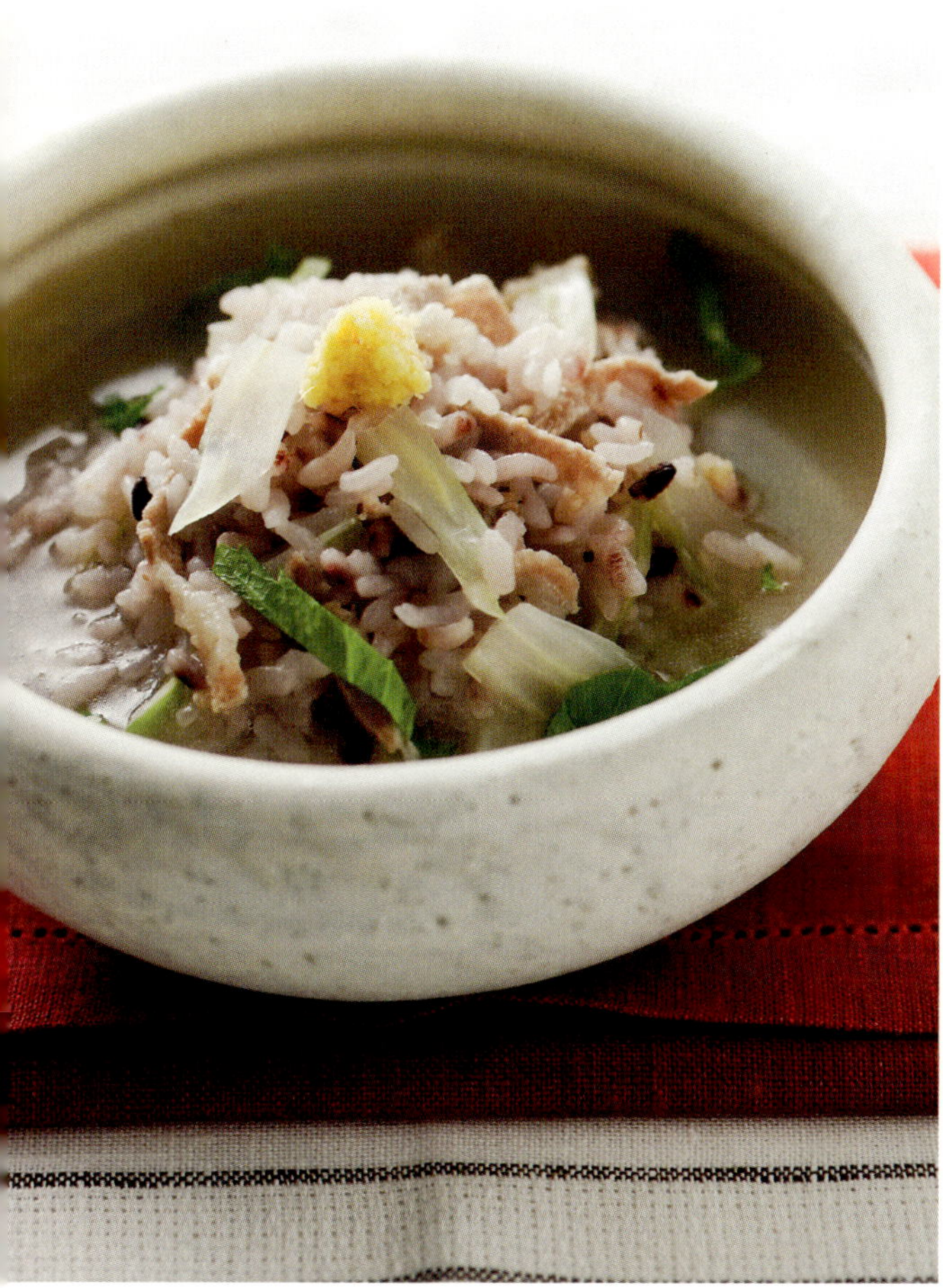

材料（2人分）

すっぽんスープ（缶詰）……………… 1缶（180g）
セロリ …………………… 50g
豚こまぎれ肉 …………… 50g
ごはん … 茶わん約1杯（150g）
酒 ………………… 小さじ2
塩 ……………………… 少々
こしょう…………………… 少々
しょうが（すりおろし）…… 少々

作り方

1 セロリは斜めに薄切り、豚肉は細切りにして、軽く塩、こしょうをする。

2 すっぽんスープをなべにあけ、水½カップ（100ml）と酒を加えて火にかける。沸騰したら、ごはんを入れてほぐし、セロリ、豚肉を入れる。ふたをして弱火で3～4分煮て、塩で味をととのえて、火を止める。

3 器に盛って、こしょうを振り、しょうがをのせる。

素材コラム

すっぽん

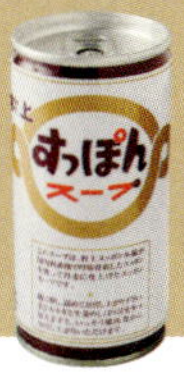

肝、腎に効く食材。体液や血液をふやして、のぼせや熱をとる働きが強く、基礎体力をつけて体を回復させる効果も強いです。冷やす作用が強いので、陽虚タイプの妊婦や、湿《しっ》が強い人は控えます。缶詰やレトルトのスープが使いやすい。

血虚 陽虚 陰虚

（1人分 158kcal
塩分 2.7g）

体液をふやし、男性ホルモンを
ふやす効果の高い薬膳風のいため物

カキとにらのいため物

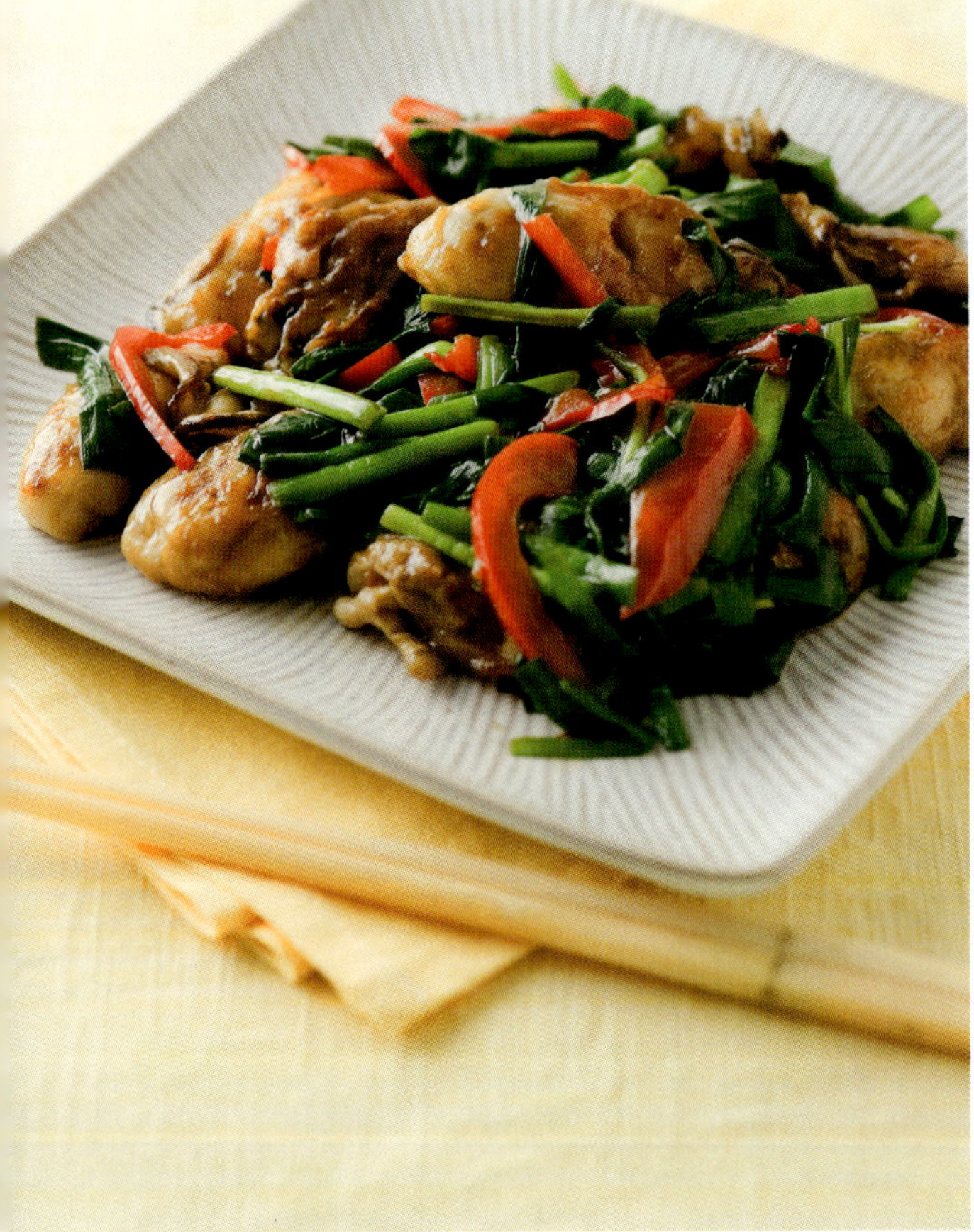

材料（2人分）

	カキ	100g
	にら	1束
	赤ピーマン	1個
A	塩	ひとつまみ
A	酒	小さじ1
A	こしょう	少々
	かたくり粉	大さじ2
	サラダ油	大さじ1
	しょうが（みじん切り）	ひとかけ
B	オイスターソース	大さじ1
B	しょうゆ	小さじ2
B	酒	小さじ2

作り方

1 赤ピーマンはへたと種を除き、薄切りにする。にらは4cm長さに切る。

2 カキはかたくり粉少々（分量外）をまぶしてから洗い流してくさみを除く。水けをふいてからAを振り、かたくり粉をまぶしつける。

3 Bは合わせておく。

4 なべにサラダ油、しょうがを入れ、弱火にかけていためる。香りが立ったらカキを並べ入れ、両面をこんがりと焼く。ほぼ火が通ったら、赤ピーマン、3を加えて火を強め、ざっとまぜながら1～2分いため煮にする。

5 火を止める直前に、にらを加えてざっとまぜ、味をなじませる。

素材コラム

カキ

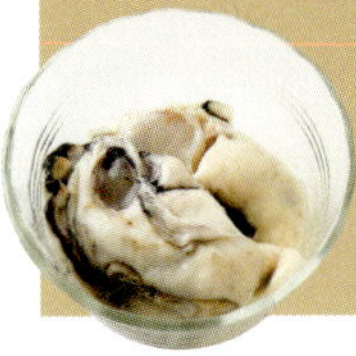

カキなどの二枚貝は細胞をうるおして体液をふやす働きがあります。栄養学的特徴は、カキには亜鉛が非常に豊富に含まれること。亜鉛は男性ホルモンの代謝に欠かせない栄養素で、精液にも多く含まれています。また、タウリンなど疲労回復に効果のある成分も豊富で、ヨーロッパでは滋養強壮の食品とされています。

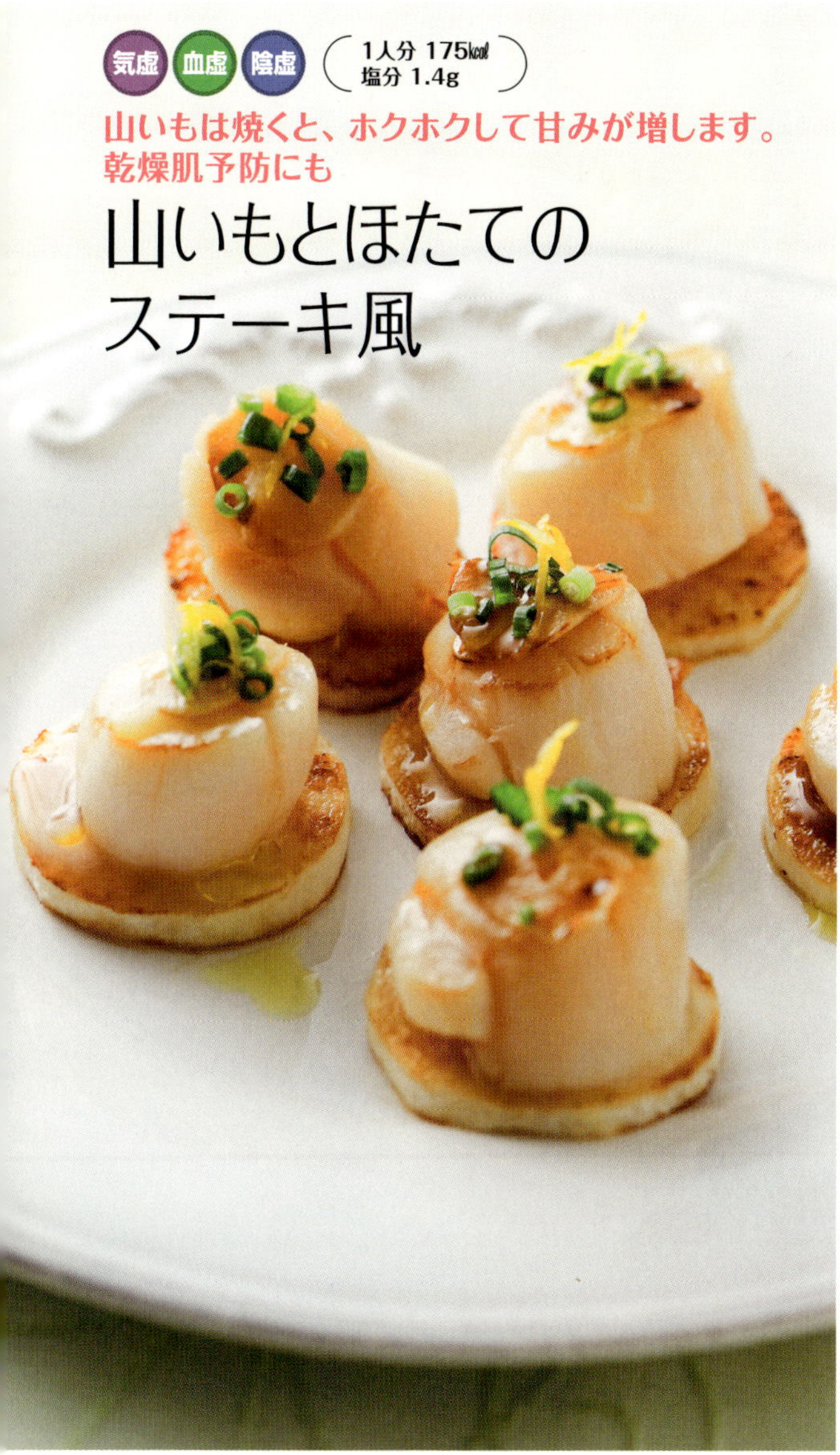

気虚　血虚　陰虚

（1人分 175kcal　塩分 1.4g）

山いもは焼くと、ホクホクして甘みが増します。乾燥肌予防にも

山いもとほたてのステーキ風

材料（2人分）

- 山いもや長いも ……… 120g
- ほたて貝柱（刺し身用） ……………… 6個（120g）
- にんにく（薄切り） …… 1かけ
- 万能ねぎ（小口切り）…… 少々
- オリーブ油 ………… 小さじ3
- 塩、こしょう ……………各適量
- A
  - 酒、水、みりん… 各大さじ1
  - 薄口しょうゆ …… 小さじ1/2
  - 塩、こしょう………… 各少々

作り方

1 山いもは皮をむいて6等分の輪切りにする。ほたてはさっと洗う。

2 フライパンにオリーブ油小さじ1を入れ、山いもを並べて弱火で両面をじっくり焼く。塩、こしょうを振り、こんがり色がついたら器に盛る。

3 2のフライパンにオリーブ油小さじ2とにんにくを入れて弱火で熱する。香りが立ったらほたてを並べ、両面をさっと焼き、塩、こしょうを振って山いもの上にのせる。

4 あいたフライパンにAを合わせて煮立て、3にかけ、万能ねぎと、あればゆずの皮を飾る。

素材コラム

ほたて貝柱

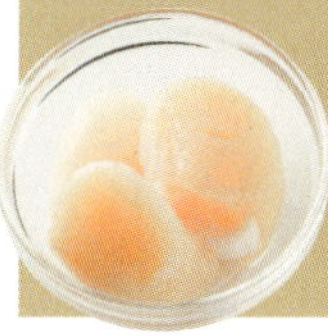

貝類はその独特のぬめりに保水効果があり、薬膳では体液をふやし、細胞にうるおいを与える食材とされます。栄養学的には低カロリーで高タンパク質、アミノ酸の一種であるタウリンが豊富で、血圧やコレステロール、肝臓の働きなどを常に正常に保とうとする働きがあり、生活習慣病予防に最適です。

気滞　血虚　瘀血　陰虚

1人分 88kcal
塩分 1.2g

**造血効果もあるので、
貧血予防や、疲れたときにもおすすめです**

レバーとクレソンのみそいため

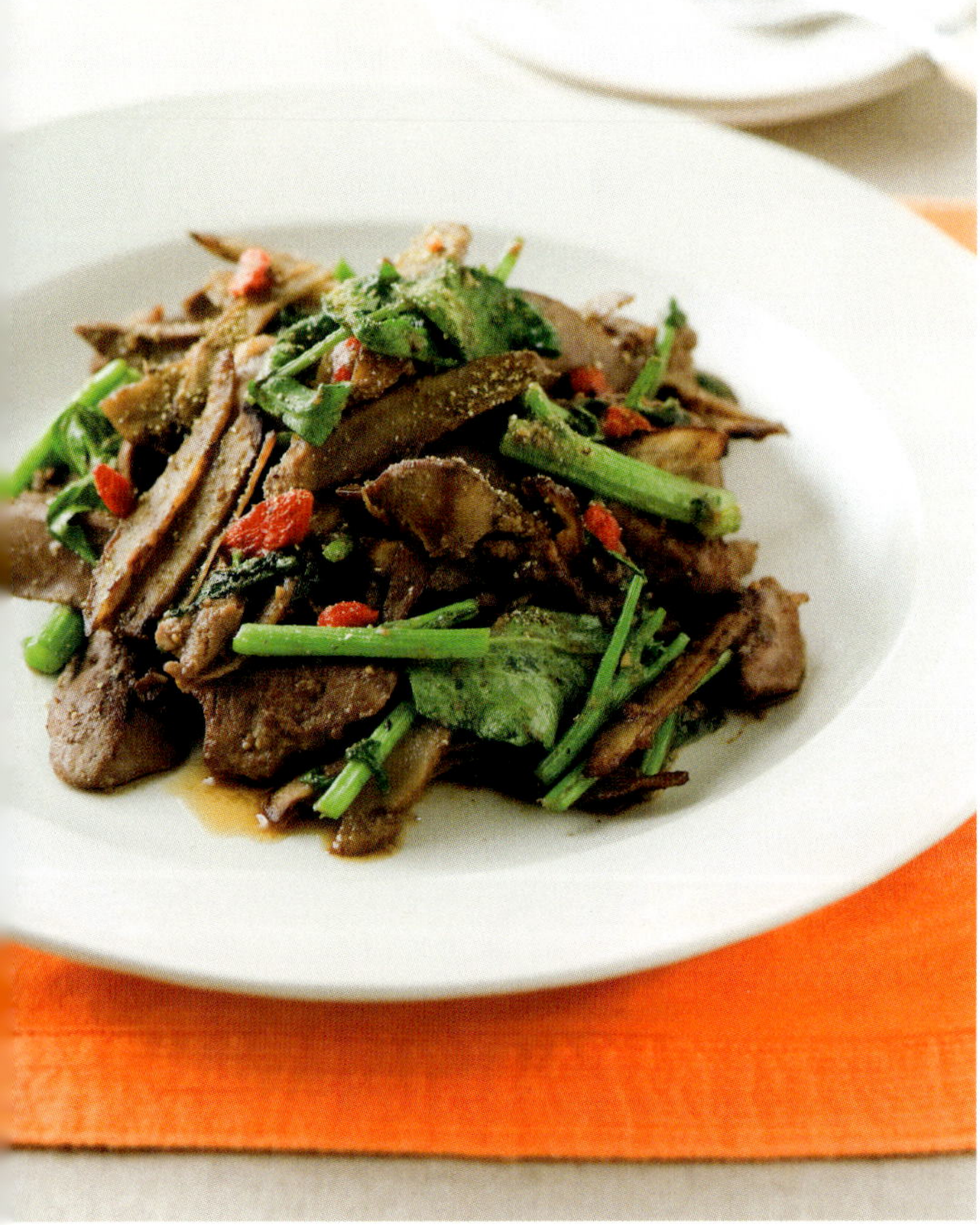

材料（作りやすい分量・4人分）

- 鶏レバー …………… 150g
- クレソン ………… 1束（50g）
- ごぼう …………… 50g
- クコの実 ………… 大さじ1
- サラダ油 ………… 小さじ2
- A
  - みそ、みりん … 各大さじ2
  - しょうが（すりおろし）… 1かけ
- 粉ざんしょう ……… 適量

作り方

1 レバーは洗って筋をとり除き、薄く切る。熱湯でアクが出るまで1分ほどゆで、ざるにとって水でさっと洗う。

2 ごぼうは表面を包丁で軽くこすって皮をむき、縦半分に切って、3mm幅の薄切りにする。クレソンは3cm幅に切る。クコはひたひたの水に20分つけてもどす。

3 Aを合わせて、みそだれを作る。

4 フライパンにサラダ油小さじ1を熱し、ごぼうを中火でいためる。だいたい火が通ったらフライパンの向こう側に寄せ、サラダ油小さじ1を足して、レバーを焼く。

5 火が通ったらクコを汁ごと加え、全体をまぜ合わせ、みそだれを加えていためる。クレソンを加え、しんなりする手前で火からおろす。粉ざんしょうを振る。

素材コラム

鶏レバー

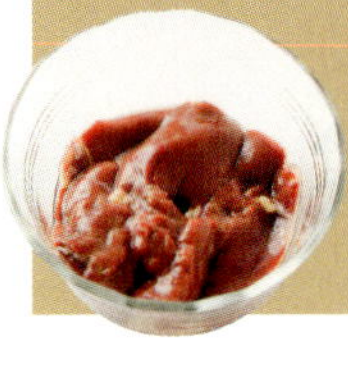

薬膳では、血液をためる臓器である「肝」、生命エネルギーを養う臓器「腎」を補う食材の一つとされ、肝の血液をふやして補い、腎を強くします。このため、貧血に効果を発揮。栄養学的には、ビタミンAが豊富で視力の減退、ドライアイにも効果があります。

気虚　血虚　陽虚　陰虚

（1人分 201kcal
塩分 1.2g）

**さっぱりとしたチーズのような味わい。
野菜につけて食べてもおいしい！**

とうふとアーモンドのペースト

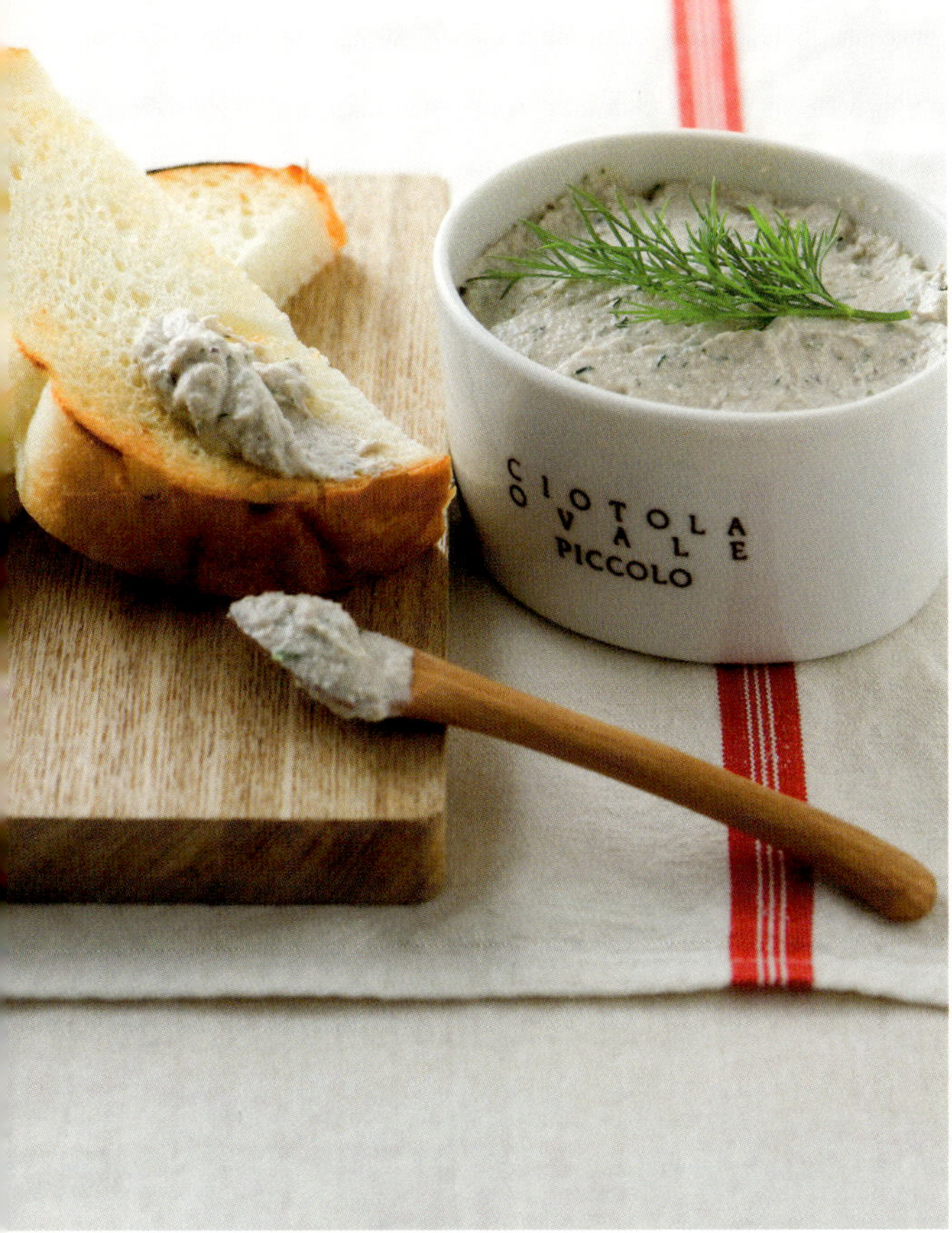

材料（2人分）

- 木綿どうふ …………… $\frac{1}{2}$丁
- アーモンド（ローストしたもの） …………… 15g（約10粒）
- レモン汁 …………… 小さじ2
- 塩 ………………… 小さじ$\frac{1}{4}$
- あらびき黒こしょう ……… 少々
- フェンネルまたはパセリ …適量
- オリーブ油 ………… 小さじ2
- フランスパン …… 薄切り6枚

作り方

1. とうふはペーパータオルに包んで軽い重しをして30分ほどおき、水きりしておく。フェンネルは飾り用を残して軸をはずし、みじん切りにする。
2. キミサーにフランスパン以外の材料をすべて入れ、なめらかなペースト状になるまで回す。
3. 2を器に盛り、フェンネルを飾る。軽くトーストしたフランスパンにのせて食べる。

*冷蔵庫で3〜4日、日もちする。ミキサーがない場合は、つぶしたとうふにアーモンドパウダーをまぜてもOK。

素材コラム

とうふ

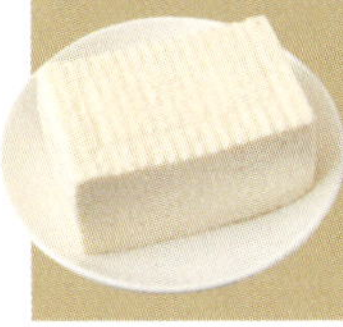

とうふは体の中の熱をしずめ、体液を補う効果があります。のどの痛みをとる、胃腸の状態をととのえ、便秘にもよいとされています。とうふは消化・吸収が非常によいため、植物性タンパク質や女性ホルモンに似た働きのイソフラボンなどの大豆の栄養を、胃腸に負担をかけず効率的にとることができます。

血虚　陰虚　（1人分 662kcal 塩分 2.1g）

ねばねば&しっとりの素材の組み合わせで、
体液をふやし、細胞をうるおす

アボカドモロヘイヤ丼

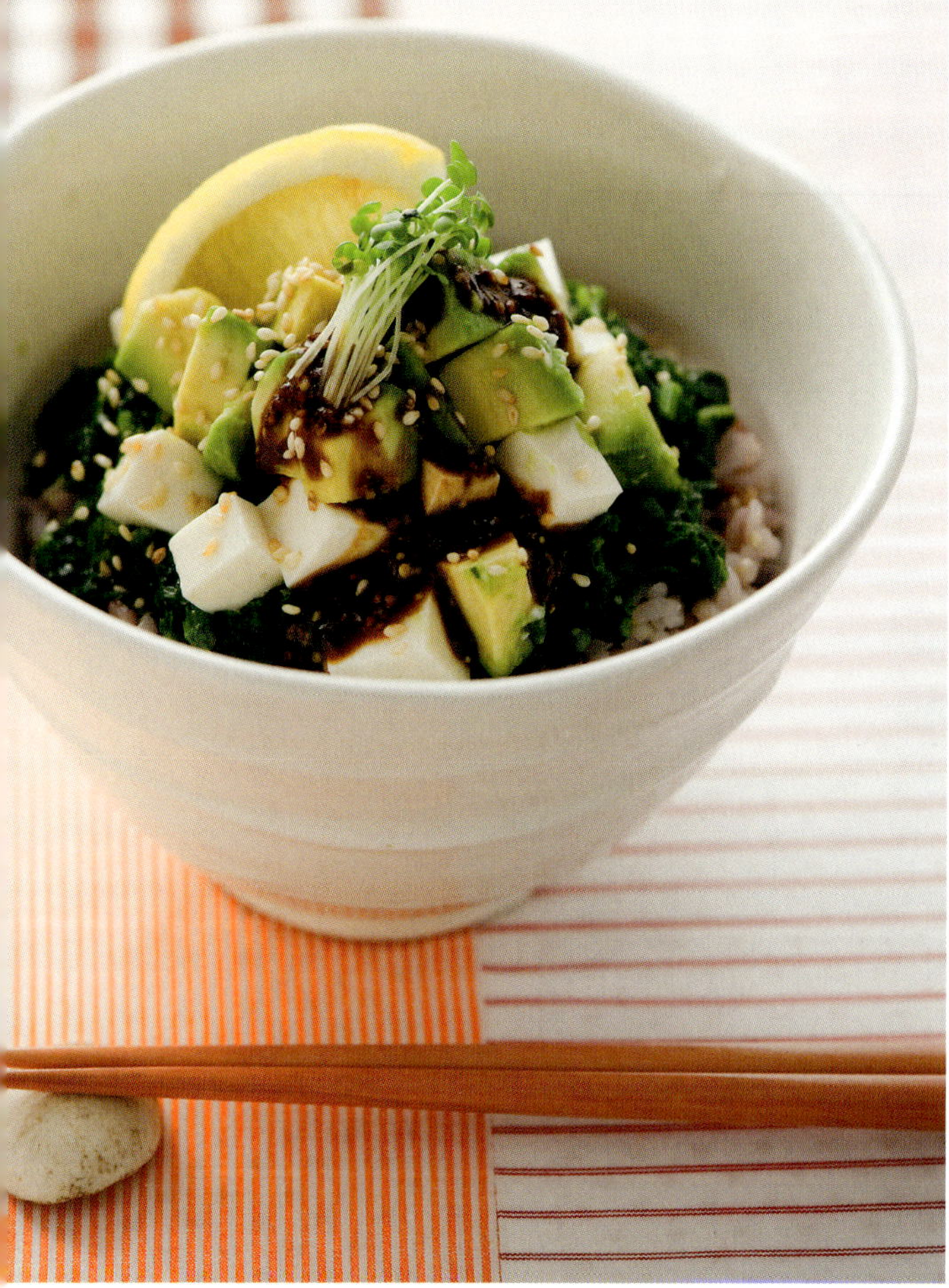

材料（2人分）

アボカド ………………… 1個
木綿どうふ …………… 1/2丁
モロヘイヤ …………… 1/2束
ごはん ………… 茶わん2杯分
貝割れ菜、いり白ごま、レモン
……………………… 各適量

A
めんつゆ
… 表示どおりの希釈で50ml
みそ …………… 大さじ1
すり白ごま ……… 好みの量
マスタード ……… 小さじ2

作り方

1 アボカドは半分に切って種を抜き、果肉を2cm角に切る。とうふも2cm角に切る。

2 モロヘイヤは葉をつんで、熱湯で2分ほどゆで、水けをしぼり、こまかく刻んで粘りが出るまで包丁でたたく。

3 Aを合わせてたれを作る。

4 器にごはんを盛り、モロヘイヤを敷き、アボカド、とうふをのせる。3のたれをかけ、貝割れ菜とごま、レモンをあしらう。

素材コラム

モロヘイヤ

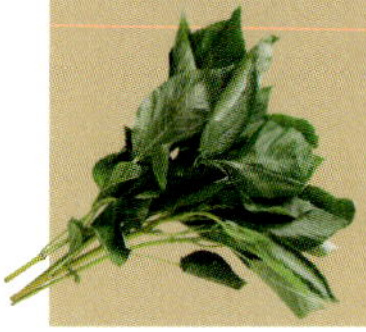

エジプトを中心とする中東地帯で古くから用いられている野菜で、エジプトでは「ムルヘーヤ」といい、「ムルキ＝王家」と「ヤ＝もの」という意味。古代エジプトで、重病の王がこのスープを飲んで回復したことから「王様だけのもの」という由来でつけられたとか。栄養学的にも、β-カロテン、ビタミンC、カルシウム、ビタミンB_1などが非常に豊富でぬるぬるの粘りには水溶性食物繊維も多く、栄養価が高い食材です。

薬膳の効果を上げる
毎日簡単8のこと

1 食べすぎない。腹八分目でいきましょう

薬膳の食生活で最も大切にされるのは、消化・吸収です。どんなによい食事も薬も、体内で消化・吸収されなければ、効果が出ないどころか、消化不良で不調のもとになることも。だから、消化・吸収を担う「脾《ひ》」＝消化器官に負担をかけたり、疲労させる暴飲暴食は体質を問わずNG。毎食おなかいっぱい食べるクセがついている方も、胃腸のケアのために、「腹八分目」を心がけましょう。

2 食事の時間は体に聞きましょう

私たちはふだん、「時間がきたから」「食べないと体に悪いから」と頭で考えて、おなかがすいていないのに無理をして食べることはありませんか？　たとえば人によっては、朝食をしっかり食べると、うまく消化できずに体が重い、だるいなどの不調を訴える方もいます。中医学では、朝は「脾《ひ》」＝消化器官のエネルギーはまだ高くないため、午前中は、消化に負担のかかる食事は控えたほうがよいとされています。胃腸が弱くだるさがある方、肩こりや背中にこりがある方、体重増加が気になる方、コレステロール値が高い方などは、朝食を軽くしてみましょう。48ページで紹介した「にんじんとりんごのジュース」を朝食がわりにするのも一案。おなかがすいた～と体が訴えて食事をとることで、胃腸も活発に動きます。

3 良質の油を使いましょう

油は体への効果が早くあらわれやすい食材。スナック菓子やチョコレートの食べすぎで吹き出物ができるのはこのためです。薬膳料理の油は良質のものを、できれば使い分けすると理想的です。ドレッシングなど火を通さない場合は、α-リノレン酸などn-3系不飽和脂肪酸が豊富な亜麻仁油《あまにゆ》（フラックスオイル）、しそ油、えごま油などを。いため物など火を通す油には、加熱しても酸化しにくいオリーブ油やキャノーラ油などを。仕上げの風味づけにはバターやごま油を少し。キッチンの油の種類をかえると体も変わります。

4 おやつがわりにナッツを。毎日手のひら1杯

木の実は大木になるエネルギーを宿しているとして、薬膳では老化防止として使われる食材です。コンスタントに食べるには、毎日のおやつがわりにどうぞ。アーモンドやくるみ、松の実など数種類をとり合わせ、手のひら1杯が目安。ナッツ類は良質な植物性油や、食物繊維、ミネラル分も豊富です。

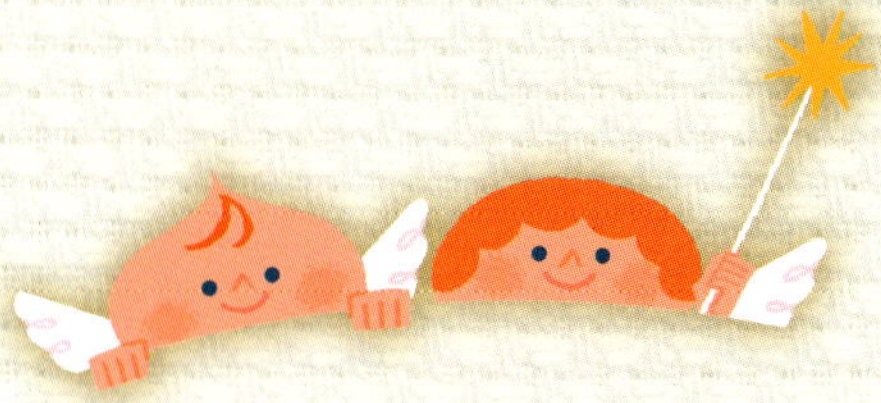

5 牛乳、砂糖のとりすぎには注意を

牛乳はタンパク質やカルシウムが豊富で栄養価の高い食品です。しかし、人によってはアレルギー症状を引き起こしたり、乳糖不耐症でおなかがごろごろする人もいます。牛乳は消化のよい食品ではありません。胃腸の弱い方はもちろんですが、疲れて胃腸が弱っているときも、牛乳のとりすぎに気をつけて。この本では、牛乳のかわりに豆乳を使っています。

また砂糖は、薬膳では「湿《しつ》」を呼ぶとされ、むくみの原因になります。この本では、おそうざいには砂糖を使っていません。またスイーツでは、黒砂糖やはちみつを使用しています。

6 「腎」のための薬膳エクササイズ

生命エネルギーを司るとされる臓器「腎《じん》」を強くするために、口いっぱいに唾液をため、それを飲み込みます。唾液がたまるまで5～15分ほどはかかりますが、口先をさまざまな方向に動かすことで、顔面のエクササイズに。また、唾液の分泌がよくなるので、消化が促されます。

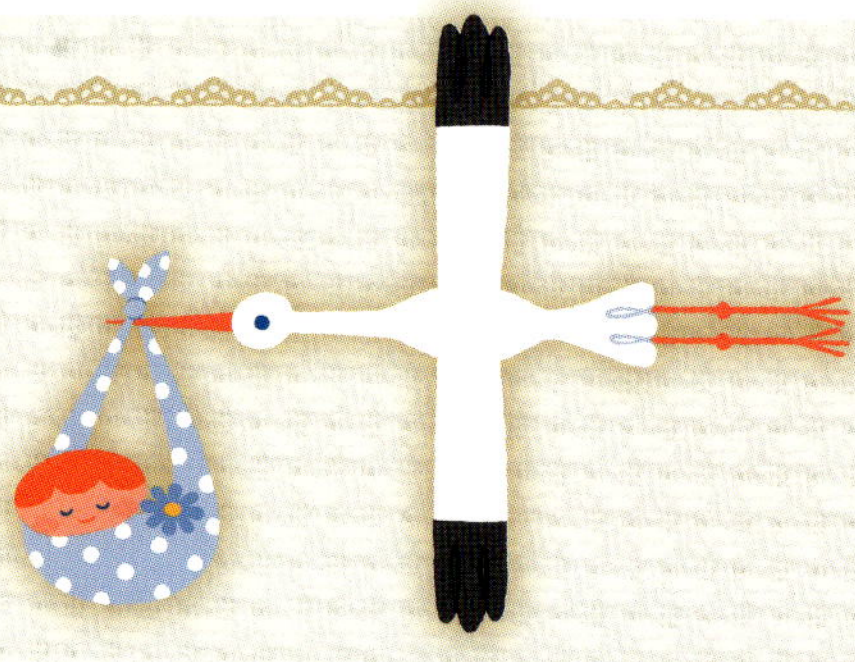

7 「脾」を強化するツボ

「足三里」→脾《ひ》（消化器官）をととのえ、動きを活発にするためのツボです。

ひざのお皿の外側の下にある、少し出っぱった骨に手を当て、指3本分下におりたすねの筋のところが、「足三里」です。少し痛くて気持ちいいかげんに押し込んで、マッサージしてみましょう。

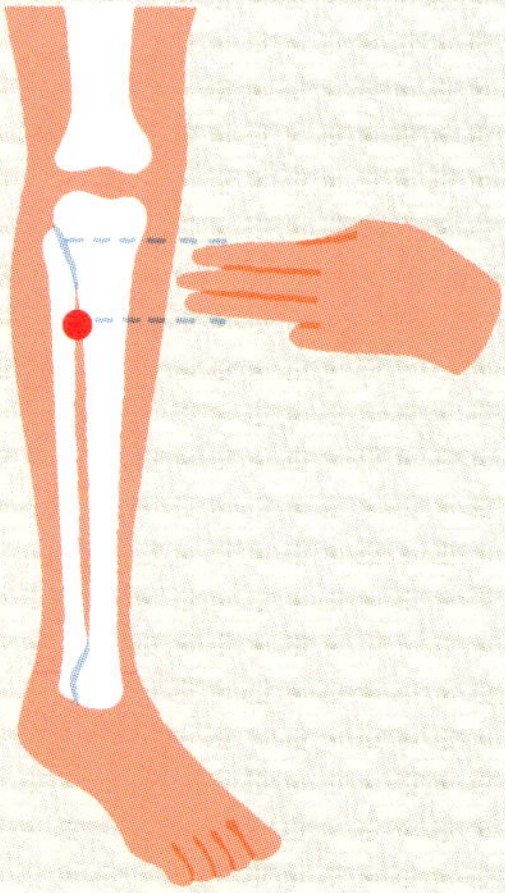

8 疲れているときは無理に食べなくても

夏バテやオーバーワークで疲れたときに、精をつけようと焼き肉を食べたりしていませんか？体が疲れているときは、胃腸も疲れています。人によっては、胃もたれや下痢などでかえってぐあいが悪くなる方もいます。

疲れたときこそ、胃腸にやさしい消化のよいものを、量をかげんして食べてください。また、疲労が激しく本当に食べたくないときは、無理に食べる必要はありません。薬膳では食べないこともまた治療。胃腸を休めて、その分のエネルギーを「体を治す」ことに回すという考え方があります。

おわりに

中国では、結婚後、元気な赤ちゃんができるように、漢方薬を飲んだり、薬膳を食べて、体の準備を始めます。月経不順などの婦人科系のアンバランスを治し、むくみなどの不調もととのえます。すると実際に、妊娠しにくかった女性が、体調がよくなって妊娠できたという例がいくつもあります。私がかかわった方の中にも、薬膳や漢方で、赤ちゃんを授かった方がいます。

*

私のところへカウンセリングに来ていたあるご夫婦は、奥さんに冷えが強く、基礎体温が乱れていました。人工授精も試していますが、なかなか着床させることができません。奥さまは気虚《ききょ》・血虚《けっきょ》タイプだったので、気血を補うような薬膳の食事と漢方を続けてもらうようにしました。半年ほどで、基礎体温がととのってくるようになり、ご主人もいっしょに服用してもらったおかげもあって、1年ほどで人工授精に成功し、元気な赤ちゃんを出産されました。

*

また、薬屋を営んでいたときに、毎月コピー機のメンテナンスに来てくれていた男性。赤ちゃんができないことに悩んでいて私に相談されました。彼の体は、気虚・陽虚《ようきょ》体質でした。彼にも薬膳と漢方を続けてもらったところ、しばらくして、「奥さんが妊娠しました」といううれしい報告をちょうだいしました。この方は、上の子が生まれるとすぐにまた2人目に恵まれました。

*

今、薬膳にとり組んでいる方もいらっしゃいます。結婚後3年しても赤ちゃんに恵まれない彼女は、私の薬膳料理教室に参加してくれました。食生活を変えて数カ月で、体調に大きな変化があらわれました。冷えが改善してむくみがとれ、28%あった体脂肪が21%へ、体重が3.5kg減りました。白っぽかった顔色がピンクになってつやつやしてきています。

*

まずは、体と対話をしましょう。そして体質を知り、食事を通して自分とパートナーの体とをいっしょにいたわってあげましょう。薬膳を実践していくことは、赤ちゃんができやすい体をつくるだけでなく、その後の生活にも役立ちます。よい母乳をつくって赤ちゃんを育てること、産後の体をととのえてきれいでいることなど、生活のさまざまなシーンで活躍します。

さあ、いっしょに薬膳の生活を始めてみませんか!

薬膳料理家　阪口珠未《さかぐちすみ》

薬膳レシピ・体質タイプ別インデックス

気虚

気滞

血虚

瘀血

陽虚

陰虚

湿

薬膳料理家

阪口珠未（さかぐち・すみ）

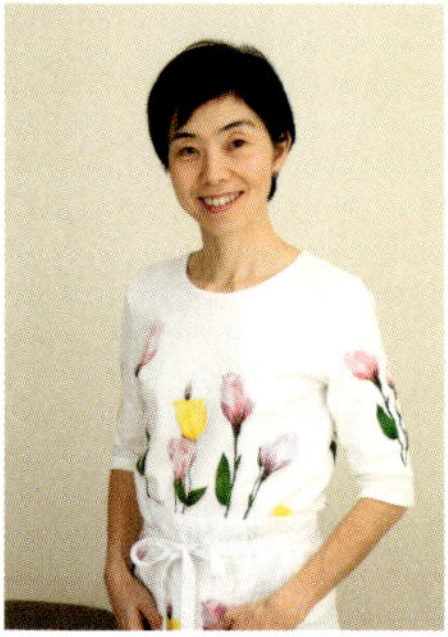

株式会社漢方キッチン代表。文部省（現文部科学省）国費留学生として北京中医薬大学に中医学を学び、同大学付属病院と薬膳レストランで臨床と実習を行う。帰国後、生家の薬店での漢方カウンセリングをへて、「おいしく、カラダとココロをリリースする」をテーマに、1999年、株式会社漢方キッチンを設立。新聞、雑誌などに執筆多数。レストランメニュー開発、薬膳料理教室を中心に活動。著書に『デトックスプログラム』（株式会社アントレックス）、『ムリなく、しぜんに、いいカラダ』（あしざき書房）など。
ホームページ：http://kanpokitchen.com

デザイン	平田 毅
撮影	千葉 充、松木 潤、鈴木江実子 （以上、主婦の友社写真課） 大井一範
構成・文・栄養計算	杉山伸子
薬膳料理アシスタント	赤塚奈緒美
スタイリング	渥美友理
イラスト	市川彰子
校正	小島克井
編集デスク	近藤祥子（主婦の友社）

体《たい》質《しつ》別《べつ》冷《ひ》えに効《き》く！

体《からだ》をあたためて 妊《にん》娠《しん》力《りょく》アップ！
おめでた薬膳《やくぜん》

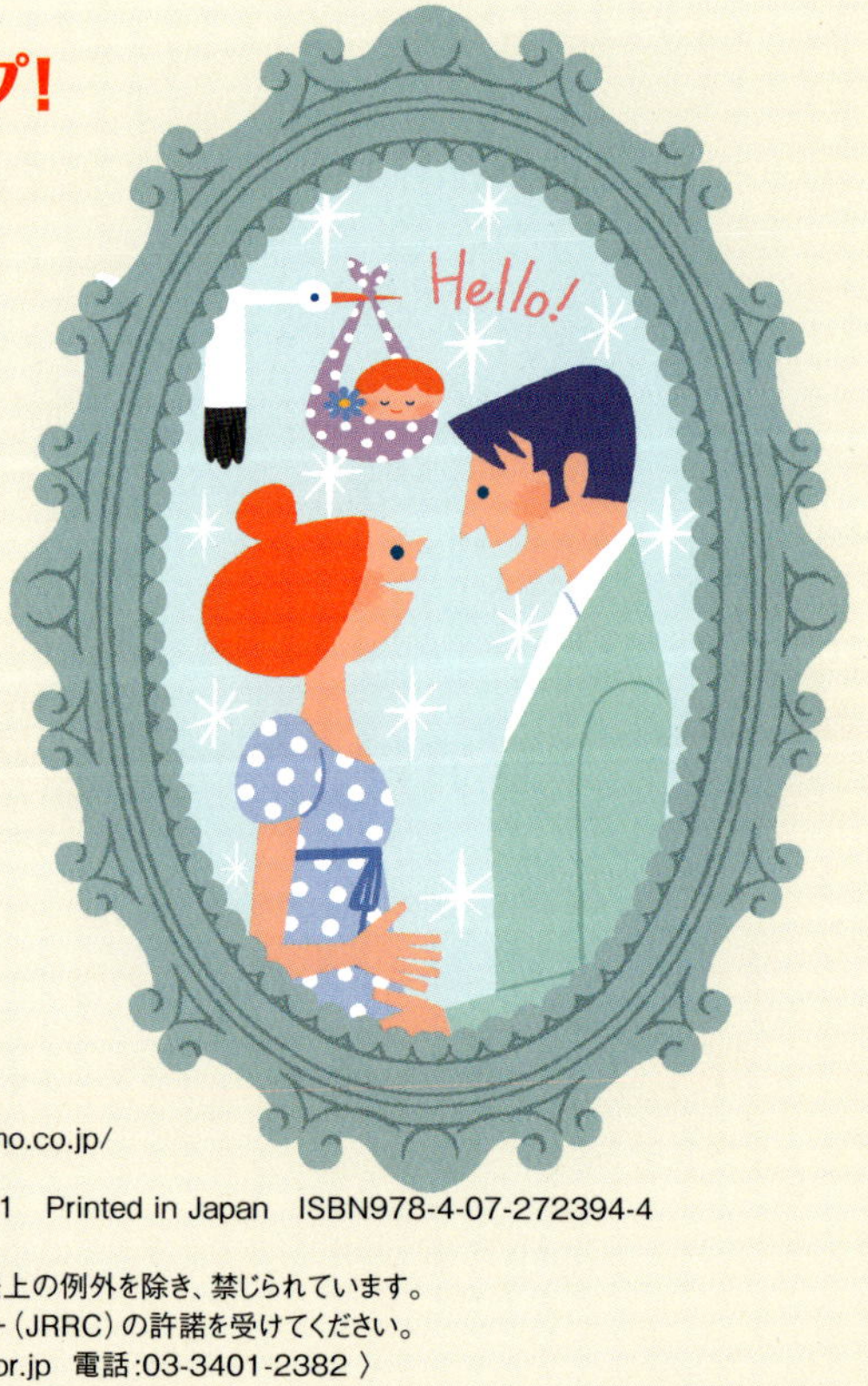

著者　阪口珠未
発行者　荻野善之
発行所　株式会社主婦の友社
〒101-8911
東京都千代田区神田駿河台2-9
電話 03-5280-7537（編集）
03-5280-7551（販売）
印刷所　凸版印刷株式会社

■乱丁本、落丁本はおとりかえします。
お買い求めの書店か、主婦の友社資材刊行課
（電話03-5280-7590）にご連絡ください。
■内容に関するお問い合わせは、出版部
（電話03-5280-7537）まで。
■主婦の友社が発行する書籍・ムックのご注文、
雑誌の定期購読のお申し込みは、
お近くの書店か主婦の友社コールセンター
（電話049-259-1236）まで。
＊お問い合わせ受付時間
土・日・祝日を除く　月～金　9:30 ～ 17:30

主婦の友社ホームページ　http://www.shufunotomo.co.jp/

ISBN978-4-07-272394-4

さ-032001

体質別冷えに効く！

体をあたためて

妊娠力アップ！
おめでた薬膳

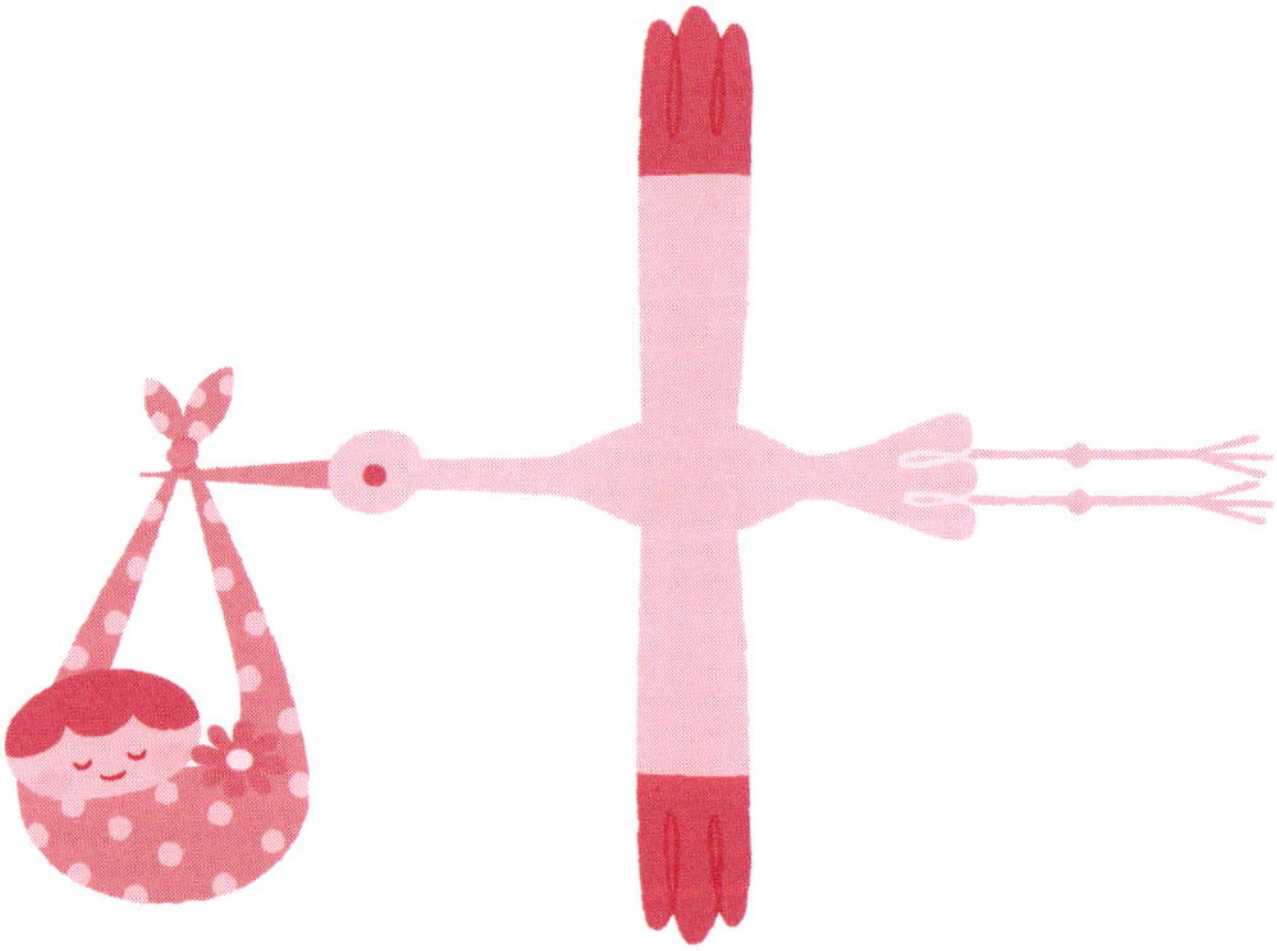